Monographien aus dem Gesamtgebiete der Psychiatrie

Psychiatry Series

Band 4

Herausgegeben von

H. Hippius, München · W. Janzarik, Mainz
M. Müller, Rüfenacht/Bern

Gerhardt Nissen

Depressive Syndrome
im Kindes- und Jugendalter

Beitrag zur Symptomatologie, Genese und Prognose

Mit 11 Abbildungen und 51 Tabellen

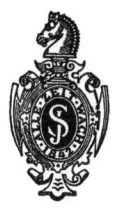

Springer-Verlag Berlin · Heidelberg · New York 1971

Privatdozent Dr. med. GERHARDT NISSEN, Ärztlicher Direktor und Chefarzt der Städtischen
Klinik für Kinder- und Jugendpsychiatrie, 1000 Berlin 28, Frohnauer Str. 74—80

ISBN-13:978-3-642-80628-5   e-ISBN-13:978-3-642-80627-8
DOI: 10.1007/978-3-642-80627-8

Herstellung: Konrad Triltsch, Graphischer Betrieb, 87 Würzburg

Meiner Frau

Vorwort

Diese Monographie stützt sich auf Krankengeschichten der Städtischen Klinik für Kinder- und Jugendpsychiatrie Wiesengrund in Berlin West, die — im Jahre 1881 als Städt. Heil- und Erziehungsanstalt gegründet, als Städt. Nervenklinik für Kinder und Jugendliche der Reichshauptstadt und in der Periode der Kinder-Beobachtungsabteilungen als Städt. Kindersanatorium Wiesengrund fortgeführt — als eine der ältesten klinisch-kinderpsychiatrischen Einrichtungen Deutschlands gleichzeitig ein Stück Geschichte der deutschen und der europäischen Kinder- und Jugendpsychiatrie widerspiegelt.

Die vorliegenden Untersuchungen wurden in den Jahren 1969—1971 durchgeführt. Die statistische Bearbeitung und Auswertung gründet sich auf die Daten und Fakten von 105 Kindern und Jugendlichen mit langfristigen, mittelschweren und schweren depressiven Syndromen, die in der Zeit vom 1. 1. 1942 bis 31. 12. 1968 stationär untersucht wurden und von denen in den Jahren 1969 und 1970 96 Probanden ambulant nachuntersucht werden konnten.

Mein Dank gilt zunächst der Firma Ciba-Geigy AG., Basel, für die Förderung dieser Studie; insbesondere aber Herrn Dipl.-Math. DIETER FLACH, München, ohne den die vorliegende Arbeit nach Art und Umfang nicht in diesem Zeitraum hätte bewältigt werden können. Besonderer Dank gilt auch Frau INGEBORG SCHUBERT für ihre aufmerksame Mitarbeit an der Vorbereitung und Ausführung der Untersuchungen und für die sorgfältige Betreuung des Manuskriptes.

Berlin-Frohnau, im Juli 1971   G. NISSEN

Inhaltsübersicht

1. Einleitung 1

2. Zur psychischen Entwicklung 3

2.1 Erstes Lebensjahr 4
2.2 Zweites und drittes Lebensjahr 8
2.3 Viertes und fünftes Lebensjahr 11
2.4 Sechstes bis elftes Lebensjahr 14
2.5 Zwölftes bis achtzehntes Lebensjahr 16

3. Krankengut 20

3.1 Auswahl und Begrenzung 21
3.2 Auszählung und Auswertung 22
3.3 Aufnahmefrequenz und -diagnosen 27
3.4 Jahres-, Alters- und Geschlechtsverteilung 31
3.5 Intelligenz und Schule 35
3.6 Stellung in der Geschwisterreihe und familiäre Situation 38

4. Symptomatik 41

4.1 Symptomatik, Übersicht 42
4.2 Symptomatik und Geschlechtsverteilung 44
4.3 Symptomatik und Altersverteilung 50
4.4 Symptomatik und Intelligenzverteilung 53
4.5 Symptom-Paare und Symptom-„Netzwerke" 55
4.6 Diagnostische Syndrome 62
4.7 Nosologische Syndrome 67

5. Genese 72

5.1 Konstitutionelle Gesichtspunkte 76
5.2 Milieureaktive Gesichtspunkte 78
5.3 Somatische Gesichtspunkte 89
5.4 Endogene Gesichtspunkte 93

6. Therapie 96

7. Katamnesen 98

7.1 Technik und Methodik 98
7.2 Allgemeine Ergebnisse 104
7.3 Verlaufskriterien und Katamnesenabstände 108
7.4 Symptome mit ungünstiger oder günstiger Prognose 110

7.5 Schizophrene Psychosen, Stimmungsschwankungen und Suicide 111
7.6 „Broken Home" und Prognose 114
7.7 Diagnostische und nosologische Syndrome und Prognose 115

8.   Kasuistik 117
8.1 Erst- und Zweitsicht 119

9.   Diskussion der Ergebnisse und Zusammenfassung 141

9.1 Discussion and Summary 149

10. Literatur 157

Sachverzeichnis 165

Abbildungsverzeichnis 172

Tabellenverzeichnis 173

1. Einleitung

Die *Kinder- und Jugendpsychiatrie* hat mit der Psychiatrie des Erwachsenenalters gemeinsam, daß sie sich mit der Psychopathologie, der Genese, Prognose und Therapie psychischer Störungen und Erkrankungen beschäftigt. Während die Dominanten der Erwachsenen-Psychiatrie jedoch auf den Gebieten der endogenen und exogenen Psychosen, der abnormen Persönlichkeiten und der hirnorganischen Erkrankungen liegen, ist das Interesse der Kinder- und Jugendpsychiatrie eindeutig auf den präventiven, familienorientierten, sozialpsychiatrischen und heilpädagogisch-psychotherapeutischen Bereich zentriert. Das erklärt einige noch bestehende Vorbehalte der Medizin gegenüber unkonventionellen Untersuchungs- und Behandlungsmethoden der Kinder- und Jugendpsychiatrie, die auch in den USA noch eine „relativ schwache Position in den medizinischen Fakultäten" (STUTTE, 1969) einnimmt.

In der vorliegenden Arbeit werden depressive Verstimmungszustände unter einem entwicklungsgeschichtlichen Aspekt, dem der Kindheit und Jugend, dargestellt.

Diese altersbezogene Sicht psychopathologischer Syndrome hat die Psychiatrie des Kindes- wie des Erwachsenenalters gleichermaßen bereichert. Unter Einbeziehung katamnestischer Untersuchungen dient sie der Überprüfung der Prognose ebenso wie der Erhellung der Anamnese und Klärung der Genese, damit aber auch der Prophylaxe und der Therapie psychischer Fehlentwicklungen und Erkrankungen.

Depressive Verstimmungen im Kindes- und Jugendalter werden in älteren und modernen Lehrbüchern der Kinder- und Jugendpsychiatrie mit nur wenigen Ausnahmen (SCHOLZ, 1911; SHIRLEY, 1963; STUTTE, 1960) entweder überhaupt nicht (HAMBURGER, 1938; ASPERGER, 1965; VAN KREVELEN, 1952) oder nur mit knappen Hinweisen im Text (LUTZ, 1964; TRAMER, 1964) erwähnt oder aber allein unter dem Aspekt der endogenen Depression im Kindesalter (HOMBURGER, 1926; v. STOCKERT, 1967) abgehandelt. In dem weltweit bekannten Lehrbuch „Child Psychiatry" von KANNER (1962) ist das Stichwort „depression" nicht einmal im Sachregister aufgeführt, wohl aber Angst, Furcht und Hypochondrie.

Aus der Tatsache, daß eine umfassendere monographische Bearbeitung der depressiven Syndrome im Kindesalter im Gegensatz zu der fast unüberschaubaren Literatur über das depressive Syndrom bei Erwachsenen (HIPPIUS u. SELBACH, 1969) oder der Schizophrenie im Kindes- und Jugendalter (LUTZ, 1937; SPIEL, 1961; WIECK, 1965) bisher nicht bekannt wurde, könnte der Schluß gezogen werden, daß depressive Verstimmungszustände im Kindes- und Jugendalter nicht vorkommen. Das trifft jedoch *nicht* zu.

Im Gegensatz zu den spärlichen Hinweisen in der kinder- und jugendpsychiatrischen Standardliteratur sind im in- und ausländischen Schrifttum zahlreiche Arbeiten bekannt, die sich mit verschiedenen Aspekten depressiver Syndrome des Kindesalters beschäftigen. Diese beschränken sich jedoch fast ausschließlich auf eine Beschreibung

der Symptomatik, der Genese und der Therapie einzelner Fälle (SPERLING, 1959;
TOOLAN, 1962; GLASER, 1966) oder aber auf zusammenfassende Untersuchungen
(v. BAEYER, 1969) oder Übersichten über ihre Häufigkeit (WEBER, 1968; SPIEL, 1969),
ihre Erscheinungsbilder (DESTUNIS, 1961; STUTTE, 1963) und ihre Behandlung (KUHN,
1963).

Der vorliegenden Untersuchung lag der Plan zugrunde, auf dem Boden einer
kinderpsychiatrisch orientierten Entwicklungspsychologie eine Darstellung
der *Symptomatik* langdauernder depressiver Verstimmungen und Stimmungsschwankungen in verschiedenen Entwicklungsstufen im Kindes- und Jugendalter zu geben,
den Versuch einer
syndromatisch-diagnostischen und syndromatisch-nosologischen *Klassifikation* depressiver Verstimmungen dieser Altersgruppen zu unternehmen und Beziehungen zwischen
einzelnen depressiven Syndromen zu psychischen und psychosomatischen Leitsymptomen
und Symptomkombinationen zu untersuchen, Erkenntnisse über
die *Pathogenese* depressiver Verstimmungen anhand milieureaktiver, erbgenetischer,
somatischer und endogener Faktoren zu gewinnen und schließlich durch Erhebung von
Katamnesen
die *Prognose* dahingehend zu klären suchen, ob und in welchem Umfang diese frühen
depressiven Gemütsverstimmungen Vorstufen depressiver oder anderer psychiatrischer
Erkrankungen des späteren Lebensalters darstellen.

2. Zur psychischen Entwicklung

Dieses Kapitel einer kinderpsychiatrisch orientierten Entwicklungspsychologie des Kindes, die in ihren Entwicklungsstadien sowohl biologische und somatische wie tiefenpsychologische und soziologische Aspekte berücksichtigt, dient im Rahmen dieser Untersuchung in erster Linie einem praktischen Bedürfnis. Es soll bei der Vielzahl entwicklungspsychologischer Systeme einen einheitlichen *Orientierungs- und Bezugsraster* für das Entstehen und Werden, das Bestehen oder Vergehen depressiver Störungen und Erkrankungen im Kindes- und Jugendalter abgeben.

Noch stärker als in der Psychologie und Psychiatrie des Erwachsenen mit seinen lebensgeschichtlichen und generationsspezifischen Konflikten und Erkrankungen kommt dem alters- und entwicklungspsychologisch bedingten „*Zeitfaktor*" (TRAMER, 1949) bei Kindern für die Entstehung und Ausgestaltung psychopathologischer Symptome eine formal und inhaltlich prägende Rolle und eine besondere prognostische Bedeutung zu. Die altersspezifischen Formen und kindereigentümlichen Inhalte der Symptomatik lassen eine einfache transformierende Deduktion typischer depressiver Symptome und Syndrome des Erwachsenen auf das Kind ebensowenig zu wie die anderer Erkrankungen des Erwachsenenalters auf Kinder. Das Kind ist weder physisch noch psychisch ein proportioniert verkleinerter Erwachsener, sondern ein Wesen eigener, vornehmlich durch die psychophysische Entwicklung bedingter Gesetzmäßigkeiten. Mit zunehmender Erforschung der psychischen Entwicklung des Kindes- und Jugendalters und seinen krankhaften Störungen und Abweichungen wird auch die Psychiatrie des Erwachsenenalters aus dem Sein und dem Sosein psychopathologischer Syndrome bei Kindern neue Erkenntnisse gewinnen.

Die von verschiedenen Standorten ausgehenden Hypothesen und Theorien der Entwicklungspsychologie verfolgen Gesichtspunkte der *Stufenlehre* (HETZER, 1936; KROH, 1926) oder des *Gestaltwandels* (ZELLER, 1936), der spiraligen Entwicklung in *Intervallen* (BÜHLER, 1928; BUSEMANN, 1950; GESELL, 1940), der Differenzierung und *Strukturierung* (WERNER, 1953), der *Schichtung* (HARTMANN, 1933; ROTHACKER, 1947) oder des *Signalsystems* (PAWLOW, 1953).

Bevor und seitdem FREUD sein teilweise heute noch gültiges psychoanalytisches Konzept der infantilen Libido entwickelte, gab und gibt es zahlreiche Ansätze und Theoriebildungen zu einer allgemeingültigen Entwicklungspsychologie. Sie bedeuten mit ihren Ergänzungen aus biologischer, pädagogischer, soziologischer, phylogenetischer und physiologischer Sicht alle eine wesentliche Bereicherung unserer Kenntnisse.

Für die Diagnose, die Prognose und die Therapie sowohl der physiologischen psychischen Anpassungsschwierigkeiten als auch der neurotischen Verhaltensstörungen des Kindes haben sich die *tiefenpsychologischen Positionen* und Behandlungsgrundsätze vielfach als besonders nützlich erwiesen. Durch den Zuwachs an Erkenntnissen der neurosenpsychologischen Forschung, ferner durch Direktbeobachtungen von Säug-

lingen und Kleinkindern (SPITZ, 1945) und durch ethnologische (MEAD, 1937; BENE-
DICT, 1934) und ethologische Forschungen (LORENZ, 1943; TINBERGEN, 1955) sowie
durch psychologische Untersuchungen über die Familienstruktur und aktuelle Wand-
lungen der Gesellschaft (SCHELSKY, 1953; GOODE, 1967) kann aber nicht mehr unver-
rückbar an allen klassischen Positionen der Psychoanalyse festgehalten werden.

Der Kinderpsychiater, der täglich mit nascierenden somato- und psychogenen
psychischen Fehlentwicklungen des Kindesalters konfrontiert wird, besitzt durch die
Objektivierung der aktuellen Situation des Kindes Möglichkeiten zur Klärung der
Pathogenese, die sich dem Psychiater oder dem Psychoanalytiker bei der Behandlung
Erwachsener meist nur einseitig und oft entstellt bieten oder endgültig verschüttet
sind. Bei dem Kind kann die Entstehung psychogener Erkrankungen durch die direkte
Analyse des Milieus, durch Einzelgespräche mit den Eltern oder nahen Beziehungspersonen und die Möglichkeit der Feststellung psychischer Störungen bei ihnen selbst
sowie durch die Beobachtung des Kindes im Elternhaus, in der Schule, im Heim und in
der Klinik konkret und objektiver als im späteren Lebensalter geklärt und eine ge-
zielte Behandlung unter Einbeziehung aller pathogenen Faktoren durchgeführt werden.

Aus entwicklungspsychologischer Sicht läßt sich dabei nicht übersehen, daß der
Grad der Störbarkeit und das Ausmaß psychischer Reaktionen keineswegs allein vom
Schweregrad und von der Einwirkungsdauer pathogener peristatischer Noxen bestimmt sind. Es besteht vielmehr eine enge Verwobenheit mit der individuellen Konstitution und mit etwaigen genetisch oder somatisch bedingten psychophysischen Aber-
rationen. Ein vollständiger kinderpsychiatrischer Status mit neurologischer, konstitu-
tions- und reifungsbiologischer Untersuchung und speziellen Zusatzuntersuchungen
bietet deshalb eine wichtige Voraussetzung für die Erkennung und für die Behandlung
jeder kindlichen Verhaltensstörung und auch der depressiven Verstimmungszustände
des Kindes- und Jugendalters. Nurch durch bilaterale, psycho- und somatogen ausgerichtete Untersuchungsmethoden können peristatische, erbgenetische und somatische
Befunde in das meistens polyätiologische Bedingungsgefüge nach ihrer pathogenetischen
Bedeutung eingeordnet werden.

2.1 Erstes Lebensjahr

Für die *Entstehung* depressiver Erkrankungen räumen alle psychoanalytischen
Schulen besonders dem 1. Lebensjahr einen entscheidenden Rang ein. Störungen auf
der frühesten Stufe der Libidoorganisation (der „oralen Phase", FREUD) bilden nach
diesen kausal-genetischen Gesichtspunkten eine unerläßliche Voraussetzung für die
Entstehung früher oder später sich entwickelnder depressiver Syndrome.

MAHLER (1961) ist der Überzeugung, daß der Depression im Erwachsenenalter
regelmäßig eine frühkindliche Depression vorausgeht, die von anderen Autoren als
„primäre Parathymie" oder „Ur-Depression" (ABRAHAM, 1924) oder als „depressive
Position" (KLEIN, 1935) bzw. „anaklitische Depression" (SPITZ, 1946) bezeichnet wird.

Die infantile Depression führt aus dieser Sicht zu Störungen bei der Differenzierung von Ich-Ideal und Über-Ich, deren vollständige Integration im Selbst um so
weniger möglich erscheint, je mehr sich das Objekt real oder aus eigenem psychischen
Unvermögen entzieht. DÜHRSSEN (1958) wies darauf hin, daß das früh allein gelassene
mangelhaft gepflegte Kind die Beziehung und den „Aufforderungscharakter" der um-

gebenden Welt nicht erkenne. Die aktive Zuwendung und die Intentionen dieser Kinder werden frühzeitig lahmgelegt und es resultieren in ihrer Gesamtstimmungslage herabgedrückte und mehr oder weniger schwer depressive und antriebslahme Kinder.

Das menschliche Neugeborene befindet sich im Vergleich zu den meisten neugeborenen Tieren noch im Embryonalzustand und benötigt als „physiologische Frühgeburt" (PORTMANN, 1951) nach dem Stand seiner Gehirnentwicklung noch ein volles extrauterines Jahr, um den Reifezustand neugeborener Tiere zu erreichen: es kommt biologisch unreif und psychisch unangepaßt zur Welt.

Während dieser Zeit des extrauterinen Frühjahres muß die Umwelt für den hilflosen menschlichen Nesthocker vollwertigen Ersatz für den Verlust der „Urhöhle", der uterinen Wärme, Nahrung und Geborgenheit bieten, wenn nicht psychische und somatische Störungen auftreten sollen. Nur die liebende Fürsorge der Mutter, die mit dem Säugling nach der physischen Abnabelung weiterhin eine Dualunion „Mutter-Säugling" bildet, kann Wohlbehagen, Sicherheit und Geborgenheit erhalten; sie muß ihn ernähren, säubern, wärmen, seinen wachsenden Reizhunger stillen und den ansteigenden Antriebsüberschuß (GEHLEN, 1950) kanalisieren. Das daraus erwachsende naive „Urvertrauen" (ERIKSON, 1950) stellt gleichzeitig die erste soziale Leistung und die Grundlage eines naiven Selbstgefühls des Kindes dar.

Erst nach der undifferenzierten Phase der ersten Lebensmonate, die in „sensibler Adaptation" (WINNICOTT, 1958) als Bestandteil einer amorphen Mutter-Kind-Einheit erlebt wird, erhält die Mutter gegen Ende des 1. Lebenshalbjahres schärfere Konturen. Mit Lächeln und Gegenlächeln beginnt ein Dialog zwischen Mutter und Kind, der bald alle Entwicklungsbereiche des Kindes umfaßt. Psychische und psychosomatische Störungen können sich einstellen, wenn die Dualunion von Mutter und Kind nicht zustande kam oder für längere Zeit ohne Mutterersatz unterbrochen wurde oder wenn das Kind von der Mutter bewußt oder unbewußt abgelehnt wurde oder die Mutter infolge eigener psychischer oder physischer Störungen für die Pflege und Erziehung nicht oder nur bedingt geeignet war.

Durch Direktbeobachtungen an Säuglingen wurde das Wissen über die entscheidende Bedeutung der frühkindlichen emotionalen Erlebniswelt für eine harmonische Kindheitsentwicklung erweitert.

In dieser frühen objektlosen Phase wird der Säugling durch eine hohe Reizschwelle von den von der Außenwelt einfallenden Reizen abgeschirmt. Nur sehr grobe und kräftige Incidenzen vermögen diese physiologische Absperrung zu durchbrechen. Der Säugling ist in der „undifferenzierten Phase" (H. HARTMANN, 1951) noch unfähig, affektive Beziehungen zur Umwelt anzuknüpfen. Nur einige Instinktmechanismen — Finden der Mutterbrust, der Klammerreflex und der Augenschluß — sind angeboren (PEIPER, 1949), sonst ist der Säugling vollständig von den Handlungen und Reaktionen der Mutter abhängig. Dieser Zustand der Nichtdifferenziertheit ändert sich erst im Verlaufe der ersten Lebensmonate, in denen Affekt und Sinneseindruck noch eine unlösbare Einheit bilden. Erst langsam erhalten von außen einfallende Reize den Charakter von Signalen und Auslösern, die gespeichert werden können und gestalthafte Erinnerungsbilder als Vorstufen eines kindlichen Weltbildes entstehen lassen. In diesem Stadium hat die Mutter die Rolle einer Beschützerin vor Störungen und Gefahren aus der Umgebung und als Helferin in der Bewältigung von leiblichen Unlustgefühlen (Füttern — Säubern — Wärmen) inne. In der amorphen „Mutter-Kind-Dyade" (Simmel, 1908) stellt die physiognomische Wahrnehmung des mütterlichen

Antlitzes durch den Säugling (KAILA, 1932) den Beginn einer personalen Objekt-beziehung dar und leitet den Dialog zwischen Mutter und Kind ein, der sich in einem Cyclus Aktion—Reaktion—Aktion abspielt und für die Entfaltung der affektiven und kognitiven Potenzen und damit für die psychophysische Entwicklung des Kindes von entscheidender Bedeutung ist.

Dieser affektive Dialog ist jedoch zunächst außerordentlich leicht störbar, er ist von der Präsenz und von der Resonanzqualität der Beziehungsperson abhängig. Die konstante Anwesenheit der Mutter und die Gleichförmigkeit und Gewohnheit aller Verrichtungen und Hantierungen sind entscheidende Voraussetzungen für eine harmo-nische Entwicklung des Kindes und für die Ausbildung des „Urvertrauens" (ERIKSON), das die Grundlage für die Entwicklung einer primären Ich-Identität bildet. Mit der Sorge der Mutter bei der Nahrungsaufnahme und den Prozeduren der Säuberung und den dadurch empfundenen Wohlgefühlen der Sättigung und der wärmenden Ge-borgenheit erlebt das Kind durch die Handlungen der Mutter die Umwelt, es erfährt Zärtlichkeit und vernimmt begütigende Beschwichtigungen. Die Fähigkeit des Men-schen, soziale Beziehungen herzustellen und zu erhalten, wird wesentlich durch die Art der frühen Mutter-Kind-Beziehung erworben. Diese Erkenntnis wurde von der Psychoanalyse wissenschaftlich gefestigt, aber bereits von den Pädiatern der Jahr-hundertwende (CZERNY, 1911; v. PFAUNDLER, 1924) beschrieben. MONTAIGNE (1580) stellte bereits fest, daß „unsere vornehmlichste Erziehung in den Händen der Säug-ammen liegt".

Wird der Säugling im Laufe des 1. Lebensjahres für längere Zeit von der Mutter getrennt, so kann sich eine Reihe von reversiblen und irreversiblen psychischen und physischen Störungen ergeben. Dabei steht die chronische Einwirkung ungünstiger Umweltfaktoren analog denen der neurosedisponierenden traumatischen Ereignisse absolut im Vordergrund; es bestehen nach den bisherigen Untersuchungen eindeutige Relationen zwischen der Dauer der emotionalen Frustration und der Schwere der psychischen und somatischen Folgeerscheinungen. SPITZ wies nach, daß die psychischen Störungen um so ausgeprägter waren, je länger die Separation von Mutter und Kind andauerte. Er unterschied zwei Kategorien von emotionalen Mangelerkrankungen, die jeweils durch einen partiellen oder durch einen totalen Entzug affektiver Zufuhr ent-stehen.

BOWLBY (1951) konnte bei der Trennung von Mutter und Kleinkind in dem da-durch verursachten „Separationsschock" drei zeitlich aufeinanderfolgende Phasen unterscheiden: 1. die Protestphase, die Stunden bis maximal einige Tage andauert. Sie ist gekennzeichnet durch explosible Ausbrüche mit Schreien, Toben und Gewalt-anwendung, mit Nahrungsverweigerung und Verdauungsstörungen. Darauf folgt 2. die Phase der Verzweiflung, in der das psychisch erschöpfte Kind eine passiv-ablehnende Haltung einnimmt, die schließlich in 3. die Phase der Ablehnung ein-mündet. Das Kind nimmt erneut Kontakte auf, bei mehreren Kontaktabrissen kann es eine Technik der Scheinkontakte entwickeln. Während die ersten beiden Phasen in Abhängigkeit vom Alter und von der Intensität der Mutterbindung unvermeidbare Heimwehreaktionen darstellen, hängen die Ausformung und der pathogene Gehalt der 3. Phase weitgehend von dem affektiven Verhalten der Umwelt und besonders da-von ab, ob es gelingt, einen Ersatz für die Mutter zu stellen.

Als „anaclitic depression" beschrieb SPITZ (1945) ein Syndrom, das sich ausschließ-lich bei Säuglingen in der 2. Hälfte des 1. Lebensjahres entwickelt und nur bei solchen

Kindern beobachtet wurde, die zwischen dem 6.—8. Lebensmonat von der Mutter getrennt wurden und bei denen vorher eine ungetrübte, gute Mutter-Kind-Beziehung bestand. Diese Säuglinge, die sich bis zum Zeitpunkt der Separation psychisch und physisch unauffällig entwickelt hatten, begannen unstillbar zu schreien und zu weinen und nahmen keinen Anteil mehr an den Vorgängen in der Außenwelt. Sie zeigten einen traurig-resignierten Gesichtsausdruck. Der Blick war leer und ausdrucksarm. Die Kinder lagen schließlich antriebsschwach und affektstarr, stumpf und apathisch auf dem Bauch und waren durch Umweltreize nicht zu bewegen, den Kopf zu heben oder zu drehen. Die vorher lebhafte Motorik verlangsamte sich, es stellten sich Störungen des Schlaf-Wach-Rhythmus ein, bei anderen traten Gewichtsverluste auf.

Dieses antriebsschwach-depressive Zustandsbild dauerte (nach SPITZ) etwa 3—5 Monate nach der Trennung an. Danach veränderte sich das Krankheitsbild und machte einer stilleren, leicht zu verkennenden Symptomatik Platz. Die Weinerlichkeit hörte auf, die Kinder zeigten jetzt einen unverändert starren, einen gefrorenen („frozen") Gesichtsausdruck. Sie verhielten sich weiterhin gegenüber allen Kontaktangeboten abweisend, der vorher stagnierende Entwicklungsquotient sank rapide ab. Wurde im Zeitraum der ersten 3—5 Monate nach der Trennung das Kind wieder mit der Mutter vereinigt („partieller Entzug der affektiven Zufuhr"), trat rasch und eine offenbar vollständige emotionale Reparation ein. Dauerte die Separation von der Mutter länger und erhielt der Säugling keine „Ersatzmutter", trat eine weitere Verschlechterung des psychischen und somatischen Zustandsbildes auf, die schließlich in den prognostisch ungünstigen „psychischen Hospitalismus" im engeren Sinne überleitete. Von den von SPITZ im Findelhaus beschriebenen 91 Kindern starben im Verlauf der ersten beiden Lebenshalbjahre 34 Kinder (37%) als Folge des „totalen Entzuges der affektiven Zufuhr".

Durch spätere Untersuchungen (DÜHRSSEN, 1958; MEIERHOFER u. KELLER, 1966) konnte bestätigt werden, daß auch bei einer anhaltenden minimalen affektiven Zufuhr, wie sie in der normalen Heimsituation gegeben ist, chronische Frustrationssyndrome auftreten können. Neben diesen Deprivations-Syndromen werden aber auch mehr oder weniger schwere affektive Frustrations-Syndrome bei mangelnder affektiver Bindung an eine präsente Mutter beschrieben. Der Mangel an mütterlicher Liebe und die emotionale Kulturarmut mancher Familien (BUSEMANN, 1965) sind exogene Faktoren, die für die emotionale Fehlentwicklung bereits im Säuglingsalter eine pathogene Bedeutung haben können. SPITZ wies im Rahmen seiner Untersuchungen über „psychotoxische Störungen" im Säuglings- und Kleinkindalter auf pathologische Einstellungen schlechter Mütter zu ihren Säuglingen hin und nannte neben Defekten und Deviationen der affektiven Zufuhr im einzelnen typische pathogene Mutter-Kind-Beziehungen: primär-unverhüllte Ablehnung des Kindes; ängstlich-übertriebene Besorgnis; Feindseligkeit in Form von Ängstlichkeit; kurzschlägiges Pendeln zwischen Verwöhnung und Feindseligkeit; cyclische Stimmungsumschwünge und bewußt kompensierte Feindseligkeiten gegenüber dem Kind. Diese affektiven Fehleinstellungen sollen häufig mit typischen psychophysischen Reaktionen des Säuglings gekoppelt sein.

A. FREUD (1968) wies bei der Erörterung „guter" und „schlechter" Objekte im Zusammenhang mit der Induktion affektiver Zustände im Kind durch die Mutter darauf hin, daß das junge Kind auf das affektive Klima, nicht auf die Ursache für den Affekt reagiere und durch das affektive Klima „angesteckt" werde. Die depressive Mutter blockiere die normale Entwicklung, wenn sie sich von dem Kind in ihre Depression zurückziehe. Die radikale Veränderung ihrer affektiven Haltung verwandele sie in ein „schlechtes" Objekt. „Depressionen der Mutter, die in den ersten zwei Lebensjahren vorfallen, erzeugen im Kleinkind eine latente Bereitschaft zur depressiven Erkrankung, die oft erst im viel späteren Leben manifest wird."

2.2 Zweites und drittes Lebensjahr

Die Angst gehört zu den frühesten Lebenserfahrungen jedes Kindes, auch wenn das Vorhandensein einer *„Geburtsangst"*, von FREUD nie akzeptiert, heute allgemein als widerlegt gilt. Eine amorphe Angstbereitschaft gehört zur emotionalen Grundausstattung jedes Säuglings, wahrscheinlich auch des Tieres, wie LORENZ (1965) an „Angstneurosen" bei Kolkraben zeigen konnte.

PEIPER (1949) äußerte die Ansicht, daß der Säugling bei Äußerung seiner Unlust durch Schreien gewissermaßen die Stufe der Angst überspringe. SPITZ konnte durch systematische Beobachtungen an Säuglingen die „Achtmonatsangst" als früheste Manifestation der Angst nachweisen, die sich nach seiner Ontogenese der Angst aus Unlust- und Furchtreaktionen früherer Lebensmonate entwickelt und in einer deutlich wahrnehmbaren Unterscheidungsfähigkeit zwischen „Freund" und „fremd" zeigt.

Der aufrechte Gang wird erst am Ende einer langen Periode motorischer Probierbewegungen und Mißerfolge erlernt. Krabbeln, Rutschen und Kriechen werden erst allmählich durch den Gang an der Hand der Mutter, von der sich das Kind oft auch dann nicht lösen mag, wenn es schon längst allein gehen kann, abgelöst. Erst allmählich setzt sich das Vertrauen auf die eigene Leistung gegenüber der Selbstunsicherheit, die „Autonomie gegen Scham und Zweifel" (ERIKSON, 1950) durch.

Die Sauberkeitserziehung, die willkürliche Beherrschung der analen und urethralen Schließmuskulatur, stellt die erste soziale Forderung der Mutter dar, die sie konsequent und unausgesetzt an das Kind heranträgt und die mit Lob, Tadel oder Strafe verbunden ist. Das Kind erlebt, daß mit dem Zurückhalten und Loslassen von Urin und Kot die Einstellung der Umgebung abhängt, daß es zur verstärkten Liebeszuwendung ebenso wie zu Konflikten mit der Mutter führen kann. Aus psychoanalytischer Sicht wird der Lernprozeß der Sauberkeitserziehung dadurch erschwert, daß die führende erogene Zone unter dem Einfluß der an das Kind herangetragenen Forderungen nicht mehr im Oral- sondern im Analbereich lokalisiert wird. Konkurrierend mit dem Wunsch, der Mutter und sich selbst zuliebe gehorsam und damit sauber zu sein, tritt die Möglichkeit analen Lustgewinns durch Trotz oder Aggressivität, Zurückhaltung oder Ausscheidung von Darminhalt dazu, die anhaltende Ambivalenzkonflikte erzeugen können.

Die zunehmende Beherrschung der willkürlichen Motorik und das neugewonnene Gefühl der Macht, Objekte im freien Zugriff in Besitz zu bringen und zu beherrschen, geben ebenso wie die Erfahrung, daß durch das Sphincterspiel die Umgebung zufriedengestellt und beschenkt oder gereizt und gekränkt werden kann, dem Kind das Gefühl einer magischen Hybris, die das natürliche Selbstbewußtsein zum naiven Allmachtsgefühl ausweiten kann. Vorgänge und Erlebnisse, die dieses Gefühl nicht bestätigen oder gar in seiner Existenz gefährden, werden mit Aggressionen oder passiver Resistenz bedacht, die in der „Trotzphase" ihre Kulmination erreichen.

Die reifenden Hirnfunktionen und damit auch die wachsende Fähigkeit, Laut-symbole differenzierter zu dechiffrieren und nachzuahmen, die Entwicklung der Sprachfähigkeit, aber auch der kritischen Einsicht in die eigene Unvollkommenheit helfen dem Kind Vorstellungen über die magische Omnipotenz zu überwinden und leiten über in ein Stadium denkender Weltorientierung.

In diesem Lebensalter erreichen Furcht und Angst mit flüchtigen oder anhaltenden depressiven Reaktionen ihren ersten Höhepunkt. Von pathologischer Angst bei Kin-dern ist dann zu sprechen, wenn der Grad und die Dauer der Angstreaktion in einem groben Mißverhältnis zur auslösenden oder angeschuldigten Ursache stehen und eine Tendenz zur Ausbreitung und Verselbständigung der Angstbereitschaft vorliegt. Bei der Unterscheidung der gegenstandslosen, ungerichteten Angst von der objekt-bezogenen, gerichteten Furcht ist zu berücksichtigen, daß die Furcht aus der Angst-stimmung des Individuums entspringt und auch in der frei flottierenden Angst selten Furcht fehlt. Die bei Erwachsenen fruchtbare Furcht-Angst-Differenzierung (KIERKE-GAARD, FREUD) läßt sich bei Kindern nur selten praktisch durchführen. Das Kind hat infolge seiner biographischen Geschichtslosigkeit meist noch nicht die Fähigkeit, zwi-schen inneren und äußeren, realen und phantasierten Gefahren zu unterscheiden. Das weitere Schicksal der kindlichen Angst ist entscheidend vom Verhalten und der Ein-stellung der Umgebung abhängig.

Das Kleinkind reagiert in Angstsituationen normalerweise mit Angstabfuhr durch Schreien, Weglaufen, Festklammern und Festhalten an der Mutter. Angststauungen und Angstverdrängungen finden dadurch nicht statt. Die Macht der Angst wird in diesem Alter in günstigen Fällen durch die Allmacht der Mutter gebrochen und neu-tralisiert.

Nach der *Achtmonatsangst* und den Trennungsängsten der ersten Lebensjahre kommt es im 2.—3. Lebensjahr als Symptom einer gestörten psychischen Entwicklung zu Umweltängsten, die sich in alterspezifischen Formen eines Pavor nocturnus oder in kindereigentümlichen Phobien äußern. Beim Pavor nocturnus kommt es allnächtlich zu bestimmten Zeiten mit Zeichen schwerer ängstlicher Erregung zu Aufweinen, Auf-schreien, Rufen und Sprechen oder Wutausbrüchen mit Bewegungsunruhe, zu Ein-nässen und Herumlaufen, Desorientiertheit und Bewußtseinseinschränkungen (Som-nambulismus). Gelegentliche Angstäußerungen in der Nacht sind als Reaktionen auf aktuelle Konflikte, erregende Ereignisse des Vortages oder auf physische Faktoren (Fieber, Diätfehler) anzusehen und gehören in den Bereich normaler kindlicher Angst-äußerungen. Für das kleine Kind ist besonders die Nacht die Zeit der Ungewißheit und das Reservoir der Ängste und Befürchtungen.

Besonders konstitutionell sensible, „übernachhaltige" (LEONHARD, 1967) Kinder mit nicht ausreichender Erlebnisverarbeitung oder Kinder mit ängstlichen Müttern neigen zu Affektkumulierungen und ihrer Weiterverarbeitung in Schreck- und Angst-träumen, die häufig eine schablonenhafte Ähnlichkeit miteinander haben. In diesen Angstanfällen verdichten sich manchmal ohnmächtiger Protest, Trauer und Resigna-tion gegen die übermächtige Welt der Erwachsenen, den Methoden und den Zielen ihrer Erziehung. Das Kind erlebt sich in äußerst gefährlichen Situationen des Aus-geliefertseins und der Todesgefahr, oder es handelt sich um Träume mit aggressiven Inhalten, teilweise mit ausgeprägten Mordimpulsen. Die Traumfiguren rekrutieren sich aus der magischen (Riesen, Hexen, Teufel) oder der realen Welt (Polizisten, Leh-rer, Tiere, Panzer und Bomben) des Kindes. Vom Pavor nocturnus werden mehr

Knaben als Mädchen betroffen; Mädchen wird in unserer gegenwärtigen Gesellschaft jedoch meistens eine stärkere Ängstlichkeit als Jungen zugebilligt. Neurosenpsychologisch werden besonders wenig belastungsfähige, oft berufstätige Mütter und inkomplette, gestörte Familien unter den verursachenden Faktoren genannt. Beziehungen zur Epilepsie und zu frühkindlichen Hirnschädigungen werden nicht selten vermutet. Nach neueren Untersuchungen finden sich jedoch keine eindeutigen, über die allgemeinen Beziehungen von kindlichen Neurosen zu frühkindlichen Hirnschädigungen hinausgehenden Relationen.

Das gesunde Kleinkind wächst und reift unter dem Signalschutz der Realangst, die teilweise mit der „sozialisierenden Angst" (DAVIS, 1944) identisch ist, aber auch zur Auslösung und Mobilisierung pathologischer Angstsymptome beitragen kann. Heftige und gehäufte Angstreaktionen vermögen wohl befürchtete Trennungen von der Mutter zu verhindern oder aufzuheben; andererseits droht jedoch die Verwöhnung, durch die neue Ängste vor ihrem Verlust mobilisiert werden können. Die Angst kann vor Gefahren der Umwelt schützen, es droht aber die Stereotypie des reflektorischen Ausweichens und des prinzipiellen Vermeidens und die damit verbundene Schuldangst der Passivität. Eine Erziehung ohne Angst vermag die Entstehung der postinfantilen Ängste nicht zu verhindern, wie soziologische und anthropologische Untersuchungen (CAMPBELL, 1943; GOLDFRANK, 1945; UNDERWOOD u. HONIGMAN, 1947) ergaben.

Eine erhöhte konstitutionelle Ängstlichkeit oder Angstbereitschaft und eine besondere Affinität zur Übernahme von Furcht und Angststimmungen aus der Umgebung (Angstinduktion) ist als eine wesentliche Voraussetzung für die Entwicklung einer pathologischen Angstsymptomatik anzusehen. Besonders die Ängstlichkeit und Lebensunsicherheit der Mütter können ungünstig auf die Kinder einwirken und bei diesen Ängste erzeugen. Das gleiche gilt für inkonsequente und schwankende pädagogische Haltungen oder für ablehnende und feindselige Einstellungen dem Kinde gegenüber. SPITZ konnte als Produkte ungeeigneter Mutter-Kind-Beziehungen bestimmte psychotoxische Störungen feststellen, die sich in psychischen und psychosomatischen Störungen (Koma des Neugeborenen, Dreimonatskolik, Hypermotilität u. a. bis zur anaklitischen Depression) ausdrücken.

Für HOMBURGER (1926) ist das primär ängstliche Kind disponiert für die Entwicklung von Dunkel- und Gewitterangst, für Leistungsstörungen mit Schulverweigerung, für Sprechangst und Stottern, Sexualängste, Angst, Lust und Lustangst, für Verlegenheit, Befangenheit und Erwartungsangst. Er wies auf den großen Anteil körperlich asthenischer, zarter und schwächlicher Kinder mit erhöhter nervöser Spannungs- und latenter Angstbereitschaft hin. DÜHRSSEN sieht schließlich in der Kombination von Konstitution und negativen Gefühlskoppelungen in der frühen Kindheit durch ängstigende und beunruhigende Erregungen und Mißstimmungen in der Umgebung eine wesentliche Voraussetzung für die Entwicklung pathologischer Ängste. In einem wie hohen Maße das Verhalten der Umwelt für die Entstehung von Angst und Trauer bei Kindern ausschlaggebend ist, zeigen die Untersuchungen von FREUD u. BURLINGHAM (1943) bei Luftangriffen auf London. Kinder im Alter bis zum 3. Lebensjahr zeigten nur dann Angst, wenn sich die Mütter ängstlich verhielten; sie verhielten sich sonst interessiert, neugierig und unbekümmert.

Angst und Trauer gehören wie die Freude zu den Gefühlsqualitäten, die phänomenologische Ähnlichkeit mit depressiven oder manischen Verstimmungen und einer pathologischen Angst aufweisen, die in mancher Hinsicht jedoch eine eigenständige

Entwicklungsgeschichte haben, da Angst wiederum Angst und Furcht vor der Angst erzeugt. Ein gesundes Kind empfindet aktuell begründete oder doch einfühlbare Ängste im Zustand akuter Bedrohung oder chronischer Verunsicherung. Die Hypothesen der Existenzphilosophie, von der Angst als einer Krankheit zu sprechen, treffen bei Kindern in dieser Form nicht zu, weil ihnen der „Blick auf das Nichts" (SARTRE) infolge der Unreife des kindlichen Ich verstellt ist. Rudimentäre Ansätze einer Existenzangst finden sich erst bei Kindern im Schulalter als Verlustangst vor dem möglichen Tod der Eltern und der erstmalig absehbaren Endlichkeit der eigenen Kindheit und später in der Reifungsangst.

2.3 Viertes und fünftes Lebensjahr

Die normale psychophysische Entwicklung leitet mit der Fähigkeit zur motorischen Expansion, zur Intensivierung des Denkvermögens und zum Erwerb der Sprachfähigkeit nun über in eine erste kritische Bestandsaufnahme und Bewertung der Umgebung.

Der neugewonnenen Fähigkeit zum eindringend-analytischen Denken hält das bisher vorherrschende Gefühl einer magischen Allmacht nicht mehr stand und tritt zugunsten einer kritischen und sachlichen Betrachtung zurück, wenngleich magisch-phantastische Denkvollzüge auch weiterhin im kindlichen Spiel und als Ersatzbefriedigungen für Enttäuschungen und Erlebnisse eigener Unzulänglichkeiten eine Rolle spielen. Aggressive und destruktive Akte, das Zerlegen und Zerstören von Spielzeug, Mißhandlungen von Tieren und kleineren Kindern sind zunächst jedoch weniger unter dem Aspekt des Sadismus, sondern als Ausdruck wißbegieriger infantiler Neugierde, der Abenteuer-, Forschungs- und Entdeckungslust des Kindes zu sehen.

Die Zunahme an Gewicht und Körperkraft, die rivalisierende körperliche und intellektuelle Auseinandersetzung mit gleichaltrigen und älteren Kindern stehen ebenso wie die Entdeckung von Organfunktionen des eigenen Körpers im Zusammenhang mit Messen, Wiegen und Zählen, dem Vergleichen von Körpermaßen und bewältigter Nahrungsmengen.

Größen- und Funktionsvergleiche der Knaben und Mädchen untereinander oder gegenseitig gehören in den natürlichen Rahmen der gesteigerten kindlichen Wißbegierde, ebenso wie die Entdeckung von Lustgewinn durch gelegentliche genitale Manipulationen eine Begleiterscheinung der kindlichen Sexualforschung sein kann. Nach ERIKSON entwickeln Knaben im Umgang mit Mädchen in diesem Lebensalter häufig ein großsprecherisch-wichtigtuerisches Imponiergehabe, das von diesen manchmal mit verschämter Bewunderung oder versteckter Anerkennung honoriert wird, wenngleich vordergründig oft heftige Empörung oder Ablehnung gezeigt werden. Die Lernintelligenz und die Ausdauer der Mädchen ist in diesem Alter oft wesentlich besser als die der Knaben entwickelt. ERIKSON weist ferner auf geschlechtsspezifische Eigenschaften der phallisch-eindringenden Verhaltensweisen der Knaben im Gegensatz zu den mehr auf Bekommen und Empfangen eingestellten Verhaltensweisen der Mädchen hin, und zwar in Form des aggressiven Wegnehmens oder der abgemilderten Form des Schmeichelns und des Einschmeichelns.

Der von psychoanalytischer Seite als Mittelpunkt der Libidotherapie aufgestellte „Ödipuskomplex" ereignet sich, wenn es überhaupt zu einer solchen Konfliktsituation kommt, in diesem Lebensalter. Nach kinderpsychiatrischen Beobachtungen haben sich bis heute keine überzeugenden Hinweise dafür erbringen lassen, daß in diesem Stadium intensive heterosexuelle Wunschvorstellungen oder objektgerichtete genitale Phantasien der Knaben auf die Mutter oder des Mädchens auf den Vater vorkommen und deswegen von Haß und Feindschaft auf den gleichgeschlechtlichen Elternteil begleitet sind. Die Bewältigung dieses „Ödipuskomplexes" ist durch die soziale Umstrukturierung und durch die seit der Jahrhundertwende stattgefundene enorme Aufwertung der Rolle der Frau und des Mädchens erheblich erleichtert worden. Nur bei grober Fehleinschätzung mit genitalen Bedrohungen wird sich bei Knaben in seltenen Fällen ein akuter Kastrationskomplex und bei Mädchen das Gefühl einer genitalen Unterlegenheit entwickeln. Im allgemeinen wird sich der Knabe davon überzeugen können, daß vom Vater keine Gefahr droht, und die Mädchen erleben die Gleichwertigkeit und die Anziehungskraft der Mutter auf den Vater, von dem sie gleichermaßen geliebt werden und mit der sie sich identifizieren können. Das alles schließt nicht eine mögliche pathogene Bedeutung ödipaler Situationen für die Entstehung von Neurosen aus; es erscheint aber bemerkenswert, daß ihr Vorhandensein sich vor allem aus den Psychoanalysen erwachsener Neurotiker ergibt.

Die Anpassungsschwierigkeiten und Konflikte dieses Entwicklungsstadiums ergeben sich einerseits aus der gesteigerten Aggressivität (der „kleinen Pubertät"), die regelmäßig von Auseinandersetzungen mit den Eltern und reaktiven Enttäuschungen begleitet sind und zur krisenhaften Zuspitzung in der „Trotzphase" führen können, zum anderen aus der Entfaltung subjektiver Denkvollzüge und Handlungen, die im Widerspruch zu den introjizierten Elternimagines stehen und das Kind von nun an und unwiderruflich in Auseinandersetzungen mit dem eigenen Gewissen und damit zu den Erlebnissen der Ambivalenz, der Schuld und zur Depression führen können.

In diesem Lebensalter werden in unserer Gesellschaft eine Reihe von „Kinderfehlern" bekämpft, die entweder aus der Kleinkindzeit stammen oder neu auftreten. Es handelt sich dabei um stereotype kindliche Manipulationen am eigenen Körper wie Daumenlutschen, Nägelbeißen und Haarausreißen.

Für eine Persistenz des Daumenlutschens über das 5. Lebensjahr hinaus sind im Einzelfall zu diskutieren: 1. ein autochthones übergroßes Bedürfnis des Kindes nach Zärtlichkeit, das in unserer Gesellschaft nicht so ausreichend befriedigt wird wie in anderen Kulturkreisen: ständiges Umhertragen der kleinen Kinder auf dem Rücken und auf der Hüfte und der damit verbundene unausgesetzte Haut-, Wärme- und Körperkontakt mit der Mutter, 2. ein objektiver seelischer Mangelzustand des Kindes durch ständige oder häufige Abwesenheit der Mutter oder ihre bewußt oder unbewußt feindselige Einstellung zum Kind und 3. Persistenz eines frühkindlich erworbenen Reaktionsschemas oraler Ersatzbefriedigung bzw. eine Regression auf die orale Organisationsstufe durch milieubedingte Störungen.

Das Nägelbeißen stellt die verbreitetste Form kindlicher Körpermanipulationen dar. Die Nägel der Hand, manchmal auch nur die einiger „Beißfinger", werden abgeknabbert, zerkaut und ausgespuckt oder geschluckt. Manchmal werden sie bis weit in die Nagelsohle abgenagt oder die Haut der Fingerkuppen und anderer Stellen wird abgebissen. Die Nägel werden ständig auf gleichmäßige Benagung kontrolliert und durch Nachknabbern reguliert. Das Bekauen von Bleistiften oder Federhaltern und das Zähneknirschen sind dem Nagelbeißen nahe verwandt, ebenfalls bestimmte Formen des „Pica"-Syndroms (COOPER, 1957). Diese Kinder benagen Tapeten oder

Möbel, zerreißen und kauen mit den Zähnen Papier, Pappe und Kleidungsstücke und verschlucken solche Substanzen.

Das Nägelbeißen tritt im allgemeinen nicht vor dem 4.—5. Lebensjahr auf. Es erreicht seinen ersten Gipfel nach der Einschulung und seine absolute Häufigkeit in der Präpubertät. Pathogenetisch bieten sich vor allem zwei Entstehungsmodi an: 1. konstitutionell impulsive und hyperaktive Kinder, die während ihrer Entwicklung in einem manchmal relativ unauffälligen, meist aber mehr oder weniger gestörten Milieu motorische Einengungen und emotionale Frustrationen erfahren, 2. Kinder mit überängstlichen, mit bewußt oder unbewußt feindseligen oder mit seelisch oder körperlich kranken oder sozial selbst eingeengten Müttern oder anderen Erziehungspersonen, die den Aktionskreis und die Selbstentfaltung der primär syntonen Kinder übermäßig beschneiden und behindern, nicht selten mit zusätzlichen oralen Einengungen.

Vergleichende Verhaltensbeobachtungen bei Tieren zeigen, daß bei Triebkonflikten, wie beispielsweise in der Konkurrenzsituation zwischen Drang zur Flucht und zum Angriff nach vorn, ersatzweise stereotype „Übersprungbewegungen" auftreten. Bei Vögeln kommt es beispielsweise zum Scheinfressen oder Scheinnisten, bei Affen zu mechanischen Kratzbewegungen oder zu masturbatorischen Handlungen, die anstelle einer verhinderten Affektabfuhr treten. Es ist wahrscheinlich, daß Ambivalenzkonflikte oder ein abgebremstes Appetenz-Verlangen bei Kindern als eine mögliche Ursache für die Entstehung kindlicher körperlicher Stereotypien anzunehmen sind. Aus dieser Sicht ist Nägelkauen möglich als Ersatzbefriedigung für verbotene oder nicht gewagte Aggressionen, als Selbstbestrafung bei starken Schuld- und Angstgefühlen oder als Ausdruck gegen sich selbst gerichteter sadomasochistischer Tendenzen.

Das Haarausreißen stellt meistens eine neurotische Verhaltensstörung dar und geht oft mit einer depressiven Grundstimmung einher. Das Drehen, Ziehen, Zupfen oder Ausreißen der Haare ist ein relativ seltenes Symptom, das vorwiegend bei Mädchen beobachtet wird und zu lokalisierter, manchmal zu totaler Kahlköpfigkeit führen kann.

Das Haarausreißen imponiert noch stärker als das Nägelbeißen als ein aggressiver Gewaltakt, als eine sadomasochistische „Wendung gegen die eigene Person" (FREUD). Beobachtungen und Befragungen der Kinder haben ergeben, daß das Haarausreißen lustvoll und schmerzhaft zugleich erlebt wird. Kommt es zu suchtähnlichen Fixierungen, werden auch die sinnentleerten Handlungsschablonen automatisiert und verfestigt.

HOMBURGER wies darauf hin, daß die Kinder sich mit dem Haarausreißen selbst einen körperlichen Schmerz zufügen, nachdem sie einen seelischen Schmerz erlitten haben. Die bei diesen Kindern oft anzutreffende depressive Grundstimmung ist ebenso wie das Symptom selbst auf emotionale Störungen der Mutter-Kind-Beziehung in der frühen Kindheit zurückzuführen, die wie bei der psychischen Inanition des Hospitalismus mit Frustrationsintoleranz und verstärkter Regressionsbereitschaft einhergehen. DÜHRSSEN hat auf die auffällige Koppelung von verdrängten Wut- und Aggressionsimpulsen einerseits und auf ein sehr intensives Zärtlichkeits- und Anlehnungsbedürfnis andererseits als wesentliche Voraussetzungen der Symptomgenese hingewiesen. Es bestehen offenbar Zusammenhänge mit einem durch affektive Frustrationen mangelhaft entwickelten Körperschema: erst der Schmerzreiz verschafft quasi die Gewißheit der eigenen Existenz.

Diese Kinder befinden sich oft in einer unlösbaren Ambivalenzsituation, die bestimmt ist von einem als hoffnungslos erlebten übersteigerten Verlangen nach Zärtlichkeit und Zuwendung von der Umwelt und von einer ohnmächtigen Wut und einer chronischen Ressentimenthaltung gegenüber der Mutter oder gegenüber scheinbar oder tatsächlich bevorzugten Geschwistern. Die einander entgegenstehenden zärtlichen und aggressiven Impulse werden jedoch nicht zugelassen und verdrängt. Das entmutigte und kontaktschwache Kind praktiziert mit dem Haarausreißen die Handlung, die für ausweglose Situationen sprichwörtlich ist.

Normalbegabte und altersentsprechend entwickelte Kleinkinder, die nicht, nicht allein oder nicht altersentsprechend spielen können, können ebenso wie neurotische Lernstörungen vorübergehend echte Intelligenzdefekte vortäuschen. Spielstörungen bei Kleinkindern als unmittelbares Symptom einer gestörten Entwicklung werden nach klinischen Beobachtungen in annähernd gleicher Verbreitung wie Lernstörungen bei Schulkindern angetroffen. Sie finden jedoch bei Eltern und Ärzten nur selten die ihnen zukommende Beachtung, da sie Kenntnisse über das alters- und entwicklungstypische Spielverhalten des Kindes erfordern. Die Spielhemmung des Kleinkindes wird für die Eltern meist erst dann zum Problem, wenn zusätzliche erzieherische Schwierigkeiten auftreten. Manchmal wird erst rückblickend aus einer manifesten Lern- oder einer Arbeitshemmung im Schul- oder Erwachsenenalter eine Spielstörung in der Kleinkindzeit diagnostiziert, die dann die Kontinuität einer bis in diese Stadien zurückreichenden neurotischen Fehlentwicklung herstellt.

2.4 Sechstes bis elftes Lebensjahr

Dem *ersten Gestaltwandel* (ZELLER, 1936), dem Übergang von der rundlichen Klein- zur gestreckten Schulkindform, entsprechen bestimmte psychologische und leistungspsychologisch objektivierbare Veränderungen. Etwa um diese Zeit schwindet die bis dahin normaliter im Hirnstrombild vorherrschende träge Dysrhythmie und macht frequenteren und rhythmischer angeordneten Graphoelementen Platz, die eine Vorstufe für die spätere Individualisierung der bioelektrischen Abläufe darstellen. Psychologisch tritt einerseits ein stärkeres Maß an Anpassungsbereitschaft und Einordnungsfähigkeit in Erscheinung, andererseits wird die bis dahin noch dominierende magische Weltbetrachtung mit ihren anthropomorphisierenden Phantasien und kleinkindlichen Vorstellungen von Zauberei und Allmacht endgültig zugunsten konkreter und abstrakter Realitäten abgebaut. Auf dieser Entwicklungsstufe ist das Kind befähigt, einer seinem Alter gemäßen Tätigkeit und Beschäftigung nachzugehen. Es ist schulreif geworden.

Mit der Konsolidierung der statomotorischen und sprachlichen Fertigkeiten, dem Erwerb kritischer Denkansätze und der Konstituierung einer stetigen intellektuellen und körperlichen Leistungsbereitschaft unter Einschluß einer ausreichenden Befähigung zur Affektregulierung hat das Kind ein Stadium erreicht, das eine intensivere Expansion in außerfamiliäre Gruppen zuläßt und die aktive Einordnung in leistungsmäßig ausgerichtete Institutionen ermöglicht.

Die *Schulreife* ist ein Begriff, der nicht allein nach dem Grad der Intelligenzentwicklung ausgerichtet ist. Sie setzt neben dem vollzogenen Konstitutionswandel im wesentlichen leistungspsychologische und affektive Bedingungen voraus: Leistungsbereitschaft, altersadäquate Sprachentwicklung und ein gewisses Maß an Freude an der Aufgabenbewältigung, Beherrschung der motorischen Körperfunktionen mit der

Fähigkeit, längere Zeit aufmerksam und ruhig auszuharren; ferner Ausdauer und Konzentrationsfähigkeit und ein gewisses Maß an Kontaktbereitschaft und Vertrauen.

Die Einschulung stellt in vielfacher Hinsicht einen Prüfstein für das Kind und seine Erziehung und somit für die Eltern dar. Die Einordnung in eine Gemeinschaft gleichaltriger Kinder und die Anpassung an die Lehrer, der allmähliche Fortfall spielerischer Beschäftigungen und die zunehmende Auseinandersetzung mit den täglichen Pflichten und ihre Abgrenzung von Spiel und Sonderinteressen geben Anlaß zu ersten Kollisionen zwischen Pflicht und Neigung, die lebenslang bestehenbleiben können.

Das Kind tritt in eine nach Beliebtheit, Begabung und Leistung abgestufte Hierarchie ein und sieht sich vor vielseitige Belastungen in den Beziehungen zu Mitschülern, Lehrern und auch zu den Eltern gestellt, die seine ersten Schritte gespannt und kritisch verfolgen. Findet ein Kind durch Schwächen seiner Intelligenz, durch partielle Intelligenzmängel oder Werkzeugstörungen, infolge einer primär gestörten psychischen Entwicklung oder durch emotionale Verunsicherung infolge häuslicher Konflikte nicht die von ihm selbst oder von den Eltern geforderte Stellung in der Klasse und zum Lehrer, so steigt die psychische Störanfälligkeit in dem Maße an, wie die Eltern die Unzulänglichkeit und das Versagen des Kindes zum Anlaß von Liebesentzug und Bestrafungen nehmen, es damit auf die in der frühen Kindheit erlittenen Frustrationen und Demütigungen verweisen, das Selbstgefühl weiter schwächen und es mit seinen Schwierigkeiten und Leiden allein lassen. Diese emotionale Streß-Situation stellt die Spannungs- und Belastungsfaktoren, die zum Rezidivieren überwundener Störungen, zu depressiven Reaktionen und zu neurotischen Depressionen führen können.

Die in diesem Alter häufig zu konstatierenden *Schul- und Erziehungsschwierigkeiten* weisen lediglich auf das soziale Feld hin, in dem die seelischen Störungen vorwiegend oder ausschließlich registriert werden. Es ist nicht die Regel, daß „Schulschwierigkeiten" auf die Schule und nicht immer der Fall, daß „Erziehungsschwierigkeiten" auf eine häusliche Fehlerziehung zurückzuführen sind. Feinere oder gröbere Störungen in der seelischen Entwicklung eines Kindes werden in der Familie und in der Schule lediglich am ehesten erkannt, weil hier die meisten Berührungs- und Begegnungsstellen zwischen Kindern und Erwachsenen liegen. Das Phänomen der Schulverweigerung kann durch eine Schul*phobie*, durch Schul*angst* oder durch Schul*schwänzen* verursacht sein, die sich durch ihre Pathogenese und im Effekt in wesentlichen Punkten voneinander unterscheiden. Die reine Schulphobie ist selten; die Schulangst und das Schulschwänzen kommen häufiger vor. Die Schulphobie und das Schulschwänzen tragen häufiger Faktoren der Schulangst in sich.

Die Schul*angst* ist durch ein ersatzloses Ausweichen vor der Schulsituation aus Angst vor Kränkungen (intellektuelles oder emotionales Schulversagen) und vor Demütigungen („Prügelknabe") gekennzeichnet. Die Ursache liegt häufig in einer psychischen oder physischen Insuffizienz (intellektuelle Lernschwäche oder neurotische Lernstörung, Körperschwäche bzw. Mißbildungen). Das Kind erzielt durch seine Ausweichreaktionen zunächst eine emotionale Erleichterung, die es aber mit dem Preis der Angst vor Auseinandersetzungen und Kontaktabbrüchen mit den Eltern bezahlt.

Durch das Schul*schwänzen* wird die unlustgetönte schulische Leistungssituation durch Überwechseln in lustbetonte Verhaltensweisen umgangen und vermieden. Das Schulschwänzen stellt oft das erste Verwahrlosungssymptom dar, das im Zusammenhang mit einer mangelnden Gewissensbildung (Über-Ich-Schwäche) oder durch Ich-

Schwäche (etwa durch anhaltende frühkindliche emotionale Frustrationen) bedingt ist. Das Kind befindet sich in der ambivalenten Situation der Bejahung der Schulverweigerung und einer Hinnahme der Risiken der Ersatzhandlungen (Dissozialität, Tagträumen) und Furcht vor Strafe.

Die Schul*phobie* entsteht aus einer Verdrängung der Angst vor dem Verlassenwerden von der Mutter (Verlustangst) und einer Verschiebung dieser Ängste auf das Objekt Schule. Die Schulphobie gründet sich auf pathologische Mutter-Kind-Beziehungen oder aus der Erfahrung begründeter kindlicher Ängste vor dem Verlassenwerden von der Mutter. Im Effekt erzielt das Kind ein zeitlich befristetes Erhaltenbleiben der infantilen Gemeinschaft mit der Mutter, die Gefahr der Trennung und die sich daraus entwickelnde psychische Beeinträchtigung bleiben jedoch bestehen.

Alle Kinder, die eine dieser drei Formen der Schulverweigerung aufweisen, zeigen häufig zeitlich befristete oder chronische depressive Verstimmungszustände. Das Kind mit einer Schulangst meidet aus subjektiv verständlichen Gründen die Schulsituation: es fürchtet sich vor den Mitschülern oder den Lehrern. Das die Schule schwänzende Kind bejaht die Abwesenheit vom Unterricht: es fürchtet sich aber vor dem Ertapptwerden und vor der Strafe. Das Kind mit einer Schulphobie versucht, die Eltern von der Unmöglichkeit eines Schulbesuches zu überzeugen, um dadurch in Ruf- und Reichweite der Mutter bleiben zu können: die Furcht, die Gunst der Eltern dadurch vollends zu verlieren, kann sich zu Katastrophenreaktionen steigern.

2.5 Zwölftes bis achtzehntes Lebensjahr

Kein Lebensabschnitt bietet so viele und auffallende entwicklungspsychologische und psychopathologische Besonderheiten wie die Zeit der Pubertät und der Adoleszenz, die als die Reifungsperiode des Menschen bezeichnet werden kann.

Mit dem *zweiten Gestaltwandel* (ZELLER, 1952) und der sexuellen Reifung, die mit der beginnenden Ablösung von den Eltern und den Idealen vergangener Jahre, der Integration objektbezogener genitaler Sexualität und einer Einordnung in neue Gruppen und Institutionen, in die Arbeit und Berufswelt einhergehen, endet die eigentliche Kindheit.

Die Zeit der Reifung umfaßt das Stadium der biologischen Neuformierung, der psychosozialen und psychosexuellen Neuorientierung und geht mit einer Umwertung bisher gültiger Werte und dem Verlust der prästabilen infantilen Harmonie einher. Sie ist gekennzeichnet durch das Ansteigen sexueller Triebansprüche und durch die Forderung der Erwachsenen nach Einordnung und Anpassung an die überlieferten Normen. Da in unserem Kulturkreis allgemeingültige Initiationsriten fehlen, wird den Jugendlichen bei weitgehend ungeklärten und sich widersprechenden Autoritätszuständigkeiten meist nur ein partieller und unsicherer Erwachsenenstatus verliehen. Von den Eltern und Lehrern wird der Pubertierende seiner intellektuellen und affektiven Entwicklung entsprechend zunächst vorwiegend als Kind behandelt: es und er wird weiter erzogen. Von den anderen Erwachsenen der Umgebung wird er gemäß seiner körperlichen Entwicklung als Erwachsener oder doch als Fast-Erwachsener anerkannt, damit aber überschätzt und besonders in der Lehre und am Arbeitsplatz körperlich und psychisch überfordert, die jungen Mädchen umworben und verwöhnt. Die Jugendlichen bieten alle Stufen und Variationen der seelischen und körperlichen

Entwicklung von der infantilen Retardierung bis zur vorgereiften Acceleration und damit keine allgemeingültigen Verhaltensmuster. Wo die infantilen Bindungen des Jugendlichen sich nicht als reiß- und zugfest genug erweisen und diese Beziehungen sich nicht mit neuen Formen und Inhalten füllen und erfüllen lassen, werden neue Inhalte und Idole aufgerichtet, mit deren Hilfe die anstürmenden Bewußtseinseindrücke gebunden und in neue, oft gefährdende Bahnen gelenkt werden. Dies ist besonders dort der Fall, wo die normalen Stadien der Kindheitsentwicklung infolge anhaltender Störungen in der Familiengruppe nicht stadiengerecht durchlaufen und absolviert wurden.

Reifungsbiologisch, psychosozial und psychosexuell vollzieht sich in dieser Zeit eine diskontinuierlich-permanente Evolution, die mit der Pubertät beginnt und wichtige Etappen erreicht, die aber weit über sie hinausreicht und unter bestimmten Bedingungen zum Stillstand, zu Reifungskrisen und seelischen Fehlentwicklungen führen kann. Der Beginn, der Ablauf und die Dauer der biologischen und psychischen Umstellung unterliegen in erster Linie individuellen Gesetzmäßigkeiten. Sie vollzieht sich in Abhängigkeit von hereditären und konstitutionellen Faktoren, von der individuellen Kindheitsgeschichte und der aktuellen Umweltsituation und läßt grundsätzlich nur begrenzte Analogien und keine strukturerhellenden Vergleiche mit Jugendlichen gleichen Alters und Geschlechtes zu.

Der Mensch in der Reifezeit ist ein einsames Wesen, nicht nur wegen der „Ungleichzeitigkeit des Gleichzeitigen" (PINDER, 1924) in der Welt der Generationen, sondern durch das Bewußtwerden seiner Vereinzelung durch Geburt und Konstitution, durch das Schicksal der Individualhistorie und des sozialen Milieus.

Das rasche Körperwachstum, die Zunahme seelischer Spannungen und das mächtige Anwachsen libidinöser Triebansprüche stellen in erster Linie das eben erst gewonnene labile Gleichgewicht der späten Kindheit in Frage. Die physische, psychische und sexuelle Revolution überfordert und verunsichert das Selbstbewußtsein und erzeugt eine seelische Disharmonie, die sich in Ausdruck, Haltung und Einstellung erkennen läßt. Das Ich des Jugendlichen ist weniger als zuvor Herr im eigenen Haus gegenüber den übermächtigen Ansprüchen des Es und den zweifelhaft gewordenen Normen und Werten des Über-Ich.

Während der Reifungsperiode sind vordringlich drei Aufgaben zu lösen, die bei Störungen ihrer Dynamik zu zeitlich begrenzten Pubertätskrisen oder bleibenden Charakteranomalien führen können. Es sind dies:

1. Lösung von den bisherigen Autoritäten und realitätsgerechte Wiederbindung an die Eltern,

2. Selbstfindung und Beherrschung der Rollen in der Sozietät,

3. Integration genitaler Sexualität.

Aus den Schwierigkeiten und Störungen bei der Bewältigung dieser drei Aufgaben zur Herstellung eines innerseelischen Gleichgewichtes erklären sich zu einem großen Teil die bereits eine normale Pubertät und in verstärktem Maße die Pubertätskrise kennzeichnenden Symptome der Ambivalenz und Labilität, Depression und Begeisterung, Aggression und Liebesbedürfnis, Freiheitsdrang und Einsamkeit und Spannungszustände zwischen Hoffnung und Verzweiflung.

Als *Pubertätskrisen* lassen sich „karikaturhaft übersteigerte" (HOMBURGER), nach Symptomintensität und Symptomdauer abnorme Pubertätsentwicklungen mit sozialer Desintegration bezeichnen, die Aspekte des Scheiterns in sich tragen und deren Symptomatik eine besondere Behandlung erfordert. KRETSCHMER (1949) definierte: „Pubertätskrisen sind keine Krankheiten, auch keine Neurosen, ebensowenig sind sie stabile Konstitutionsfaktoren, vielmehr sind sie umschriebene Phasenabläufe, die eng an die Pubertät gebunden sind und die ganzen normalbiologischen Schwierigkeiten dieser psychophysischen Umschlagstelle in vergrößertem Ausmaß beleuchten."

Schon die normale psychische Entwicklung in der Pubertät, die „Flegeljahre" der Knaben und „Backfischjahre" der Mädchen, ist gekennzeichnet von Unruhe und Unlust, Reizbarkeit und Ratlosigkeit, die für die Umgebung durch aggressiv-feindselige oder passiv-resignierende Dauereinstellungen und jähe Umschwünge von hyperthymen zu depressiven Verstimmungszuständen oft nur schwer zu ertragen sind. Nach A. FREUD gehören Unberechenbarkeit, Unverläßlichkeit und innere Disharmonie zum Bild des sich normal entwickelnden Jugendlichen, ebenso wie das Weiterbestehen von innerem Gleichgewicht und von Harmonie während der Pubertät Kennzeichen einer abnormen Entwicklung ist. Das Pendeln zwischen gegensätzlichen Einstellungen führt über Selbstbejahung und Selbstverneinung im günstigen Fall zur Errichtung einer vorläufigen Ich-Identität und trägt damit zur Charakterbildung als positiver Ausdruck des Entwicklungsprozesses bei. Aus dieser Sicht sind die bewältigten schweren Konflikte zwischen dem Ich und dem Es als Heilungsvorgänge anzusehen und als Versuche, den verlorenen Frieden und die Harmonie der Kindheit von neuem wieder herzustellen.

Die Verwirklichung der Ich-Identität unterliegt wie biologische oder kulturelle Entwicklungsabläufe bestimmten Gesetzmäßigkeiten. Das Prinzip des „Stirb — und — Werde" drückt sich in der Pubertät im Verlassen der infantilen Position und in der individuellen und sozialen Neuorientierung, in der Selektion und in der Synthese mosaikhafter infantiler Identifikationen zu einer integrierten Persönlichkeit aus. Das Prinzip der Selbst-Adoption, die kritische Erkennung und Hinnahme des persönlichen Charakters und der individuellen Eigenart mit allen Vorzügen und Mängeln der physischen und psychischen Existenz stellt eine weitere unter zahlreichen anderen Konsequenzen im Verlaufe des Prozesses der Selbsterkennung dar. Aus diesen Spannungen zwischen der Realität und den Idealen der Persönlichkeit, aus den Gefahren bei der Auswahl und der Synthese künftiger Leitbilder und Idole, aus der Inkongruenz von Begabungswunsch und -wirklichkeit und den daraus folgenden Schlüssen ergeben sich oft schmerzhafte und demütigende Einsichten, die zu schweren depressiven Krisen und Hemmungen der Persönlichkeitsentfaltung führen können.

In dieser „normativen Krise der Identität" (ERIKSON) werden kürzer oder länger dauernde depressive Verstimmungszustände häufiger beobachtet. Langhingestreckte, auch scheinbar nicht tiefgreifende depressive Verstimmungen und unzureichend motivierte suicidale Handlungen sind immer auf das Vorliegen einer Reifungskrise verdächtig. Der Jugendliche erlebt die scheinbare Endlosigkeit einer depressiven Verstimmung auch deshalb als ausweglos, weil ihm keine über das Stimmungstief hinwegtragenden Erfahrungen über die Begrenztheit und Endlichkeit der Verzweiflung und der Depression zur Verfügung stehen.

Die sexuelle Integration in der Pubertät bereitet dort keine wesentlichen Schwierigkeiten, wo die Identifikation des Jugendlichen mit der Geschlechtsrolle des Vaters oder der Mutter vollzogen werden kann und mit einer seit der Kleinkindzeit kontinuierlich erfolgten sexuellen Aufklärung („soviel wie nötig, nicht mehr als notwendig") das Vertrauensverhältnis zu den Eltern auch für diesen Bereich bestehenbleiben kann und Entbehrung an Zärtlichkeit und Liebe, an liebender Fürsorge und zärtlicher Liebe nicht ertragen werden muß. Die mächtige sexuelle Triebspannung und ihre mit Schuld und Scham vermengte Bewältigung, Abfuhr oder Verdrängung können zu Zweifeln an der Selbst-Integrität führen, die bei sexuellen Tabuverletzungen und Triebdeviationen zu Verzweiflungs- und Depressionszuständen überleiten können. Pubertierende Knaben und Jünglinge, die erotische und sexuelle Regungen konsequenter als junge Mädchen und Frauen trennen, entwickeln in dieser sexuellen Karenzzeit häufig konträre Phantasievorstellungen von „Madonnen"- und „Dirnen"-Typen, die als „reine" Mutter-Schwester-Ideale verehrt oder als stereotype Bilder „niederer" physischer Sexualität benutzt werden und die Überbrückung erleichtern.

Fragen der Berufswahl und der Berufsausbildung bei Schulabgängern und Probleme der Einengung und der Abhängigkeit von den Eltern bei Oberschülern und Studierenden können die Findung der beruflichen und sozialen Identität erschweren und zu bedrückenden Erlebnissen eigener Unzulänglichkeiten und zu beruflichen Mißerfolgen, aber auch zu Neid- und Trotzreaktionen führen, die in einem schmerzlichen Gegensatz zu puberalen Überidentifikationen und einem sonst vorherrschenden Optimismus im Hinblick auf die Manipulierbarkeit der Welt stehen.

Diese und andere Probleme der Anpassung und Neuorientierung in der Pubertät können durch die Inkongruenz der Ideale zur Realität Zweifel und Zwiespalt erzeugen, die zu Depressionszuständen und Niedergeschlagenheit, zur Verzweiflung und zur Ich-Diffusion führen, die sich in gradueller Abstufung in allgemeinen Anpassungsschwierigkeiten und bei entsprechender psychischer und endogener Vorprogrammierung in neurotischen Störungen oder in psychotischen Erkrankungen ausdrücken können.

3. Krankengut

Das Krankengut umfaßt 105 Kinder und Jugendliche, die 1942—1968 mit depressiven Verstimmungszuständen in der Städtischen Klinik für Kinder- und Jugendpsychiatrie Wiesengrund in Berlin stationär untersucht wurden. Ambulante Fälle und stationäres Krankengut aus anderen Kliniken wurden nicht berücksichtigt, um ein möglichst gleichwertiges und gleichartig beurteiltes Untersuchungsmaterial zu gewinnen.

Für die Wertigkeit und Verläßlichkeit der in den Krankenblättern neben den psychiatrischen und psychologischen Befunden niedergelegten und für diese Untersuchung mitverwendeten Verhaltens- und Verlaufsbeobachtungen der Heil- und Sonderpädagogen und des Pflege- und Erziehungspersonals, die in ihrer quer- und längsschnittmäßigen Ausweitung eine wertvolle Ergänzung der kinderpsychiatrischen Untersuchungsergebnisse darstellen, erscheinen einige Vorbemerkungen über die Gliederung und den Aufbau dieser Klinik erforderlich, die in ihrer Kombination von kinderpsychiatrischer Ambulanz, diagnostischer und therapeutischer Abteilung und einer separaten Klinik-Sonderschule als „modellhaft" (ENKE, 1963) bezeichnet wurde.

Für die psychogen und somatogen verhaltensgestörten Kinder im Alter vom 2.—16. (in Ausnahmefällen bis zum 18.) Lebensjahr stehen 255 Betten zur Verfügung. Für diese Kinder waren am 1. 1. 1971 über 200 Mitarbeiter tätig, darunter 11 Ärzte, je 2 Diplompsychologen und Psychagogen und 14 Sonderpädagogen, ferner Spezialkräfte für Logopädie, Beschäftigungstherapie, Spiel- und Musiktherapie und für die psychomotorische Heilbehandlung.

Die stationäre Beobachtung und Behandlung erfolgt in Gruppen von 8—12 Kindern, die nach dem Prinzip der Familienähnlichkeit möglichst von einer weiblichen und einer männlichen Pflege- oder Erziehungskraft gemeinsam betreut werden. Da es sich ganz überwiegend um nicht bettlägerige und fast ausschließlich um schulfähige Kinder und Jugendliche handelt, sind sie nicht in ihren Krankenzimmern isoliert; jeder Gruppe steht ein zusätzlicher Spiel- und Aufenthaltsraum zur Verfügung. Die Verhaltensbeobachtungen der Kinder durch das Pflege- und Erziehungspersonal erfolgt nicht nur bei der Beschäftigung und beim Spiel, bei Elternbesuchen und gemeinsamen Veranstaltungen; sie werden ergänzt durch Beobachtungen auf dem Sport- und Spielplatz, gemeinsamen Spaziergängen, Ausfahrten und Aufenthalten in Ferienheimen.

Während des stationären Aufenthaltes werden die Kinder und Jugendlichen von Schwestern und Pflegern, Erziehern und Erzieherinnen, Kindergärtnerinnen und Kinderpflegerinnen und von pflegerischem und erzieherischem Hilfspersonal betreut, das durch wöchentliche Besprechungen und Kurse eine zusätzliche heilpädagogische Weiterbildung durch Psychiater und Pädiater und durch Psychologen und Psychagogen erhält und dadurch in den Stand gesetzt wird, die in einer kinder- und jugendpsychiatrischen Klinik erforderlichen besonderen Verhaltensbeobachtungen und

-beschreibungen durchzuführen, die in den vorliegenden Krankengeschichten mit verwertet wurden.

In der Klinik-Sonderschule werden jeweils 150—160 Kinder unterrichtet. Sie ver-
fügt über 10 Klassen, eine Vorschul- und eine Berufsschulklasse und 14 Sonderpädagogen. Der Rektor dieser Schule war nach der preußischen Gesetzgebung vom
11. 7. 1881, die die ärztlich-psychiatrische Gesamtleitung psychiatrischer Anstalten für
Erwachsene regelte, bis zum Jahre 1934 als Heilpädagoge und Erziehungsinspektor
gleichzeitig verantwortlicher Leiter der Kinderabteilung im Rahmen der damaligen
Dalldorfschen Anstalten.

Aus dieser historischen Verflechtung von Heilpädagogik und Kinderpsychiatrie
erklärt sich die bis heute weiterwirkende enge Beziehung der Sonderpädagogen zu
kinderpsychiatrischen Zielsetzungen, die sich ebenfalls in den für die vorliegende
Untersuchung mit einbezogenen sonder- und heilpädagogischen Schulberichten dokumentiert.

Für die Beurteilung des Krankengutes ergibt sich aus der Einbeziehung psychologischer Befunde, sonderpädagogischer Schulberichte, heilpädagogischer Beurteilungen
und der täglichen Verhaltensbeobachtungen der Pflege- und der Erziehungskräfte eine
wertvolle Ergänzung zur Kenntnis des psychopathologischen Zustandsbildes der Kinder und Jugendlichen aus unterschiedlichen Perspektiven.

3.1 Auswahl und Begrenzung

Das vorliegende Krankengut wurde in der Zeit vom 1. 1. 1942 bis 31. 12. 1968
untersucht und behandelt. Die zeitliche Begrenzung nach unten erklärt sich daraus,
daß erst seit Beginn des Jahres 1942 ein chronologisch fortgeführtes Diagnosenbuch
vorliegt, das alle stationären Aufnahmen und Entlassungen mit ausführlichen Diagnosen
enthält.

Bei der Durchsicht der Diagnosenbücher wurden alle Krankengeschichten registriert, die eindeutig auf eine depressive Verstimmung oder Erkrankung hinwiesen;
ferner solche, die deutliche Hinweise für eine depressive Verstimmung zu bieten
schienen. Die Krankengeschichten dieser beiden Gruppen wurden herausgesucht, über-
prüft, für die Auswertung zurückbehalten oder wieder abgelegt.

Die Sichtung und Aussonderung der Krankengeschichten mußte im Hinblick auf
das Ziel der Untersuchung: einer statistisch abgesicherten Darstellung der depressiven
Symptomatik langfristiger depressiver Fehlentwicklungen im Kindes- und Jugendalter, dem Versuch einer syndromal-diagnostischen und syndromal-nosologischen
Klassifikation, eines Beitrages zur Klärung der Pathogenese durch eine Berücksichtigung milieureaktiver, erbgenetischer, somatischer und endogener Faktoren und schließlich durch katamnestische Untersuchungen unter besonders strengen Voraussetzungen
erfolgen, d. h., es mußten ausreichende und ausreichend verwertbare klinische Daten
vorliegen.

Zur Gewinnung eines möglichst homogenen Krankengutes wurden für die vorliegende Untersuchung nur *mittel- und schwergradige* depressive Verstimmungszustände und Stimmungsschwankungen berücksichtigt, die bei Säuglingen, Klein- und
Vorschulkindern bei der stationären Aufnahme mindestens 3—4 Monate, bei Schulkindern und Jugendlichen mindestens etwa 9—12 Monate bestanden hatten. Durch

diese *Begrenzung* des Krankengutes wurden von der Auswertung ausgeschlossen:
kurzdauernde depressive Reaktionen,
depressive Verstimmungen bei dominierender Verwahrlosungsstruktur,
depressive Verstimmungen bei kindlichem Autismus oder im Vorfeld schizophrener
Psychosen,
depressive bzw. dysphorische Verstimmungen bei cerebralen Anfallsleiden,
depressive Verstimmungen bei endokrinen Störungen und schließlich
depressive Verstimmungen, bei denen sich die depressive Symptomatik nicht eindeutig
von andersartigen neurotischen Fehlentwicklungen abgrenzen ließ.

Diese Prozedur der Aussonderung und Begrenzung stellte eine besonders schwierige
Etappe in der Untersuchungsvorbereitung dar, weil teilweise Fälle mit eindrucksvollen
depressiven Syndromen allein deshalb zurückgestellt werden mußten, weil einige der
postulierten Kriterien nicht voll erfüllt waren. Auf die Einbeziehung einiger hoch-
interessanter Krankheitsbilder in unsere Untersuchung mußte verzichtet werden, um
auch hier einer nicht mehr überschaubaren Ausweitung vorzubeugen und den Unter-
suchungsplan nicht zu gefährden.

Diese rigorose Auslesetendenz drückt sich in der Anzahl der von der weiteren Auswertung ausgeschlossenen Krankengeschichten aus: Von den 584 Krankenblättern der
ersten Sichtung verblieben 429, die das geforderte Merkmal einer länger dauernden
depressiven Verstimmung erfüllten. Bei der weiteren Eingrenzung verminderte sich die
Zahl auf 184, die aber noch einige uneinheitliche depressive Verstimmungszustände
mit einschloß. Nach der Schlußdurchsicht verblieben schließlich 105 Krankenblätter,
die alle geforderten Voraussetzungen erfüllten.

Diese 105 Fälle, von denen 47 dem Untersucher vor Beginn der jetzigen wissenschaftlichen Bearbeitung persönlich bekannt waren, bilden die Grundlage der vorliegenden Untersuchung.

3.2 Auszählung und Auswertung

Die Auswertung der biographischen, soziologischen, psychologischen und kinderpsychiatrischen Daten erfolgte auf vorbereiteten Zählbögen, die nach einer Probedurchsicht von 50 Krankenblättern erarbeitet worden waren. Die zunächst geplante
Direktübertragung der Merkmale auf eine bereits ausgearbeitete Lochkarte wurde
fallengelassen, weil diese zuwenig Raum für individualtypische Ergänzungen, entwicklungspsychologische Besonderheiten, charakteristische Einzelsymptome, typische
Elternhaltungen usw. bot, die für die Gesamterfassung des Einzelfalles und die später
zu erhebende Katamnese von Wichtigkeit waren. Diese durch zahlreiche Eintragungen
und Notizen erweiterten Zählbögen ersparten in vielen Fällen eine erneute spätere
Heranziehung und Bearbeitung der Krankengeschichten und von Heim- und Befund-
berichten. Sie bildeten die Grundlage für die spätere Datenverarbeitung.

Der vorliegende 3seitige *Zählbogen* (s. Abb. 1 a—c) vermittelt Informationen zur
Person (Name, Alter, Wohnung), über den Klinikaufenthalt (Daten, Dauer, Einweisungsdiagnose), über die nosologische Diagnose, die Pathogenese (Milieu, Erb-
genese, organische Erkrankungen) und das diagnostische Syndrom. Weiterhin sind
psychische und psychosomatische Symptome verzeichnet und Angaben über die Intelligenz, Erhebungen über Aufenthalte in Heimen oder Pflegestellen in den ersten

DIAGNOSE:
Chronisch-depressiver Verstimmungszustand
Kv. Zwangsneurotiker (seit 5. Lj. des Kindes vermißt)
Km. autoritär-ehrgeizig-überfordernd, "instinktlose Mutter"

Archiv-Nr. 754
Pr/KV.
Ber.St.
Beispiel
Märchen?

Name	Vorname	geb.	Alter	m.	wohnhaft:
P.	Ilse	10.4.19 40	10 J.; 7 M.		Teltower Str. 3

stat./amb.   19
24.11.50-15.6. 19 51

Einweisung: Jugendamt
Arzt

Beispiele: Km zwang Kind, Erbrochenes
vom Fußboden aufzuessen.
Km: "Ich bin kalt, logisch
und gerecht - die Kinder
müssen unbedingt parieren.
Trotz wird durch Prügel
und Klapse unterdrückt." -
(Lebensunterhalt bestreitet
Km durch Stellen von Horoskopen)

EINWEISUNGSGRUND
1 Erziehungsschwierigkeiten
2 Schulschwierigkeiten
3 Spiel-Lernhemmung
4 Verhaltensstörung
5 Verwahrlosung
6 Entwicklungsrückstand

7 Psychosomatische Erkrankung
8 Enuresis
9 Angstzustände
b Sprachstörungen
11 Sex. Auffälligkeiten
12 Anfalls- u. Erregungszustände
13 Depressive Störung

DIAGNOSE

Depr. 1 Reaktion	Emotionale Frustration	Fehlerziehung/ Überforderung	Neurose	5 Verwahrlosung	6 Pubertäts- krise	7 Psychopathie
Autismus 8	Schizophrenie 9	Endogene Depression 10	Schwachsinn u. Demenz 11	Epilepsie 12	Endokrine Störung 13	Frühkindl. Hirnschädig. 14

GENESE
1 Trennungs-Verlustangst
2 Tod Mutter/Vater/Geschwister
3 Inzest/Notzucht
4 Deprivation
5 Privation
6 Deprivation u. Privation
7 Autoritär-dominative E.
8 Zwangshaft-ehrgeizige E.
9 Ängstlich-überprotektive E.
10 Sadistisch-quälerische E.
11 Körperl. Mißhandlungen
12 Vernachlässigende E.
13 Verwöhnende E.
14 Werkzeugstörungen
15 Depressive Struktur
16 Zwangs-Struktur
17 Hysterische Struktur
18 Schizoide Struktur

19 Autoritätskrise
20 Identitätskrise
21 Sexualitätskrise
22 Debilität
23 Imbezillität
24 Idiotie
25 PM Epilepsie
26 GM Epilepsie
27 T Epilepsie
28 Schwangerschaft gestört
29 Geburt gestört ? Nabelschnurumschlingung,
30 Meningitis / Encephalitis
31 Lues connata
32 Stoffwechselstörg.
33 Hirntumoren
34 And. Zentrale Erkrankungen
35 Körperliche Erkrankungen
36 Intoxikation
37
38

aber regelrech-
te statomot.,
psych. u.
phys. Entwick-
lung

SYNDROMDIAGNOSE

1 Gehemmt-apath.-verlangs. Agitiert-ängstl.-aggressiv	Demütig-still-resigniert Anankastisch-phobisch	Hypochondrisch-vegetativ- dyston Dysphorisch-mürrisch-gereizt
2	4	6

• Seit der Kleinkindzeit traurig-bedrückt.
• Kind flüstert mit leiser Stimme: "Mutti hat die schnellen Kinder lieb,
ich selbst bin ihr zu langsam" (leises Weinen, traurig-resigniert).

Abb. 1 a

3 Depressive Syndrome

● Sehr gewissenhaft,langsam und pedantisch"

● Sondert sich in der Gruppe ab,
   mutistisch, sonst nur flüsternde Verständigung!   **L2**

PSYCHISCHE SYMPTOME	PSYCHOSOMATISCHE SYMPTOME
1 Agitiertheit	1 Aggressionen
2 Affektarmut / Affektstarre	2 Autoaggressionen
3 Ambivalenz	3 Allergien
4 Angst	4 Appetitstörungen "seit der Geburt"
5 Bedrücktheit "verschlossen"	5 Daumenlutschen (ab 5 J.)
6 Dysphorie "immer mürrisch+	6 Enkopresis (ab 3 J.)
7 Gehemmtheit gereizt"	7 Enuresis (ab 5 J.)
8 Grübeln "immer in sich	8 Fettsucht
9 Entfremdungserlebnisse gekehrt"	9 Genitale Manipulationen
10 Feindseligkeit	10 Haarausreißen (ab 3 J.)
11 Feuerlegen	11 Hautausschläge
12 Gereiztheit	12 Herzschmerzen
13 Hoffnungslosigkeit	13 Kopfschmerzen
14 Hypochondrie	14 Husten
15 Innere Unruhe	15 Jactationen (nächtliche.)
16 Kontaktschwäche	16 Kotschmieren
17 Kontaktsucht	17 Leibschmerzen
18 Konzentrationsschwäche	18 Magersucht
19 Leichte Erschöpfbarkeit "beim Test"	19 Motorische Stereotypien
20 Lernhemmung / Spielhemmung	20 Mutismus flüstert sonst nur
21 Minderwertigkeitsgefühl	21 Nägelknabbern (ab 5 J.)
22 Phobie	22 Naschsucht
23 Schulphobie/-angst/-schwänzen	23 Pavor nocturnus
24 Schüchternheit	24 Pica-Syndrom
25 "Stilles Kind" "still und teilnahmslos"	25 Psychogene Anfälle
26 Suicidimpulse/-versuche	26 Rededrang
27 Tagträume	27 Schlaf-Wachrhythmusstörung
28 Stimmungsschwankungen	28 Schwindel
29 Überangepaßtheit "willig-gleich- gültig-passiv"	29 Schreibkrampf
30 Verwahrlosungserscheinungen	30 Übelkeit - Erbrechen
31 Vitale Traurigkeit	31 Weglaufen
32 Unsicherheit "hilflos,wartet immer die Entschei-	32 Wein-.und Schreikrämpfe
33 Zwangssymptome dungen der Erw. ab"	33
34 Einzelgängerin	34

INTELLIGENZ	HEIM - PFLEGESTELLE	SCHULE UND BERUF
1 IQ weniger als 70	1 Im 1.Lj. mehr als 1/2 J.	1 Noch nicht schulpflichtig
2 IQ 70- 90	2 Im 1.-3-Lj. mehr als 1 J.	2 Schulpflichtig, nicht schul-
3 IQ 90-110	3 Insgesamt mehr als 3 J.	fähig
4 übernormal	4 Insgesamt mehr als 5 J.	3 Sonderschule
5 normal (Binet-Bobertag)	5 Mehr als 3 Heime/Pflege-	4 Volksschule
6 schwachbegabt	stellen bis zum 6.Lj.	5 Mittelschule
7 debil		6 Oberschule
8 imbezill		7 Anlernling / Lehrling 8
9 idiotisch		

GESCHWISTER	WOHNRAUM	EINKOMMEN	BERUF KV	BERUF KM
1 Einzelkind	1 sehr gut	1 gut	1 Hilfsarbeiter	1 Hausfrau
2 Ältestes	2 gut	2 ausreichend	2 Facharbeiter	2 halbtags berufstät.
3 Jüngstes	3 ausreichend	3 ungenügend	3 Handwerker	3 ganztags "
4 Ein mittleres	4 unzureichend	4 nur Soz.U.	4 Angestellter	
	5 sehr schlecht		5 Beamter	
			6 Freier Beruf	

Abb. 1 b

3

UNTERSUCHUNGSBEFUNDE

1 Fehl- oder Mißbildungen
2 Psychosomatisch altersentsprechend
3 Somatisch altersentsprechend
4 Somatisch retardiert
5 Somatisch acceleriert
6 Psychisch altersentsprechend
7 Psychisch retardiert
8 Psychisch acceleriert
9 Intern o.B.
10 Intern path.

11 Neurologisch o.B.
12 Neurologisch path.
13 Rö.-Schädel o.B.   Ø
14 Rö.-Schädel path.   Ø
15 EEG o.B.   17   Ø
16 Dysrhythmie / Reifungsverzögerung
18 Allgemeinschädigung I / II / III
22 Herdbefund   19   20   21
23 Krampfpotentiale
24 PEG o.B.   Ø
25 PEG path.

HEREDITÄT	Km	Kv	Gmm	Gvm	Gmv	Gvv	Sonst.	EMPFEHLUNGEN
"vom Leben enttäuscht" Depressiv		13	25	37	49	61	73	1 Heimeinweisung
Endogen-depressiv	2	14	26	38	50	62	74	2 Psychotherapie
Abnorme Persönl.			27	39	51	63	75	3 Umschulung
Suicid bzw. -vers.	4	16	28	40	52	64	76	4 Ausschulung
Alkoholiker	5	17	29	41	53	65	77	5 Nachhilfeunterricht
Schwachsinnig	6	18	30	42	54	66	78	6 Psychotherapie Mutter
Geisteskrank	7	19	31	43	55	67	79	7 Psychotherapie Vater
Hirngeschädigt	8	20	32	44	56	68	80	8 Nachgehende Fürsorge
Wochenbettpsychose	9	21	33	45	57	69	81	9 Ambulante Weiterbetreuung
Heimkind	10	22	34	46	58	70	82	10
Pflegekind	11	23	35	47	59	71	83	11 Km Aufgabe berufl.Tätigkeit
Prostituierte	12	24	36	48	60	72	84	12 angeraten

● Km wurde als Kind von ihrem Kv mißhandelt!

DERZEITIGE FAMILIE

1 Bei Vater und Mutter
2 Disharmonische Elternehe
3 Eltern geschieden/getrennt bis 3.Lj.
4 Eltern geschieden/getrennt 3.-6. Lj.,
5 -15.Lj.
6 Tod der Mutter bis 3.Lj.
7 Tod der Mutter 3.-6. Lj.,
8 -15.Lj.
9 Tod des Vaters bis 3.Lj.
+ 10 Tod des Vaters 3.-6. Lj.,
11 -15.Lj.
12 Mutter chronisch krank
13 Vater chronisch krank
14 Bei Mutter und Stiefvater
15 Bei Mutter und "Onkel"
16 Bei Vater und Stiefmutter
17 Bei Vater und "Tante"
18 In Pflegefamilie
19 In Adoptivfamilie
20 Bei Mutter allein
21 Bei Mutter und Gmm
22 Bei Vater und Gmv
23 Bei Großmutter oder Großeltern
24 Bei sonstigen Verwandten

+ Kv im Krieg vermißt

THERAPIE

1 Antidepressive Medikation
2 Antikonvulsive Medikation
3 Sonstige Medikation
4 Kp. Beratung und Betreuung
5 Stat. Behandlung
6 Stat. Einzeltherapie
7 Stat. Gruppentherapie
8 Amb. Einzeltherapie
9 Amb. Gruppentherapie

BEHANDLUNGSERGEBNIS

1 Keine Behandlung, weitervermittelt
2 Während der Diagnose abgebrochen
3 Wesentlich gebessert
4 Leicht gebessert
5 Nicht gebessert
6 Abgebrochen

Abb. 1 c

6 Lebensjahren, über die Art der Beschulung und soziologische Daten: Stellung in der Geschwisterreihe, Wohnraum, Einkommen und Berufe der Eltern. Es folgen hernach psychische, somatische und psychosomatische, interne und neurologische Untersuchungsergebnisse, Ergebnisse von Röntgenuntersuchungen des Schädels, von Hirnstromuntersuchungen und Pneumencephalographien. Das Vorliegen etwaiger psychischer Störungen oder Erkrankungen der Eltern und Großeltern wird in einer besonderen Tabelle erfaßt und die gegenwärtige Situation des Kindes in der Familie oder in einem Heim anhand einer weiteren Tabelle ermittelt.

Schließlich wurden die bei der Entlassung ausgesprochenen Empfehlungen über die weitere Behandlung des Kindes, über die durchgeführte Therapie und das Behandlungsergebnis registriert.

Der abgebildete Muster-Zählbogen vermittelt folgende Angaben:

Ein 10;7jähriges Mädchen wurde am 24. 11. 1950 mit der Einweisungsdiagnose einer Verhaltensstörung aufgenommen und blieb annähernd 6 Monate in stationärer Behandlung. Die kinderpsychiatrischen Untersuchungen ergaben, daß es sich um einen psychogenen chronisch-depressiven Verstimmungszustand bei einem Kind aus einer „broken home"-Situation handelte. Der Vater, nach Schilderungen der Mutter ein schwerer Zwangsneurotiker, war seit dem 5. Lebensjahr des Kindes (im Zweiten Weltkrieg) vermißt. Die Mutter, die als Kind von ihrem hirngeschädigten Vater mißhandelt worden war und sich psychisch abnorm entwickelte, bestreitet den Lebensunterhalt durch Anfertigung von Horoskopen. Sie verhält sich dem Kind gegenüber autoritär-unterdrückend mit einer sadistisch-quälerischen Komponente. Sie zwingt z. B. das appetitlose Kind, Erbrochenes wieder aufzuessen und sagt von sich selbst: „Ich bin kalt, logisch und gerecht, die Kinder müssen unbedingt parieren" und „Trotz wird durch Prügel und Klapse unterdrückt."

Die kleine Patientin bot das Syndrom eines demütig-still-resignierten Kindes mit den psychischen Symptomen Bedrücktheit, Dysphorie („immer mürrisch und gereizt"), Gehemmtheit, Grübeln („immer in-sich-gekehrt"), Gereiztheit, leichte Erschöpfbarkeit, Tagträume, Überangepaßtheit („willig, gleichgültig, passiv"), Unsicherheit („hilflos, wartet auf Ansprache durch Erwachsene"), Zwangssymptome, Außenseiter.

Im psychosomatischen Bereich lagen vor: Appetitstörungen, Daumenlutschen und nächtliche Jactationen. Das Kind sprach überwiegend flüsternd, kein Mutismus.

Die Intelligenz nach Binet-Bobertag (ohne Ermittlung des Intelligenzquotienten) lag im Normbereich. Das Kind ist das älteste in der Geschwisterreihe, es war seit der Geburt bei der Mutter und besucht eine Volksschule. Die räumlichen Verhältnisse sind sehr gut, das Einkommen der ganztägig berufstätigen Mutter ist jedoch ungenügend. Der Vater war selbständig.

Das Kind war bei der Aufnahme psychisch und somatisch altersentsprechend entwickelt, es bot weder intern noch neurologisch einen krankhaften Befund. Eine Röntgenuntersuchung des Schädels wurde nicht durchgeführt, ebenfalls kein EEG und PEG.

Die Mutter wirkte damals mit ihrer extrem autoritär-repressiven pädagogischen Haltung ebenfalls psychisch abnorm; bei der persönlich erhobenen Katamnese konnte dieser Eindruck jedoch nicht bestätigt werden, deshalb wurde eine entsprechende Eintragung bei der Zweitsicht gestrichen.

Bei Abschluß der Untersuchung wurde im Jahre 1951 eine Heimeinweisung angeregt. Außer einer kinderpsychiatrischen Beratung und Betreuung wurde keine spezielle Therapie durchgeführt. Das Kind wurde leicht gebessert aus der Klinik entlassen.

Als beispielhafter Ausdruck der bei dem Kind vorliegenden depressiven Fehlentwicklung wurde ein selbsterdachtes und selbstgeschriebenes Märchen als Ablichtung zum Zählbogen übernommen:

„Das Waisenkind. Es war einmal ein kleines Mädchen, das hatte keine Eltern mehr. Die erste Zeit hatte es ja Pflegeeltern, aber als es nun 3¹/₂ Jahre alt war, mußte es sich von den Eltern trennen und mußte in die Welt ziehen. Das Brot mußte es sich abbetteln. Meistens machten ihr die Leute die Tür vor der Nase zu und sie mußte hungernd weitergehen. Jetzt war es gerade in der Zeit, bevor das Mädchen 4 Jahre alt wurde. Nun geschah es aber, daß der König von Bagdad eine Weltreise machte. Nach einigen Wochen kam er auch nach Deutschland und fand das Mädchen gerade eine Woche bevor es 4 Jahre alt wurde. Er nahm das Mädchen zu sich als sein eigenes Kind und suchte dann mit ihr die Pflegeeltern auf. Dort fragte er nach dem Geburtstag der Kleinen und erfuhr dann, daß das Mädchen in einer Woche 4 Jahre alt wird und daß sein Mädchen am selben Tag Geburtstag hat und geboren ist. Nun blieben sie noch eine Woche in dem Haus und feierten zusammen den Geburtstag von den Zwillingen und fuhren dann wieder zurück. Zu Hause freute sich dann das ganze Schloß, langsam wurde das Mädchen dicker und größer und bald konnte man beide nicht mehr unterscheiden. So lebten sie noch lange fröhlich zusammen und wenn sie nicht gestorben sind, so leben sie heute noch."

3.3 Aufnahmefrequenz und -diagnosen

In der Zeit vom 1. 1. 1942 bis zum 31. 12. 1968 wurden insgesamt 5818 Kinder und Jugendliche stationär untersucht. Von diesen waren 1864 (32,04%) Mädchen und 3954 (67,96%) Jungen. Die Gesamtzahl der depressiven Mädchen und Jungen betrug 105 (1,805%).

Über die *Häufigkeit* depressiver Syndrome bei Kindern und Jugendlichen liegen in der kinderpsychiatrischen Fachliteratur divergierende Untersuchungsergebnisse vor. Übereinstimmung wurde selbst in solchen Ländern nicht erzielt, in denen sich die Kinder- und Jugendpsychiater einer relativ einheitlichen und überschaubaren psychiatrischen Krankheitslehre verpflichtet wissen, wie etwa in der Schweiz, in Österreich und in Deutschland.

In der Schweiz fand WEBER (1952) bei ambulanten Untersuchungen von 4000 Schulkindern etwa 3% diagnostisch nicht näher differenzierte depressive Zustandsbilder und folgerte: „Lang anhaltende, leichtere und schwerere depressive Zustände bei Kindern sind gar nicht so selten, werden aber oft übersehen." KUHN (1963) stellte dagegen unter 177 normal intelligenten, ambulant untersuchten Schweizer Kindern mit 12,9% über viermal soviele Kinder mit depressiven Störungen fest und resümierte: „Solche Erkrankungen sind wahrscheinlich viel häufiger als man meist meint, da sie sich nur schwer erkennen lassen." ZÜBLIN (1967) führte aus: „Depressive Psychosen sind bei Kindern sehr selten; aktuelle, oft chronische Depressionen sehr häufig."

Während SPIEL (1969) in Wien ohne Nennung der Gesamtzahl des Ausgangsmaterials von 1952—1967 aufgrund von Beobachtungen an 2000 Kindern mit depressiven Zustandsbildern zu der Erkenntnis gelangte, daß die Anzahl depressiver Syn-

drome mit dem Einsetzen der Pubertät rasch zunehme, beschrieb BIERMANN (1962) in
München von 1955—1961 von 1139 Kindern nur 18 (1,34%) Kinder mit depressiven
Verstimmungszuständen.

V. BAEYER (1969) fand in Heidelberg in der Zeit von 1961—1966 unter 5480 Kindern 112 (2,04%) depressive Patienten. In Berlin-Ost beobachtete DESTUNIS (1962) an
einem Krankengut von 4000 abnormen Kindern hingegen nur elfmal (0,21%) eine
„Depressionsneurose", an deren Auslösung vorwiegend Milieufaktoren und pathogene
äußere Einflüsse beteiligt waren, besonders Mangelerlebnisse im frühen Kindesalter.
Er unterschied ängstlich-depressive Kinder ohne erbliche und konstitutionelle Belastungen, hypochondrisch-depressive Kinder aus hypochondrischen Familien und
depressiv gefärbte neurotische Reaktionen mit Verhaltensstörungen.

Bei einem Vergleich der Prozentsätze ergibt sich die weitestgehende Übereinstimmung zwischen dem Beobachtungsgut der kinder- und jugendpsychiatrischen Abteilung der Universität Heidelberg und unserer Städt. Klinik für Kinder- und Jugendpsychiatrie in Berlin-West. In Heidelberg wurden 2,04% depressive Kinder unter Einbeziehung des ambulanten Krankengutes ausgezählt, in Berlin-West fanden sich 1,81%
depressive Kinder ohne Berücksichtigung der ambulanten Patienten.

Tabelle 1. *Klinikeinweisung (M=Mädchen; J=Jungen)*

Einweisung durch	M	J	M+J	M+J %
Ärzte	19	34	53	50,48
Jugendamt	15	32	47	44,76
Selbstmelder	2	1	3	2,86
EB-Stellen	1	1	2	1,90
Prob. total	37	68	105	100,00

Tabelle 1 zeigt, daß die Hälfte (50%) der *Klinikeinweisungen* auf Veranlassung
niedergelassener Ärzte oder aus anderen Kliniken erfolgte. Durch das Jugendamt wurden fast 45% eingewiesen, die verbleibenden 5% verteilen sich auf 2 Überweisungen
aus Erziehungsberatungsstellen und 3 Selbstmelder.

Diese Zahlenrelationen geben jedoch kein zutreffendes Bild über die Gesamtver-
teilung der einweisenden Instanzen in diesem Zeitabschnitt. Diese war vielmehr zu
verschiedenen Zeiten aus vorwiegend administrativen Gründen (Kostenträger für den
stationären Aufenthalt) starken Schwankungen unterworfen. So wurden beispielsweise
im Jahre 1953 72% der Gesamtaufnahmezahl von Jugend- und Sozialämtern und
nur 28% von Ärzten eingewiesen, im Jahre 1969 gelangten dagegen 70% auf Veranlassung von Ärzten und nur 30% durch Jugend- und Sozialämter zur stationären
Aufnahme.

In den Zahlenrelationen der Gesamtaufnahmezahl psychisch abnormer Kinder
drückt sich konkret die sich allmählich wandelnde Einstellung der Öffentlichkeit, insbesondere jedoch die des Gesetzgebers zum vordem „erziehungsschwierigen" Kind
aus, das nunmehr immer weitgehender als „krank" (auch im Sinne der RVO) anerkannt wird und damit eine gleichberechtigte ambulante und klinische ärztliche Ver-
sorgung beanspruchen kann.

Ein allgemeinverbindliches *Diagnosenschema* für die Psychopathologie des Kindes-
und Jugendalters ist nicht vorhanden. Soweit es sich um neurologische oder endogene
psychiatrische Krankheiten handelt, wurde die gültige Nomenklatur übernommen.
Für die Verhaltensstörungen des Kindesalters haben sich die Einteilungsprinzipien der
Erziehungsberatungsstellen für den kinderpsychiatrischen Gebrauch nur teilweise be-
währt, weil sie nur den ihr zugänglichen (vorwiegend psychologischen) Anteil des
psychophysischen Gesamtaspektes berücksichtigen können, der oft erst nach Abschluß
einer umfassenden stationären kinderpsychiatrischen Untersuchung den ihm zu-
kommenden Stellenwert erhalten kann. Hier liegen „Glanz und Elend" der stark
frequentierten Erziehungsberatungsstellen, die meistens nur tiefen- oder verhaltens-
psychologische Gesichtspunkte vertreten können. Diese Einschränkung gilt aber ebenso
für einseitig pädiatrisch oder psychiatrisch ausgerichtete Beratungsinstitutionen, die
ohne ergänzende psychologische Diagnostik oder neurophysiologische bzw. -radio-
logische Ergänzungsuntersuchungen arbeiten müssen. In der klinischen Kinderpsychiatrie schließt die fast regelmäßig zu konstatierende Mehrdimensionalität kindlicher
Verhaltensstörungen fast immer eine „Einwortdiagnose" aus und die in der Kinder-
und Jugendpsychiatrie gebräuchlichen „Satzdiagnosen" erschweren durch die Vielzahl
möglicher Kombinationen mit wechselnden Akzentuierungen die Aufstellung eines
systematischen Diagnosenkataloges.

Bei kritischer Betrachtung von „Diagnosen", die das Verhalten psychisch abnormer
Kinder kennzeichnen sollen, ergeben sich Vergleiche mit der vorwissenschaftlichen
Diagnosen-Nomenklatur der Psychosen, wie sie noch zu Beginn des 19. Jahrhunderts
(IDELER, 1835, 1848) üblich war. Geisteskranke wurden in diesem Zeitabschnitt noch
vorwiegend nach ihren Eigenarten und Verhaltensweisen beschrieben, etwa als
„Schreier", „Tober" oder „Reißer". Das ist scheinbar auch heute noch für Verhaltens-
störungen unterschiedlicher Provenienz bei Kindern üblich, die etwa als Einnässer,
Einkoter oder Wegläufer diagnostiziert und wegen dieser Symptome zur Behandlung
eingewiesen werden. Andere Einweisungsdiagnosen wiederum beinhalten nicht die
Symptomatik des Kindes, sondern die Schwierigkeiten des Erwachsenen mit dem
Kind, die sie als „Erziehungs- oder Schulschwierigkeiten" auf das Kind projizieren.
Tatsächlich handelt es sich bei diesen Schein-Diagnosen nur um topographische Be-
nennungen, die auf das soziale Spannungsfeld und den Manifestationsort der kindlichen Störungen hinweisen. Elternhaus und Schule sind natürlich die wichtigsten und
häufigsten Berührungs- und Begegnungsstellen zwischen Erwachsenen und Kindern,
deshalb werden emotionale Disharmonien und Inkongruenzen hier am ehesten registriert. Schulschwierigkeiten stehen nicht ausschließlich in ursächlichem Zusammenhang
mit der Schule, und Erziehungsschwierigkeiten weisen überwiegend nicht allein auf das
Kind zurück. Diese pseudodiagnostischen Bezeichungen beinhalten aber die Gefahr,
daß Scheineinsichten durch die Terminologie gewonnen werden, die in ihrer moralisie-
renden Tendenz zu ätiologischen Fehlinterpretationen und fehlerhaften therapeutischen
Konsequenzen führen.

Die Psychopathologie des Kindes- und Jugendalters hat sich indessen längst nicht
mehr allein mit einer Schilderung der Leitsymptomatik oder des sozialen Störungs-
feldes begnügt, sondern ist von der „Schilderung zur Analyse" der verschiedenen
Formen scheinbar homogener neurotischer und nicht-neurotischer Verhaltensstörungen
übergegangen.

Das pathogenetisch vieldeutige Syndrom des Weglaufens ergibt etwa Kategorien des Entweichens aus Protest (gegen Überforderung, wegen Autoritätskonflikten), des aktiven Wegbleibens (aus Furcht vor Strafe oder aus Resignation über das häusliche Milieu), des Vagierens und Gammelns (aus Pubertäts- oder zeittypisch-modischen Gründen, Fernweh und Erlebnisdrang), des dranghaft-ziellosen Wegstrebens bei Kindern mit einem „frühkindlich exogenen Psychosyndrom" (LEMPP, 1964) oder des reflektiert-gezielten Weglaufens bei neurotischen Kindern, um gesucht und heimgeholt zu werden („aus Heimweh", LÖWNAU, 1960) und schließlich des Fortlaufens aus psychopathologischen Bedingungen, „aufgrund dysphorischer und kurzphasischer Verstimmungen" (STUTTE, 1960).

Tabelle 2. *Einweisungsdiagnosen (n=105; 37 Mädchen, 68 Jungen)*

	M	J	M+J	(%)
Erziehungsschwierigkeiten	12	20	32	(30,5)
Schulschwierigkeiten	6	16	22	(21,0)
Depressive Störung	5	10	15	(14,3)
Verhaltensstörung	4	9	13	(12,4)
Unruhe- und Erregungszustände	4	3	7	(6,7)
Entwicklungsrückstand	3	3	6	(5,7)
Psychosomatische Erkrankung	1	3	4	(3,8)
Angstzustände	1	2	3	(2,9)
Enuresis	1	1	2	(1,9)
Spiel- oder Lernstörung	0	1	1	(1,0)

Aus der Aufstellung der *Einweisungsdiagnosen* (Tabelle 2) ist nach diesen Vorbemerkungen besonders darauf hinzuweisen, daß bei 15 Probanden (14,3%) bereits bei der Einweisung eine depressive Verstimmung diagnostiziert wurde; bei 12 dieser Kinder waren besonders einige für depressive Verstimmungen des Erwachsenenalters charakteristische Symptome (Traurigkeit, Grübeln, Suicidtendenzen) deutlich ausgeprägt.

Bei 54 (51,4%) der Kinder lagen Schul- und Erziehungsschwierigkeiten vor, wobei die Jungen (23,5%) relativ häufiger Schulschwierigkeiten als die Mädchen (16,2%) boten. Erziehungsschwierigkeiten gaben in 32 Fällen Veranlassung zur Einweisung, dabei überwogen die Mädchen mit 32,4% gegenüber 29,4% bei den Jungen (insgesamt 30,5%).

Verhaltensstörungen zeigten die Jungen (13,2%) ebenfalls häufiger als die Mädchen (10,8%), die insgesamt in 12,4% die Veranlassung zur Einweisung gaben.

Die Häufigkeit der Einordnungsschwierigkeiten der Jungen in größere Gemeinschaften erklärt sich aus einem wahrscheinlich geschlechtsspezifischen Überwiegen aktiver und aggressiver depressiver Syndrome bei den Jungen, während bei den Mädchen die passiv-stillen Syndrome (mit einer statistischen Sicherheit von über 90%, s. Symptomatik) überwogen. In Übereinstimmung mit anderen Autoren läßt sich auch hier nur die Vermutung aussprechen, daß die tatsächliche Anzahl depressiver Verstimmungen bei Mädchen wesentlich höher ist, als dies aus unserem zahlenmäßig begrenzten Krankengut hervorgeht.

3.4 Jahres-, Alters- und Geschlechtsverteilung

Die *Anzahl* der in den Jahren 1942—1968 stationär aufgenommenen Kinder mit depressiven Verstimmungszuständen hat von Jahr zu Jahr und von Jahrzehnt zu Jahrzehnt zugenommen.

In den Jahren von 1942—1950 wurden 18 depressive Kinder bei einer Gesamtaufnahmezahl von 2309 (0,78%), von 1951—1960 37 depressive Kinder bei einer Gesamtaufnahmezahl von 2125 (1,74%) und von 1961—1968 50 depressive Kinder bei einer Gesamtaufnahmezahl von 1384 (3,61%) aufgenommen. Diese deutlich ansteigende Tendenz depressiver Verstimmungszustände bei Kindern und Jugendlichen bedarf einer Erklärung.

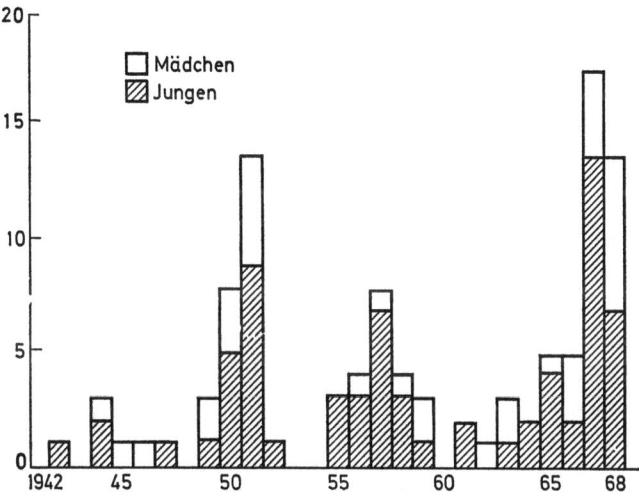

Abb. 2. Jahresverteilung der Aufnahmen (1942—1968; n = 105)

In der internationalen Literatur über das depressive Syndrom finden sich in den letzten Jahrzehnten zahlreiche Hinweise über eine tatsächliche oder vermeintliche Zunahme psychotischer und nichtpsychotischer depressiver Erkrankungen bei Erwachsenen und Jugendlichen.

So weist STRÖMGREN (1969) darauf hin, daß in Dänemark die Diagnose Depression in den letzten Jahren viel öfter in die psychiatrische Diskussion hineingetragen wurde, als dies noch vor 10 Jahren der Fall war. Er bezweifelt allerdings, daß es sich um eine echte Zunahme handelt. HOFF (1968) spricht dagegen für Österreich ausdrücklich von einer absoluten Zunahme der depressiven Syndrome in den letzten Jahren, die einerseits durch eine Zunahme leichter depressiver Störungen, andererseits durch eine verbesserte diagnostische Demaskierung zu erklären sei, schließlich aber auch auf soziologische Ursachen und eine Wandlung der Einstellung der Bevölkerung zu seelischen Erkrankungen überhaupt zurückzuführen sei.

HAU (1965) hatte aus 1000 Krankenakten jugendlicher Patienten in den Jahren von 1950—1964 einen erheblichen Strukturwandel der Neurosen festgestellt und auf einen Gipfel depressiver Neurosen in den Jahren 1950—1953 (50—60% aller neuro-

tischen Erkrankungen) hingewiesen und sie auf Spätfolgen-Erscheinungen des Krieges
und der Nachkriegszeit zurückgeführt. Diese Angaben von HAU lassen sich an unserem
relativ kleinen Zahlenmaterial für die Jahre 1950—1951 mit 21 Fällen (20% unseres
depressiven Gesamtkollektivs) bestätigen.

Eine eindeutige Frequenzzunahme depressiver Verstimmungszustände bei Kindern
und Jugendlichen läßt sich an unserem Krankengut nicht belegen, allerdings auch nicht
sicher ausschließen. Für die Kinder- und Jugendpsychiatrie gilt generell, daß sich in
den letzten Jahrzehnten und speziell im deutschen Sprachraum seit Beendigung des
Zweiten Weltkrieges eine bemerkenswerte Ausweitung ihres Kompetenzbereiches vollzogen hat. Diese Neuorientierung hat verschiedene Gründe. Sie erklärt sich einerseits
aus den ihr zur Verfügung stehenden neuen diagnostischen und therapeutischen
Methoden und andererseits aus der steigenden Frequenz ambulant untersuchter Kinder,
die wiederum eine gezieltere Auswahl stationär zu behandelnder Kinder ermöglichte.

Die steigende Anzahl seelisch gestörter und geistig behinderter Kinder läßt keine
allgemein verbindlichen Rückschlüsse darüber zu, ob und in welchem Umfang es zu
einer absoluten Zunahme psychischer Störungen im Kindes- und Jugendalter ge-
kommen ist. Zahlenmäßig und zeitlich besteht indessen eine deutliche Parallelität mit
dem in den letzten Jahrzehnten enorm angestiegenen Interesse an psychologischen,
psychiatrischen und pädagogischen Fragen, das sich in populärwissenschaftlichen Zei-
tungsartikeln, Elternzeitschriften und Büchern, in Radio- und Fernsehsendungen erkennen läßt und das in den letzten Jahren auch zu einer positiveren Einstellung zum
psychisch gestörten Kind geführt hat.

Die Durchsicht unserer Krankenblätter ließ in 3 Jahrzehnten (1942—1968) einige
regionale und allgemeine Fakten erkennen, die in direktem Zusammenhang mit der
steigenden Aufnahmezahl depressiver Kinder zu stehen scheinen:

1. Bis Kriegsende und in den ersten Jahren danach (1942—1950) stand neben der
Diagnostik von Schwachsinnszuständen und nach Anschluß einer kinderneurologischen
Abteilung (Berlin-Buch, 1942) die Diagnostik cerebralgeschädigter und neurologischer
Erkrankungen an erster Stelle. In den Krankenjournalen finden sich überwiegend
Diagnosen wie Schwachsinn verschiedener Grade, Hirntumoren und Psychopathien.
Außerdem wurden in den Nachkriegsjahren vermehrt leicht- und mittelgradig ver-
wahrloste Kinder und Jugendliche aufgenommen.

2. Im 2. Jahrzehnt (1951—1960) veränderte sich das Krankengut durch Neuein-
richtung von heilpädagogischen Heimen und durch direkte Einweisung hirnorganisch
kranker Kinder in neurologische und neurochirurgische Spezialkliniken. Der ärztliche
Stellenplan der Klinik wurde ausgeweitet und zunehmend mit Ärzten besetzt, die an
psychodynamisch-psychiatrischen Gesichtspunkten besonders interessiert waren bzw.
sich in psychotherapeutischer Ausbildung befanden. Wie wesentlich sich pathogenetische
Einstellungen auf psychiatrische Untersuchungsergebnisse auswirken können, stellte
u. a. STRUNK (1965) fest, der eindeutige Beziehungen zwischen Diagnosen wie Psychopathie oder Neurose mit dem Arztwechsel auf den Abteilungen ermittelte. Das gilt
mutatis mutandis auch für die Erfassung psychopathologischer Syndrome im Kindesalter, die in kinderpsychiatrischen Institutionen früher häufig zugunsten einer heute
einseitig anmutenden Beurteilung der intellektuellen Leistungsfähigkeit und der
Schwachsinnszustände vernachlässigt wurden. — Im Jahre 1958 wurde die Schließung
der kinderpsychiatrischen Poliklinik angeordnet, die ihren direkten Niederschlag in
zeitweilig absinkenden Aufnahmeziffern fand.

3. Im 3. Zeitabschnitt (1961—1968) läßt sich eine zunächst langsame, dann stärkere Aufnahmetendenz depressiver Kinder erkennen; sie geht weitgehend parallel mit der ansteigenden Gesamtaufnahmezahl der Klinik. Im Jahre 1961 wurde der Klinik eine Kinder- und Jugendpsychiatrische Beratungsstelle des Gesundheitsamtes Reinickendorf angeschlossen. Die Zahl der Ambulanzfälle stieg erneut rasch an (1961 = 43 Fälle, 1963 = 169, 1965 = 369, 1968 = 529 Fälle), ebenso die Gesamtzahl der stationären Aufnahmen (1962 = 111 Fälle, 1964 = 168, 1966 = 210, 1968 = 255 Fälle).

Der *Erstmanifestation* einer psychischen Erkrankung als Funktion des Zeitfaktors (TRAMER) kommt in der gesamten kinderpsychiatrischen Literatur eine besondere Bedeutung zu, sowohl für die Manifestationswahrscheinlichkeit endogener Psychosen (STRÖMGREN, 1968) und die Altersabhängigkeit psychischer Reaktionen auf endokrine Einflüsse (BLEULER, 1968) als auch im Sinne einer erhöhten Anfälligkeit und Vulnerabilität im Hinblick auf die Entstehung kindlicher Verhaltensstörungen. HARBAUER (1968) konnte bei Symptomauszählungen von 3675 Kindern ermitteln, daß eine gesteigerte Altersbetroffenheit für „Kinderfehler" und psychogene Fehlentwicklungen zwischen dem 6.—11. Lebensjahr besteht. In diesem, hier als „Stadium der sozialen Anpassung" bezeichneten Altersabschnitt treten vermehrt Schul- und Erziehungsschwierigkeiten auf.

Im Hinblick auf eine besondere Altersanfälligkeit von Kindern mit langanhaltenden depressiven Verstimmungen liegen nur wenig gesicherte Beobachtungen an einem größeren Krankengut vor. v. BAEYER (1969) fand unter den von ihm untersuchten 112 depressiven Kindern ein deutliches Überwiegen der Altersgruppen vom 11.—14. Lebensjahr (46 Kinder) und vom 15.—18. Lebensjahr (45 Kinder).

Tabelle 3. *Lebensalter bei der Aufnahme (n = 105; 37 Mädchen, 68 Jungen)*

Altersgruppe (in Jahren)	2—6	7—10	11—14	15—18
Mädchen	6	8	17	6
Jungen	7	20	35	6
M+J	13	28	52	12
M+J %	=12,4%	=26,7%	=49,5%	=11,4%

Bei unseren depressiven Kindern lag das mittlere Einweisungsalter bei 10,7 (± 3,6) Jahren. Bei einer Aufgliederung nach Geschlechtern betrug das mittlere Einweisungsalter bei Mädchen 10,8 (± 3,3) Jahre, bei Knaben 10,6 (± 3,3) Jahre; es war somit annähernd gleich.

Bei einer Differenzierung nach *Altersgruppen* ergibt sich ein deutlicher Gipfel der Einweisungen depressiver Kinder im Alter vom 11.—14. Lebensjahr mit 49,5%, während 26,7% zwischen dem 7.—10. Lebensjahr aufgenommen wurden.

Differenzen zwischen den absoluten Zahlen von v. BAEYER für die Gruppe seiner und für die unserer 15—18jährigen Jugendlichen erklären sich vermutlich wesentlich daraus, daß in unserem Zahlenmaterial ausschließlich stationär untersuchte Fälle berücksichtigt wurden, während v. BAEYER überwiegend ambulante Fälle (insgesamt 79 von 112) für seine Untersuchung verwandte. Es unterliegt keinem Zweifel, daß die

Zahl der depressiven Erkrankungen nach dem 14. Lebensjahr zunimmt, wie dies u. a.
auch SPIEL (1969) an einem repräsentativen Untersuchungsmaterial nachwies. Die nicht
repräsentative Unterbesetzung depressiver Jugendlicher in unserem Krankengut erklärt sich daraus, daß weitaus mehr Kinder als Jugendliche in unsere Klinik aufgenommen werden.

Die an unserem Krankengut ermittelte *Geschlechterrelation* von 32,04%: 67,96%
entspricht der in der klinischen Kinder- und Jugendpsychiatrie und auch der aus der
Tätigkeit der Erziehungsberatungsstellen bekannten Zahlenrelation von etwa ¹/₃ Mädchen zu ²/₃ Jungen.

Diese in allen Ländern der Welt anzutreffende Geschlechterrelation bei psychisch
gestörten Kindern hat wissenschaftlich noch keine befriedigende Erklärung erhalten.
STRUNK (1965) ist der Meinung, daß es der Frau und dem Mädcher eher gelingt, zu
einem befriedigenden Gleichgewicht zwischen Umweltanforderungen und eigenen Be-
dürfnissen zu gelangen, weil günstigere physiologische Voraussetzungen (Cyclus, Geburt etc.) dem leib-seelischen Organismus eine geschmeidigere Anpassung an seelische
Belastungen ermöglichen. Diese größere psychophysische Leidensfähigkeit der Frau
wird als allgemeingültig angenommen, sie unterliegt jedoch weitgehend soziokulturel-
len Bedingungen (MEAD, 1949). Die relativ höhere Störanfälligkeit der seelischen Entwicklung bei Knaben wurde auf ihre kompliziertere libidinöse Phasenentwicklung
(FREUD) zurückgeführt; sie kann aber auch durch die psychoanalytische Theorie nicht
ausreichend erklärt werden.

Ein weiterer Deutungsversuch bietet sich mit der Tatsache an, daß die psychogenen
Fehlentwicklungen ebenso wie die Verwahrlosungsformen bei Jungen eine überwiegend aggressive Expansivität aufweisen, die von der Gemeinschaft nicht toleriert
und nicht integriert werden kann. Jungen kommen deshalb viel häufiger zur ärztlichen
Konsultation und Erziehungsberatung und werden wegen ihrer symptombedingten
Unangepaßtheit wesentlich häufiger in Kliniken eingewiesen und in Heimen interniert
als Mädchen, die vorwiegend stillere und intime Verhaltensabweichungen bieten.
Das gilt auch für die differentialtypologische Aufgliederung der depressiven Verstimmungszustände bei Jungen und Mädchen. Die depressiven Jungen unseres Unter-
suchungsgutes wiesen wesentlich häufiger aggressive Syndrome auf als Mädchen, die
meistens passive Syndrome zeigten. Aus dieser Sicht würde es sich bei der Häufung
depressiver Verstimmungszustände bei Jungen im Vergleich zu denen der Mädchen
teilweise um ein Problem handeln, das sich aus einer symptomorientierten Konsulta-
tions- und Einweisungspraxis ergibt.

Im Gegensatz zu dieser wissenschaftlich noch unzureichend abgeklärten Jungenwendigkeit der Verhaltensstörungen steht die offensichtliche Bevorzugung der Frauen
und Mädchen bei depressiven Erkrankungen, wie sie sich aus der Proportion der Geschlechter unter den Klinikaufnahmen seit jeher ergibt und wie sie auch v. BAEYER
an seinen depressiven Mädchen und Jungen (55%: 44%) nachweisen konnte.

In weitgehender Übereinstimmung damit und mit dem seit langem bekannten
zahlenmäßigen Überwiegen der endogen-depressiven Frauen (JUNG, 1864; KRAEPELIN,
1913; ANGST, 1966) steht das bei unseren nichtpsychotischen depressiven Kindern vorliegende asymmetrische Zahlenverhältnis von 1,985%: 1,072% zugunsten der Mädchen. Es beträgt bei dem von v. BAEYER (1969) untersuchten Krankengut depressiver
Kinder sogar 3,297%: 1,385% (50 Jungen unter 3608, 62 Mädchen unter 1880 Kindern und Jugendlichen). Auch hier ist die Tatsache zu berücksichtigen, daß bei v. BAEYER

die ambulanten Fälle das Hauptkontingent der Untersuchung stellten, während wir uns ausschließlich auf stationäre Probanden stützten.

Bei den endogenen Depressionen des Erwachsenenalters wurde das Problem der Dominanz depressiver Erkrankungen bei Frauen lange Zeit nur als Scheinproblem angesehen. So hat RÜDIN (1923) auf die angeblich ausgleichend wirkende hohe Zahl der Suicide bei Männern hingewiesen, außerdem verschiebe sich die Geschlechtsproportion mit zunehmendem Lebensalter zugunsten der Männer. Einen Umschwung in dieser allgemein vertretenen Auffassung von einer gleichmäßigen Verteilung manisch-depressiver Erkrankungen auf beide Geschlechter (LANGE, 1928; WEINBERG u. LOBSTEIN, 1936) brachten die umfassenden skandinavischen Untersuchungen der Durchschnittsbevölkerung, die ein eindeutig erhöhtes Morbiditätsrisiko der Frauen erbrachten (STRÖMGREN, 1938; SJÖGREN, 1948; HELGASON, 1964). Darüber hinaus ergaben die Untersuchungen von SÖRENSEN u. STRÖMGREN (1961) und von JUEL-NIELSEN et al. (1961), daß die gleiche Geschlechtsbevorzugung offenbar auch für die reaktiven und neurotischen Depressionen gilt. Nach v. BAEYER (1969) scheint es sich auch im Hinblick auf die depressiven Verstimmungen bei Kindern und Jugendlichen um einen „ursprünglichen Geschlechtsunterschied" zu handeln, den ANGST (1966) auch für eine gleichsinnige Relation der weiblichen und männlichen Depressionen im Erwachsenenalter annimmt.

3.5 Intelligenz und Schule

Die Intelligenz der depressiven Kinder wird gegliedert in überdurchschnittliche, durchschnittliche und unterdurchschnittliche Begabung. Schwachsinnige Kinder wurden in das Untersuchungsgut nicht aufgenommen, weil sich hier die Diagnose einer depressiven Verstimmung schwieriger gestalten und die Einheitlichkeit der erhobenen Befunde gefährden würde.

Alle Kinder wurden in der Klinik psychologisch untersucht. Die psychologischen Untersuchungsmethoden jedoch wechselten, ebenso die Qualifikation der Untersucher. In den beiden Jahrzehnten von 1940—1960 wurden die Untersuchungen von den Ärzten selbst bzw. von ärztlichen Mitarbeitern mit psychologischen Kenntnissen überwiegend mit dem Binet-Simon-Kramer-Test ausgeführt; der IQ wurde jedoch nicht errechnet, sondern nur geschätzt. Daraus ergeben sich individuelle und methodische Fehlerquellen. Es ist beispielsweise bekannt, daß durch einfache Befragungen oder durch Testverfahren ohne Errechnung der Punktzahlen verhältnismäßig hohe untere Durchschnittsgrenzen angenommen werden, so daß sich etwa unter den als debil eingeschätzten Kindern häufiger solche finden, bei denen nur eine Schwach- oder Minderbegabung bzw. eine unterdurchschnittliche Intelligenz nach dem Hamburg-Wechsler-Test vorliegt. Das trifft mutatis mutandis auch für die Fehleinschätzung durchschnittlich intelligenter Kinder zu. Die Unterschiede zwischen den mit und ohne Testmaterial getroffenen Intelligenzschätzungen zu den psychodiagnostischen Intelligenzmessungen sind aus Vergleichsuntersuchungen in der klinischen Praxis bekannt. Die Gruppe unserer depressiven Kinder mit einer geschätzten Intelligenz (25 Kinder = 23,8% mit durchschnittlicher, 3 Kinder = 2,9% mit überdurchschnittlicher und 8 Kinder = 7,6% mit unterdurchschnittlicher Intelligenz; insgesamt 34,3% des Gesamtkollektivs) wurden deshalb für die vorliegende Untersuchung der Intelligenz depressiver Kinder nur begrenzt berücksichtigt.

Seit 1960/61 wurden alle Kinder mit standardisierten, oft mit mehreren Testverfahren von Fachpsychologen untersucht und regelmäßig der Intelligenzquotient errechnet.

38 (36,2%) der 105 depressiven Kinder wiesen eine *unterdurchschnittliche* Begabung auf. Dieser hohe Anteil von Kindern mit einer unterdurchschnittlichen Intelligenz ist ganz ohne Zweifel nicht repräsentativ für die Gruppe depressiv verstimmter Kinder, eher ist das Gegenteil zu vermuten (v. BAEYER, 1969). Als Erklärung bietet sich in Analogie zu der großen Gruppe kindlicher Verhaltensstörungen an, daß überdurchschnittlich oder durchschnittlich begabte depressive Kinder aus günstigen sozialen Verhältnissen überwiegend ambulant behandelt werden oder wegen ihrer larvierten Symptomatik eine andere diagnostische Etikettierung erfahren.

Tabelle 4. *Intelligenz depressiver Kinder (n = 105)*

	Psychologische Testuntersuchung mit IQ	Psychologische Untersuchung, IQ geschätzt	inges. (%)
Durchschnittliche Intelligenz (IQ = 90—109)	28 (26,7%)	25 (23,8%)	53 (50,5%)
Unterdurchschnittliche Intelligenz (IQ = 70—89)	38 (36,2%)	8 (7,6%)	46 (43,8%)
Überdurchschnittliche Intelligenz (IQ = > 110)	3 (2,9%)	3 (2,9%)	6 (5,7%)

Die erste Annahme wird durch die allgemeine Feststellung gestützt, daß psychisch gestörte Kinder aus ungünstigen sozialen Verhältnissen häufiger zur stationären kinderpsychiatrischen Behandlung eingewiesen werden als solche mit einem günstigen häuslichen Milieu. Die zweite Tendenz drückt sich auch in den Einweisungsdiagnosen unserer stationär behandelten depressiven Kinder aus: nur in 14,3% wurde die depressive Störung als Indikation zur Klinikaufnahme von den einweisenden Ärzten erkannt.

ANGST (1966) stellte bei den von ihm untersuchten 327 manisch-depressiven Kranken ebenfalls fest, daß es sich bezüglich der Intelligenz um eine „negative Auslese" handele und für dieses Krankengut nicht als repräsentativ angesehen werden könne. Er vermutete, daß überdurchschnittlich und durchschnittlich begabte cyclothyme Patienten vermehrt in psychiatrischen Privatkliniken anzutreffen seien.

V. BAEYER (1969) führte an seinen 112 depressiven Kindern ebenfalls eine Aufteilung nach deren Intelligenz durch. Er ging bei seiner Beziehungssetzung von Intelligenz und Depressivität jedoch von anderen Einteilungsprinzipien aus, die einen Vergleich mit unserem Untersuchungsmaterial nur bedingt erlauben. Er teilte die Intelligenz seiner Patienten ein in „altersgemäß", „über dem Lebensalter" und „leichter Schwachsinn (Debilität)" und zählte 88 der ersten, 18 der zweiten und 6 der dritten Gruppe zu. Eine Gruppe von Kindern mit schwacher bzw. minderer Intelligenz wird nicht besonders ausgewiesen, ebenfalls keine Berechnung des arithmetischen Mittels der Intelligenz oder eine Varianzuntersuchung. Würden wir unsere depressiven Kinder in dieses Schema eingliedern, wären 99 Kinder (94,3%) der Gruppe mit einer „altersgemäßen Intelligenz" und 6 Kinder (5,7%) der Gruppe „über dem Lebensalter" begabten Kinder zuzuordnen; schwachsinnige bzw. debile Kinder finden sich in unserem Gesamtkollektiv nicht.

Diese Einteilung würde aus verschiedenen Gründen jedoch unserem Untersuchungsgut nicht entsprechen. Unser Gesamtkollektiv zeigt im Durchschnitt schlechtere Intelligenzleistungen als die Gesamtbevölkerung. Für die Intelligenzquotienten des Wechsler-Testes ist der Eichung entsprechend eine Normalverteilung bekannt: bei 50% der Gesamtpopulation ist ein IQ innerhalb des Durchschnittsbereiches von 90—109 anzutreffen. Wenn es zutreffen würde, daß in etwa 16% „schwache Intelligenzen" mit einem IQ von 80—89 und etwa 7% „leicht Debile" mit einem IQ von 70—79 in der Gesamtpopulation auftreten, wie dies Meili (1961) annimmt, dann wäre ein Anteil von etwa 25% schwachbegabten Kindern zu erwarten. Der errechnete Wert unserer depressiven Kinder beträgt jedoch 36,2%, liegt also wesentlich höher.

Eine Aufstellung der vorhandenen Intelligenzpunktwerte und die Errechnung des arithmetischen Mittels zeigt einen *mittleren Intelligenzquotienten* von 92,1 (±12,6). Wenn man diesen Intelligenzwert nach Wechsler einordnen würde, läge er im unteren Bereich der „normalen Intelligenz". Wenn man ihn nach Prozenträngen klassifiziert, entspricht er einem Prozentrang von 30, d. h., nur 29,8% der Gesamtpopulation schneiden schlechter ab, 70,2% der Gesamtpopulation schneiden dagegen besser ab.

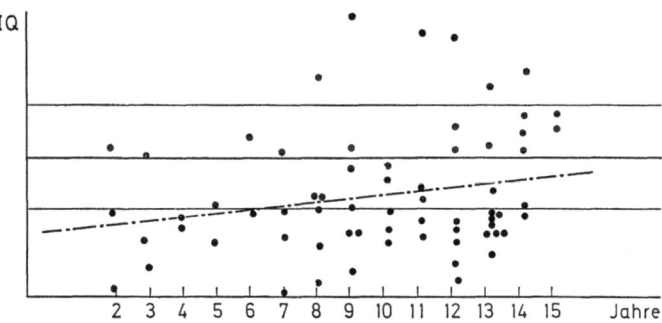

Abb. 3. Intelligenz- und Lebensalter (Regressionsgleichung; n = 69)

Abb. 3 zeigte eine schematische Darstellung der Beziehungen zwischen dem Lebensalter und den bei 69 depressiven Kindern ermittelten Intelligenzquotienten. Prima vista scheint es von Bedeutung zu sein, daß Kinder mit einem überdurchschnittlichen IQ ($>$ 110) nicht vor dem 8. Lebensjahr zur Aufnahme gelangten. Eine χ^2-Berechnung ergab dagegen ein indifferentes Verhalten dieser Alters- und IQ-Gruppen zueinander bzw. nur eine sehr schwache Korrelation. Die Regressionsgleichung für den IQ des berechneten Abschnittes zwischen dem 2. und 15. Lebensjahr lautet: IQ = 85,3 + 0,7 × Alter ± 12,4 mit einem sehr geringen Bestimmtheitsmaß von 0,04, d. h., von der Gesamtstreuung lassen sich nur 4% durch die Alterszunahme erklären.

Tabelle 5 bestätigt die verminderte intellektuelle Leistungsfähigkeit unserer depressiven Kinder, die erheblich schlechtere Schulleistungen boten. Während sich im Gesamtkollektiv der Berliner Schulabgänger vom 31. 3. 1966 (K. Hartmann, 1970) 19,2% Realschüler und 17,6% Gymnasiasten fanden, besuchten von unseren Patienten nur je 2,9% eine Realschule bzw. ein Gymnasium. Unter sämtlichen schulentlassenen Kindern in Berlin-West befanden sich 1966 nur 9,3% Sonderschüler, von unserem Kollektiv besuchten 28,6% eine Sonderschule. 1 Kind war zur Zeit des Klinikaufenthaltes noch nicht schulfähig, 11 (10,4%) weitere Kinder waren noch nicht schulpflichtig.

Tabelle 5. *Schule und Beruf (n=105)*

	M	J	M+J	(%)
Nicht schulpflichtig	4	7	11	(10,4)
Nicht schulfähig	1	0	1	(1,0)
Sonderschule	10	20	30	(28,6)
Hauptschule	17	39	56	(53,2)
Realschule	2	1	3	(2,9)
Gymnasium	2	1	3	(2,9)
Lehrling	1	0	1	(1,0)

Diese Feststellungen wurden durch die katamnestischen Erhebungen an 95 Probanden übrigens weitgehend bestätigt. Die Sonderschule besuchten bzw. hatten besucht 31,6%, eine Hauptschule 40,0%, eine Realschule 3,2% und ein Gymnasium 4,2%. Zur Zeit der Nachuntersuchung besuchten 2,1% eine Berufsschule, 6,3% der nachuntersuchten Kinder waren noch nicht schulpflichtig; in 12,6% lagen keine zuverlässigen Angaben vor.

Ein prognostisch wichtiges Ergebnis der Katamnesenerhebungen liegt darin, daß bei 96 Kindern mit über-, unter- oder durchschnittlicher Intelligenz sich bei einer Gegenüberstellung mit der *Verlaufsbeurteilung* (gut — befriedigend — mittel — schlecht) ein indifferentes Verhalten ($\chi^2 = 0,76$, d.f. = 1) ergab, d. h., es besteht bei depressiven Verstimmungszuständen im Kindesalter keine signifikante Beziehung der Intelligenz zum weiteren Verlauf der Erkrankung.

3.6 Stellung in der Geschwisterreihe und familiäre Situation

Die Situation des Einzelkindes, die Stellung eines Kindes in der Geschwisterreihe und die soziale Situation seiner Eltern gehören zu den vorgegebenen Bedingungen, die in individuell unterschiedlichem Maße seine Entwicklung mitbestimmen und günstig oder ungünstig beeinflussen können.

Statistische Untersuchungen über den prozentualen Anteil einzelner, ältester, mittlerer und jüngster Kinder mit psychischen Störungen liegen vor von ECKSTEIN (1962), DESCOMBEY u. ROQUEBRUNE (1953), KATZENSTEIN (1957) und von BECK u. LEMPP (1965).

Das umfangreichste Material wurde bei diesen Untersuchungen von BECK und LEMPP gesichtet. Sie werteten 3417 Krankengeschichten 3—16jähriger Kinder der jugendpsychiatrischen Abteilung in Tübingen aus und setzten sie in Beziehung zu den Vergleichszahlen des Landes Baden-Württemberg und denen der gesamten Bundesrepublik. Sie fanden unterschiedliche Häufigkeitstendenzen kinderpsychiatrisch relevanter Störungen in Abhängigkeit von der Stellung des Kindes in der Geschwisterreihe einerseits und andererseits Beziehungen zwischen der Art der psychischen Störung und der Stellung des Kindes in der Geschwisterreihe. Für diese Vergleichsuntersuchungen benutzten sie nur die Daten solcher Kinder, die sich in vollständigen Familien befanden und keine Hinweise für hirnorganische Schädigungen boten.

Unser Krankengut erfüllt nicht alle Voraussetzungen, die an ein statistisch einwandfrei zu bearbeitendes Material zu stellen sind. Eine größere Anzahl der depressiven Kinder verbrachte entscheidende Jahre der frühen Kindheit in Heimen oder wuchs in inkompletten Familien auf und die Reihenfolge der Geburt stimmte nicht immer mit der Reihenfolge in der tatsächlichen Geschwistersituation überein. Solche Unstimmigkeiten finden sich jedoch, wenn auch vermutlich in einem geringeren Umfang, auch bei Kindern aus vollständigen Familien. Die Zahl der Kinder mit früheren Heimaufenthalten wird hier meist ebensowenig berücksichtigt wie die reale Stellung in der Geschwisterreihe anstelle der Geburtenfolge. Jüngste Kinder können bei einem längeren Zeitabstand nach der vorausgehenden Geburt des Geschwisters die Rolle einzelner oder ältester Kinder einnehmen; älteste Kinder mit einem langen Geburtsabstand zum nächsten Geschwister die Rolle einzelner Kinder und mittlere Kinder je nach Geburtenabstand die Rolle einzelner, jüngster oder ältester Kinder. Bei Kenntnis und entsprechender Bewertung dieser oder ähnlicher Fehlerquellen ist die Bedeutung der Stellung in der Geschwisterreihe für die Entstehung und Art psychoreaktiver Störungen dennoch von einer gewissen Bedeutung, wenn dabei die „innere" Familienstruktur und nicht die äußere Vollkommenheit oder Unvollkommenheit des Familienverbandes für die Untersuchung gewertet wird.

Während BECK und LEMPP besonders darauf hinweisen und die Tatsache zu erklären suchen, daß Einzelkinder seltener als zu erwarten in kinderpsychiatrische Behandlung kommen, dominiert unter unseren depressiven Kindern signifikant die Zahl einzelner, weniger deutlich die der jüngsten Kinder.

Tabelle 6. *Stellung in der Geschwisterreihe*

	Einzel-kind	Ältestes Kind	Jüngstes Kind	Mittleres Kind	insges.
Bundesrepublik	11%	30%	30%	28%	99%
Depressive Kinder	24%	30%	21%	24%	99%

Tabelle 6 zeigt, daß *Einzelkinder* in unserem Gesamtkollektiv signifikant häufiger vertreten sind. Aus der Beobachtung von 25 (24%) Einzelkindern von insgesamt 104 Angaben würde man auf die Gesamtpopulation mindestens 16%, höchstens 33% (bei 95% statistischer Sicherheit) bzw. mindestens 14%, höchstens 36% (bei 99% statistischer Sicherheit) erwarten. Die für die Bundesrepublik registrierten 11% liegen außerhalb dieser Konfidenzbreite; das eigene Material ist somit keine Stichprobe aus der Bundesrepublik.

Ein Mikrozensus über die absolute oder prozentuale Verteilung der Geburten in der Geschwisterreihe ließ sich für das Land Berlin nicht beibringen. Es läßt sich somit nicht mit Sicherheit ausschließen, daß die Bevölkerungsstruktur der Großstadt Berlin in diesem Bereich in einem gewissen Umfang andere Verhältnisse aufweist als die der gesamten Bundesrepublik. Die große prozentuale Differenz depressiver Einzelkinder im Vergleich zur Gesamtzahl der Einzelkinder in der Bundesrepublik bleibt jedoch sehr auffällig.

Dieser Befund gewinnt an Bedeutung dadurch, daß BECK und LEMPP bei Einzelkindern die größte prozentuale Häufigkeit an Angstzuständen nachwiesen, die im Vergleich zu den Kindern in der Mitte der Geschwisterreihe fast die Signifikanzgrenze von 5% erreichte. Das Symptom Angst aber nimmt mit 61,9% den zweiten Platz der Prozentrangliste bei unseren depressiven Kindern ein, d. h., das Symptom Angst ist sowohl bei den Einzelkindern des Gesamtkollektivs von BECK und LEMPP wie auch bei den Einzelkindern unseres Krankengutes überdurchschnittlich häufig vertreten. ZULLIGER (1963) wies darauf hin, daß Einzelkinder häufiger ein altkluges, unkindliches und unnatürliches Wesen zeigen und sich wie „Erwachsene en miniature" verhalten.

Untersuchungen über die pädagogische *Elternhaltung* ergaben an unserem Krankengut, daß die 25 Einzelkinder und 22 jüngsten Kinder gegenüber dem Gesamtkollektiv signifikant häufiger verwöhnt wurden: Einzelkinder mit 97,5% statistischer Sicherheit ($\chi^2 = 6,38$), jüngste Kinder mit 70% statistischer Sicherheit ($\chi^2 = 1,57$). Einzelkinder oder jüngste Kinder wurden mit einer statistischen Sicherheit von 97,5% ($\chi^2 = 5,38$) signifikant häufiger verwöhnt.

Das Merkmal Angst zeigten Einzelkinder etwas häufiger als die Restgruppe (rechnerische Frequenz 15,7 gegenüber der beobachteten Frequenz von 18,0; keine Signifikanz), die jüngsten Kinder verhielten sich indifferent.

Für das *häusliche Milieu* und die materielle Situation der Kinder erwiesen sich die von uns erhobenen Angaben über die Wohnverhältnisse und das Einkommen der Eltern nur von bedingter Valenz und ohne statistische Vergleichsmöglichkeiten. Die vorliegenden Zahlen bestätigten jedoch den bei der Dokumentation der Krankengeschichten gewonnenen Eindruck, daß die depressiven Kinder annähernd anteilmäßig aus allen sozialen Schichten der Bevölkerung stammen.

Über die *Wohnverhältnisse* der Familien depressiver Kinder lagen in 81 Fällen verwertbare Angaben vor. 8 (9,88%) Kinder lebten in sehr guten, 26 (32,1%) in guten, 24 (29,63%) in ausreichenden, 15 (18,52%) in unzureichenden und 8 (9,88%) in sehr schlechten Wohnverhältnissen. 5 Kinder lebten bei der stationären Aufnahme bereits längere Zeit in einem Heim, in 19 Fällen lagen keine Angaben vor.

Über das *Einkommen* der Eltern fanden sich in 89 Fällen verbindliche Angaben in den Krankengeschichten. Danach verfügten 17 (19,1%) der Eltern über ein gutes Einkommen, 49 (55,06%) über ein ausreichendes und 23 (25,84%) über ein unzureichendes Einkommen. In weiteren 16 Fällen waren keine Angaben über die finanzielle Situation der Familie in der Krankengeschichte niedergelegt.

Über den *Beruf* des Kindesvaters (bzw. des Stiefvaters) ließen sich in 93 Fällen Angaben ermitteln. Davon waren 8 (8,6%) Hilfsarbeiter, 18 (19,3%) Facharbeiter, 31 (33,3%) Handwerker, 17 (18,2%) Angestellte, 2 (2,2%) Beamte, 14 (15,1%) übten einen freien Beruf aus und 3 (3,2%) waren Rentner. Bei 12 weiteren Kindern ließen sich die Berufe der Väter nicht ermitteln. — Die Berufe der Mütter ließen sich in 92 Fällen feststellen. 53 (57,6%) waren als Hausfrauen tätig, 14 (15,2%) waren halbtags und 25 (27,1%) ganztägig berufstätig. In weiteren 13 Fällen fehlten Angaben über eine etwaige Berufstätigkeit der Kindesmütter.

Von einer vergleichenden Bewertung und Einordnung dieser familiären und sozialen Daten der Eltern in ein System sozialer Schichten (DAHRENDORF, 1955) haben wir abgesehen, da sich daraus für die Zielsetzung dieser Untersuchung keine wesentlichen neuen Gesichtspunkte ergeben würden.

4. Symptomatik

„Glückliche Jugend, süßes Paradies der Kindheit, da leicht und froh die Tage dahinfließen und eitel Sonnenschein am blauen Himmel lacht", so (Scholz) oder ähnlich sieht rückblickend für manchen Biographen die Kindheit aus. Anderen Erwachsenen aber bleiben kürzer oder länger dauernde depressive Verstimmungszustände in der Kindheit immer gewärtig; das ergibt sich aus psychoanalytischen Behandlungen ebenso wie aus kritischen Selbstdarstellungen (F. Hebbel, P. Keller, T. Storm) dieses Lebensabschnittes.

Die Redensart von der glücklichen Kindheit findet eine scheinbare Bestätigung in dem vorwiegend heiteren Naturell des Kleinkindes, des „goldenen Kindes" (Kerenyi, 1958) aller Zeitalter, das allein den Apfel aus dem Garten der Hesperiden ungestraft beim Mahl der Götter ergreifen durfte: so bezwingend schien die naive Harmonie seines Wesens.

Dieses Wunschbild des goldenen Kindes hält weder der täglichen Erfahrung im Umgang mit Kindern stand noch der subjektiven Analyse der eigenen Kindheit durch den Erwachsenen. So konnte Rilke sich zeitlebens nicht von den langsam dahinziehenden traurigen Jahren seiner Kindheit und dem ängstlich-depressiven Aspekt der grauen Schulzeit lösen: „Da rinnt der Schule lange Angst und Zeit — mit Warten hin, mit lauter dumpfen Dingen. — Oh Einsamkeit, oh schweres Zeitverbringen ... aber am Abend still, mit kleinen steifen — Schritten nach Haus zu gehen, fest angefaßt: — Oh immer mehr entweichendes Begreifen, oh Angst, oh Last."

Bei Erwachsenen ist die depressive Symptomatik in typischen Fällen leicht zu erkennen und das depressive Syndrom ist in diesem Lebensabschnitt ein häufiges, wohldefiniertes und charakteristisches Krankheitsbild. Das trifft für die depressiven Verstimmungszustände bei Kindern nach der vorliegenden wissenschaftlichen Literatur jedoch nicht zu.

Der von Kinderpsychiatern und Kindertherapeuten nachdrücklich beklagte Mißstand, Verhaltensstörungen oder Verstimmungszustände im Kindesalter einfach als bewußte Ungezogenheiten oder unbewußte Unerzogenheiten pädagogisch zu ahnden und mit Lob oder Tadel zu „behandeln", betrifft in besonderem Maße auch das depressive Kind, das, wenn es depressiv-gehemmt ist, als faul und antriebsschwach oder aber als aggressiv und bösartig angesehen wird, wenn ein depressiv-agitiertes Syndrom vorliegt. Diese Fehleinschätzungen betreffen vorwiegend das Säuglings-, Kleinkind- und Schulalter. Die depressiven Verstimmungen des Kindes präsentieren sich nach konstitutions- und persistaseabhängigen entwicklungspsychologischen Gesetzmäßigkeiten. Bei den Jugendlichen und Adoleszenten gleichen sie sich kontinuierlich den Erscheinungsformen depressiver Syndrome des Erwachsenenalters an. Die relative Seltenheit länger anhaltender depressiver Verstimmungen bei Kindern und die unterschiedliche, durch den alterstypischen Zeitfaktor mitgeprägte depressive Symptomatik, vor allem aber die Tatsache, daß eine differentialtypologische Klassifikation wegen der häufig als einfache Verhaltensstörung imponierenden Symptomatik manchmal schwierig ist, führten zu einer fast babylonischen Begriffsverwirrung über die Symptomatologie depressiver Erkrankungen im Kindesalter.

Während einige Autoren feststellten oder der Ansicht sind, daß depressive Verstimmungen bei Kindern formal und inhaltlich grundsätzlich anders strukturiert sind als bei Erwachsenen, wird von anderen Untersuchern darauf hingewiesen, daß die Symptomatik kindlicher Depressionen keine wesentlichen Unterschiede zu der von Erwachsenen aufweist. Da die weitaus überwiegende Anzahl der vorliegenden Untersuchungen über die Symptomatik depressiver Verstimmungszustände im Kindesalter sich auf eine Darstellung kasuistischer Einzelfälle stützt, ist es zweckmäßig, zunächst mit v. BAEYER (1969) darauf hinzuweisen, daß unsere Kenntnisse über die Depressionen im Kindes- und Jugendalter sich noch in einem Stadium befinden, in dem Verallgemeinerungen gefährlich sind.

4.1 Symptomatik, Übersicht

Tabelle 7 gibt eine repräsentative Übersicht über unterschiedliche Ergebnisse einer von verschiedenen Autoren unternommenen symptomatologischen Aufgliederung depressiver Symptome bei Kindern und Jugendlichen. Diese Tabelle umfaßt nicht alle Stellungnahme zu diesem Thema, sie ist also nicht vollständig. Die Tabelle zeigt jedoch die wesentlichen Unterschiede der bisherigen Beobachtungen auf und erlaubt eine vergleichende Betrachtung unserer aus einem größeren Zahlenmaterial gewonnenen Aufschlüsse über die Art, die Verteilung und die Dynamik depressiver psychischer und psychosomatischer Symptome bei Kindern und Jugendlichen.

Tabelle 7. *Psychische und psychosomatische Symptome nicht-psychotischer depressiver Verstimmungen bei Kindern und Jugendlichen (Literaturübersicht)*

Autor	Jahr	Art der Symptomatik
SCHOLZ, L.	1911	Scheue Einzelgänger, mangelndes Selbstvertrauen; schwerfällig, unselbständig, wirklichkeitsfremd, stille Naturen. Suicide selten.
RÜMKE, H. W.	1928	Hypochondrische Beschwerden, psychasthenische Erscheinungen.
PIEPER, R.	1940	Scheu, zaghaft, zögernd. Unentschlossen, ängstlich, verlangsamt. Unfrei, hastig, verkrampft.
BLEULER, M.	1948	Fast jede kindliche Depression ist maskiert, größere Kinder zeigen depressive Symptome wie Erwachsene.
MAHLER, M. S.	1952	Systematisierte affektive Störungen im Kindesalter sind unbekannt; die unreife Persönlichkeitsstruktur erlaubt keine Depressionszustände.
GRAGE, H.	1953	Antriebs- und Spielschwäche, Schulschwierigkeiten, Weinerlichkeit, Selbstbeschuldigungen, Überempfindlichkeit; vegetative und hypochondrische Störungen.
DÜHRSSEN, A.	1954	Bedrückt, still, traurig; weich, gefühlreich. Abdrosselung aktiver Lebenszuwendung und emotionaler Kontaktnahme.
KEELER, W. R.	1954	Vorwiegend maskierte Symptomatik, keine psychischen oder psychosomatischen Symptome wie bei depressiven Erwachsenen.

Tabelle 7 (Fortsetzung)

Autor	Jahr	Art der Symptomatik
SUCHAREWA, G. F.	1956	Angst, Trauer, Euphorie, meist nur von kurzer Dauer; manchmal psychomotorische Unruhe, selten Sinnestäuschungen.
ROCHLIN, G.	1959	Drepressionen kommen in der Kindheit nicht vor. Bei Kleinkindern drückt sich Verlustreaktion in Schreien aus, bei größeren Kindern in Aggressionen.
SPERLING, M.	1959	Schlaf- und Eßstörungen, Teilnahmslosigkeit, Launenhaftigkeit, allgemeine Lustlosigkeit.
MAJLUF, E.	1960	Symptomatik anders als bei Erwachsenen, vorwiegend somatische Äquivalente: Schul- und Appetitstörungen; Schulphobie, delinquentes Verhalten.
TOOLAN, J. M.	1962	Motorische Unruhe, Koliken, Weinen, Leib- und Kopfschmerzen. Apathie, Isolierung. Regression. Ungehorsam, Weglaufen, Autoaggression, Schulschwänzen.
KUHN, R.	1963	Vitale depressive Verstimmung mit Müdigkeit, Enge, Schwere; Verlangsamung und Erschwerung von Denken und Handeln „wie bei Erwachsenen".
IERODIAKONOU, C. S.	1963	Depressionen in der Kindheit selten, fehlendes „Über-Ich".
LEMPP, R.	1965	Gedrückt-traurige Grundstimmung, gestörte Umweltanpassung: Wutanfälle, Aggressionen, Erziehungsschwierigkeiten.
SANDLER, J.	1965	Traurigkeit, Niedergeschlagenheit, Ein- und Durchschlafstörungen, autoerotische Aktivitäten.
GLASER, K.	1966	Maskierte Symptomatik: Verhaltensstörungen, Hilflosigkeit, Hoffnungslosigkeit, Absonderung. Entwicklungsschwierigkeiten.
DUGAS, M.	1966	Schulschwierigkeiten. Unfähigkeit, mitzuschwingen oder sich mitzuteilen. Tendenz, innere Leere durch Zerstreuung auszugleichen; kleinkriminelle Entgleisungen.
CHWAST, J.	1967	Psychosomatische Symptome und Delinquenz: Feuerlegen, Einbrüche, Verhaltensstörungen, Weglaufen.
FROMM, E. A.	1967	Leibschmerzen, Kopfschmerzen, Schlafstörungen, irrationale Ängste, Aggressivität.
ZÜBLIN, W.	1967	Bedrückt, passiv, resigniert; Gleichgültigkeit, Gereiztheit, Aggressivität, Faulheit. Oft wesentlich andere Symptomatik als bei depressiven Erwachsenen.
JENKINS, R. L.	1969	„Withdrawel Reaktion": kontaktschwach und innerlich abgeschlossen; schlaff, apathisch; Sonderlinge, Tagträumer.
ASPERGER, H.	1969	Angst, Ein- und Durchschlafstörungen, Pavor nocturnus, Nachtwandeln, Schulmutismus.
VON BAEYER, W.	1969	Faulheit, Schulversagen, Unlust zu spielen, Klagen über Müdigkeit. Sich-Zurückziehen, Weinerlichkeit, Hypochondrie, Zerstörungslust u. a.

Diese in bunter Reihenfolge wiedergegebenen psychischen und psychosomatischen Symptome mit einer von Autor zu Autor wechselnden Anordnung und Zusammenstellung lassen sich übersichtlich in 5 Thesen einordnen:

1. Depressive Verstimmungen im Kindesalter sind *unbekannt*. Die unreife Persönlichkeitsstruktur erlaubt keine Depressionszustände (MAHLER, 1952) bzw. Kleinkinder

ohne Über-Ich-Struktur können keine echten depressiven Merkmale bilden (LOCH, 1967).

2. Jede kindliche Depression ist eine *maskierte* Depression. Nur bei größeren Kindern finden sich klassische depressive Symptome und Syndrome wie bei Erwachsenen (M. BLEULER, 1948).

3. Depressive Verstimmungen bei Kindern weisen keine wesentlichen *Unterschiede* gegenüber den Depressionen Erwachsener auf (DUGAS, 1966). Auch HAU (1965) und SCHWIDDER (1967) wiesen auf eine Reihe von Symptomen hin, die sich nicht wesentlich von denen depressiver Erwachsener unterscheiden.

4. Depressive Verstimmungen bei Kindern haben einen *eigenen psychopathologischen Ausdruck.* TOOLAN (1962) vertritt apodiktisch den Standpunkt, daß depressive Verstimmungen bei Kindern niemals unter dem typischen psychopathologischen Bild Erwachsener verlaufen. Dieser Standpunkt wird in abgemildertem Maße auch von LEMPP (1965) und von SANDLER (1965) vertreten.

5. Die depressiven Verstimmungen des Kindesalters zeigen eine spezifische *psychosomatische* Symptomatik. RÜMKE (1928), der bei jungen Kindern rein manische und depressive Zustände nicht-endogener Ätiologie beobachtete, stellte fest, daß in den depressiven Zuständen dieser Kinder die hypochondrischen Beschwerden im Vordergrund standen. — Diese Beobachtungen wurden von MAJLUF (1960) bestätigt und besonders pointiert von Melitta SPERLING (1959) vertreten. Nach psychoanalytischen Behandlungen von 15 Kindern in Altersklassen von der frühen Kindheit bis zur Adoleszenz gelangte sie zu der Auffassung, daß die Depression im Kindesalter keine seltene Erkrankung sei. Die Häufigkeit hypochondrischer Körperäquivalente erklärte sie mit der Toleranzschwäche des Kindes für Schmerzen oder schmerzhafte Situationen. WINZENRIED (1969) vertritt im Hinblick auf periodische Verhaltens- und Befindensstörungen im Kindes- und Jugendalter im Vorfeld endogener Psychosen ähnliche Positionen.

Den nachstehenden Darlegungen unserer statistischen Untersuchungsergebnisse und ihrer Auswertung sei vorangestellt, daß alle vorstehend angeführten depressiven Symptome, Symptomkombinationen und Syndrome sich auch an unserem Krankengut nachweisen ließen. Eine summarische Tabellierung und Skalierung aller Merkmale konnte jedoch zu keiner definitiven Präzisierung „des" depressiven Verstimmungszustandes im Kindes- und Jugendalter führen; sie brachte aber Ansätze für eine nach Alter, Geschlecht und Intelligenz gestaffelte Differentialtypologie der depressiven psychischen und psychosomatischen Symptomatik und der diagnostischen und nosologischen Syndrome.

4.2 Symptomatik und Geschlechtsverteilung

Tabelle 8 zeigt die nach *Prozenträngen* aufgegliederten Häufigkeiten von 39 psychischen Symptomen bei allen 105 Probanden.

Als die 10 häufigsten *psychischen* Symptome (Aufzählung in der Reihenfolge der Rangliste) wurden beobachtet: Kontaktschwäche, Angst, Gehemmtheit, Außenseiter, Unsicherheit, Überangepaßtheit, Schüchternheit, Lernhemmung, Konzentrationsschwäche und Bedrücktheit.

Tabelle 8. *Psychische Symptome. Häufigkeiten von 39 Symptomen bei 105 Kindern (37 Mädchen, 68 Jungen) mit depressiven Verstimmungen (M+J bzw. % werden in der Reihenfolge einer Rangliste aufgezählt)*

Nr.	Symptom	M+J	(%)	M	(%)	J	(%)
1.	16 Kontaktschwäche	68	(64,8)	18	(48,7)	50	(73,5)
2.	4 Angst	65	(61,9)	24	(64,9)	41	(60,3)
3.	7 Gehemmtheit	61	(58,1)	25	(67,6)	36	(52,9)
4.	34 Außenseiter	51	(48,6)	12	(32,4)	39	(57,4)
5.	32 Unsicherheit	45	(42,9)	14	(37,8)	31	(45,6)
6.	29 Überangepaßtheit	42	(40,0)	17	(46,0)	25	(36,8)
7.	24 Schüchternheit	33	(31,4)	12	(32,4)	21	(30,9)
8.	20_1 Lernhemmung	32	(30,5)	8	(21,6)	24	(35,3)
9.	18 Konzentrationsschwäche	27	(25,7)	11	(29,7)	16	(23,5)
10.	5 Bedrücktheit	26	(24,8)	10	(27,0)	16	(23,5)
11.	20_2 Spielhemmung	26	(24,8)	8	(21,6)	18	(26,5)
12.	2_1 Affektarmut	25	(23,8)	10	(27,0)	15	(22,1)
13.	27 Tagträume	25	(23,8)	7	(18,9)	18	(26,5)
14.	25 „Stilles Kind"	23	(21,9)	14	(37,8)	9	(13,2)
15.	21 Minderwertigkeitsgefühl	22	(21,0)	7	(18,9)	15	(22,1)
16.	30 Verwahrlosungserscheinungen	22	(21,0)	8	(21,6)	14	(20,6)
17.	23_2 Schulangst	22	(21,0)	6	(16,2)	16	(23,5)
18.	8 Grübeln	21	(20,0)	10	(27,0)	11	(16,2)
19.	1 Agitiertheit	20	(19,0)	6	(16,2)	14	(20,6)
20.	28 Stimmungsschwankungen	19	(18,1)	11	(29,7)	8	(11,8)
21.	14 Hypochondrie	18	(17,1)	7	(18,9)	11	(16,2)
22.	12 Gereiztheit	18	(17,1)	4	(10,8)	14	(20,6)
23.	19 Leichte Erschöpfbarkeit	17	(16,2)	5	(13,5)	12	(17,6)
24.	33 Zwangssymptome	17	(16,2)	5	(13,5)	12	(17,6)
25.	6 Dysphorie	15	(14,3)	6	(16,2)	9	(13,2)
26.	26_1 Suicidimpulse	13	(12,4)	3	(8,1)	10	(14,7)
27.	26_2 Suicidversuche	13	(12,4)	5	(13,5)	8	(11,8)
28.	15 Innere Unruhe	12	(11,4)	4	(10,8)	8	(11,8)
29.	17 Kontaktsucht	12	(11,4)	5	(13,5)	7	(10,3)
30.	23_3 Schulschwänzen	10	(9,5)	1	(2,7)	9	(13,2)
31.	31 Vitale Traurigkeit	10	(9,5)	4	(10,8)	6	(8,8)
32.	3 Ambivalenz	8	(7,6)	2	(5,4)	6	(8,8)
33.	13 Hoffnungslosigkeit	5	(4,8)	3	(8,1)	2	(2,9)
34.	23_1 Schulphobie	4	(3,8)	1	(2,7)	3	(4,4)
35.	11 Feuerlegen	4	(3,8)	1	(2,7)	3	(4,4)
36.	2_2 Affektstarre	3	(2,9)	1	(2,7)	2	(2,9)
37.	10 Feindseligkeit	2	(1,9)	—	—	2	(2,9)
38.	22 Phobie	2	(1,9)	1	(2,7)	1	(1,5)
39.	9 Entfremdungserlebnisse	1	(1,0)	1	(2,7)	—	—

Tabelle 9 zeigt die häufigsten psychischen Symptome bei einer Aufgliederung nach Geschlechtern.

Die 10 häufigsten psychischen Symptome der *Mädchen* (n = 37) sind bei einer Aufzählung in der Reihenfolge der Rangliste: Gehemmtheit, Angst, Kontaktschwäche, Überangepaßtheit, „Stilles Kind", Unsicherheit, Außenseiter, Schüchternheit, Konzentrationsschwäche und Stimmungsschwankungen.

Die 10 häufigsten psychischen Symptome der *Jungen* (n = 68) sind bei einer Aufzählung in der Reihenfolge der Rangliste: Kontaktschwäche, Angst, Außenseiter, Ge-

Tabelle 9. *Psychische Symptome. Anordnung der Symptome nach Häufigkeit bei Mädchen und bei Jungen*

Mädchen			%	Jungen			%
1.	7	Gehemmtheit	67,6	1.	16	Kontaktschwäche	73,5
2.	4	Angst	64,9	2.	4	Angst	60,3
3.	16	Kontaktschwäche	48,7	3.	39	Außenseiter	57,4
4.	29	Überangepaßtheit	46,0	4.	7	Gehemmtheit	52,9
5.	25	„Stilles Kind"	37,8	5.	32	Unsicherheit	45,6
6.	32	Unsicherheit	37,8	6.	29	Überangepaßtheit	36,8
7.	34	Außenseiter	32,4	7.	20_1	Lernhemmung	35,3
8.	24	Schüchternheit	32,4	8.	24	Schüchternheit	30,9
9.	18	Konzentrationsschwäche	29,7	9.	20_2	Spielhemmung	26,5
10.	28	Stimmungsschwankungen	29,7	10.	27	Tagträume	26,5

hemmtheit, Unsicherheit, Überangepaßtheit, Lernhemmung, Schüchternheit, Spiel-hemmung und Tagträume.

Bereits aus dieser Gegenüberstellung ist zu erkennen, daß wesentliche Differenzen in der Repräsentanz und im Stellenwert psychischer Symptome bei Mädchen und bei Jungen zu registrieren sind. Reihenfolgenmäßige Stellengleichheit besteht nur bei den Symptomen Angst (2. Stelle der Ranglisten) und Schüchternheit (8. Stelle der Rang-listen). Besonders auffallend ist, daß das bei Mädchen an 5. Stelle der Rangliste stehende Merkmal „Stilles Kind" bei den Jungen sich erst an 24. Stelle findet, d. h., relativ selten angetroffen wird. Das gleiche gilt auch für das Merkmal Stimmungs-schwankungen, das bei Mädchen an 9. bzw. 10. Stelle angetroffen wird, bei den Jungen jedoch erst an 27. Stelle rangiert.

Tabelle 10 zeigt die nach *Prozenträngen* aufgegliederten Häufigkeiten von 27 psychosomatischen Symptomen bei allen 105 Probanden.

Als die 10 häufigsten *psychosomatischen* Symptome wurden bei Aufzählung in der Reihenfolge der Rangliste beobachtet: Aggressionen, Enuresis (ab 5 J.), Schlaf-Wach-Rhythmusstörungen, Mutismus, Nägelknabbern (ab 5 J.), Unmotiviertes Weinen, Weglaufen, Naschsucht, Wein- und Schreikrämpfe und Appetitstörungen.

Tabelle 11 zeigt die Häufigkeiten von 27 psychosomatischen Symptomen bei einer Aufgliederung nach Geschlechtern.

Die 9 häufigsten psychosomatischen Symptome bei *Mädchen* (n = 37) sind bei Auf-zählung in der Reihenfolge der Rangliste: Mutismus, Aggressionen, Wein- und Schrei-krämpfe, Enuresis, Naschsucht, Weglaufen, Schlaf-Wach-Rhythmusstörungen, Nägel-knabbern und Appetitstörungen.

Die 9 häufigsten psychosomatischen Symptome bei *Jungen* (n = 68) sind bei Auf-zählung in der Reihenfolge der Rangliste: Aggressionen, Enuresis, Unmotiviertes Weinen, Schlaf-Wach-Rhythmusstörungen, Nägelknabbern, Weglaufen, Appetit-störungen, Mutismus und Naschsucht.

Die geringere Frequenz psychosomatischer gegenüber psychischen Symptomen bei depressiven Kindern drückt sich in ihrer verminderten Gesamtzahl ebenso aus wie in einer verringerten durchschnittlichen Häufigkeit, die sich aus den Prozentzahlen ab-lesen läßt. Die führenden psychischen Symptome Kontaktschwäche und Angst wurden beispielsweise bei 68 (64,8%) und 65 (61,9%) Kindern beobachtet. Die führenden

Tabelle 10. *Psychosomatische Symptome. Häufigkeiten von 27 Symptomen bei 105 Kindern (37 Mädchen, 68 Jungen) mit depressiven Verstimmungen (M + J bzw. %o werden in der Reihenfolge einer Rangliste aufgezählt)*

Nr.	Symptom	M+J	(%)	M	(%)	J	(%)
1.	1 Aggressionen	40	(38,1)	11	(29,7)	29	(42,6)
2.	7 Enuresis (ab 5 J.)	31	(29,5)	10	(27,0)	21	(30,9)
3.	27 Schlaf-Wachrhythmusstörungen	24	(22,9)	8	(21,6)	16	(23,5)
4.	20 Mutismus	23	(21,9)	11	(29,7)	12	(17,6)
5.	21 Nägelknabbern (ab 5 J.)	23	(21,9)	8	(21,6)	15	(22,1)
6.	33 Unmotiviertes Weinen	22	(21,0)	3	(8,1)	19	(27,9)
7.	31 Weglaufen	22	(21,0)	9	(24,3)	13	(19,1)
8.	22 Naschsucht	21	(20,0)	9	(24,3)	12	(17,6)
9.	32 Wein- und Schreikrämpfe	18	(17,1)	10	(27,0)	8	(11,8)
10.	4 Appetitstörungen	18	(17,1)	5	(13,5)	13	(19,1)
11.	13 Kopfschmerzen	15	(14,3)	4	(10,8)	11	(16,2)
12.	6 Enkopresis (ab 5 J.)	11	(10,5)	—	—	11	(16,2)
13.	9 Genitale Manipulationen	10	(9,5)	3	(8,1)	7	(10,3)
14.	5 Daumenlutschen (ab 5 J.)	9	(8,6)	2	(5,4)	7	(10,3)
15.	19 Motorische Stereotypien	9	(8,6)	3	(8,1)	6	(8,8)
16.	16 Kotschmieren	8	(7,6)	1	(2,7)	7	(10,3)
17.	15 Jactatio nocturna	5	(4,8)	2	(5,4)	3	(4,4)
18.	23 Pavor nocturnus	5	(4,8)	3	(8,1)	2	(2,9)
19.	30 Übelkeit, Erbrechen	5	(4,8)	1	(2,7)	4	(5,9)
20.	8 Fettsucht	4	(3,8)	1	(2,7)	3	(4,4)
21.	17 Leibschmerzen	4	(3,8)	1	(2,7)	3	(4,4)
22.	25 Psychogene Anfälle	4	(3,8)	2	(5,4)	2	(2,9)
23.	28 Schwindel	4	(3,8)	1	(2,7)	3	(4,4)
24.	2 Autoaggressionen	3	(2,9)	—	—	3	(4,4)
25.	3 Allergien	2	(1,9)	1	(2,7)	1	(1,5)
26.	12 Herzschmerzen	2	(1,9)	—	—	2	(2,9)
27.	10 Haarausreißen	1	(1,0)	—	—	1	(1,5)

Tabelle 11. *Psychosomatische Symptome. Anordnung der Symptome nach Häufigkeit bei Mädchen und bei Jungen*

Mädchen		%	Jungen		%
1.	20 Mutismus	29,7	1.	1 Aggressionen	42,6
2.	1 Aggressionen	29,7	2.	7 Enuresis	30,9
3.	32 Wein- und Schreikrämpfe	27,0	3.	33 Unmotiviertes Weinen	27,9
4.	7 Enuresis	27,0	4.	27 Schlaf-Wachrhythmusstg.	23,5
5.	22 Naschsucht	24,3	5.	21 Nägelknabbern	22,1
6.	31 Weglaufen	24,3	6.	31 Weglaufen	19,1
7.	27 Schlaf-Wachrhythmusstg.	21,6	7.	4 Appetitstörungen	19,1
8.	21 Nägelknabbern (ab 5 J.)	21,6	8.	20 Mutismus	17,6
9.	4 Appetitstörungen	13,5	9.	22 Naschsucht	17,6

psychosomatischen Symptome Aggressivität und Enuresis dagegen nur bei 40 (38,1%) und bei 31 (29,5%) Kindern.

Die bereits bei der Gegenüberstellung psychischer Symptome zu konstatierende unterschiedliche Geschlechtsverteilung läßt sich auch bei den psychosomatischen Symptomen registrieren. Das führende Symptom Mutismus wurde bei 11 (29,7%) Mädchen festgestellt, d. h., bei jedem 3.—4. Mädchen lag ein Mutismus vor. Bei den Jungen steht das Symptom Mutismus (17,6%) dagegen erst an 8. Stelle der Rangliste, d. h., nur bei jedem 6. Jungen wurde dies Symptom registriert. Bei Mädchen nimmt das Symptom Aggressivität mit 29,7% den gleichen Rangplatz ein wie das Symptom Mutismus; bei den Jungen ist das Symptom Aggressivität mit 42,6% wesentlich frequenter und nimmt den 1. Platz der Rangliste ein. Bei einer Gegenüberstellung sämtlicher 9 Symptome ist zu erkennen, daß diese sowohl bei den Mädchen wie bei den Jungen vertreten sind, allerdings haben sie sehr unterschiedliche Plätze in der Rangliste. Eine Ausnahme machen die Symptome Wein- und Schreikrämpfe bei den Mädchen und Unmotiviertes Weinen bei den Jungen, die jeweils den 3. Platz in ihrer Rangliste innehaben, unter den 9 häufigsten Symptomen des anderen Geschlechtes jedoch nicht vertreten sind. Es läßt sich nicht ausschließen, daß beiden Symptomen eine gleichartige Ausdrucksvalenz zukommt. Ein noch gültiges soziokulturelles Stereotyp verbietet bekanntlich Jungen („ein Junge weint nicht") mehr als Mädchen Äußerungen des Schmerzes und des Leidens.

Tabelle 12. *Psychische Symptome. Prüfung auf Homogenität der Geschlechtsverteilung*

Symptom	Mädchen			Jungen			χ^2	stat. Sicherh. %
	beob.	rechn.	Diff.	beob.	rechn.	Diff.		
25 „Stilles Kind"	14	8,1	5,9	9	14,9	−5,9	8,48	99
28 Stimmungsschwankungen	11	6,7	4,3	8	12,3	−4,3	5,22	97
7 Gehemmtheit	25	21,5	3,5	36	39,5	−3,5	2,11	80
8 Grübeln	10	7,4	2,6	11	13,6	−2,6	1,76	80
12 Gereiztheit	4	6,3	−2,3	14	11,7	2,3	1,61	70
23₃ Schulschwänzen	1	3,5	−2,5	9	6,5	2,5	3,08	90
20₁ Lernhemmung	8	11,4	−3,4	24	20,6	3,4	2,11	80
16 Kontaktschwäche	18	24,0	−6,0	50	44,0	6,0	6,50	97
34 Außenseiter	12	18,0	−6,0	39	33,0	6,0	5,96	97

Tabelle 13. *Psychosomatische Symptome. Prüfung auf Homogenität der Geschlechtsverteilung*

Symptom	Mädchen			Jungen			χ^2	stat. Sicherh. %
	beob.	rechn.	Diff.	beob.	rechn.	Diff.		
32 Wein- u. Schreikrämpfe	10	6,3	3,7	8	11,7	−3,7	3,93	95
20 Mutismus	11	8,1	2,9	12	14,9	−2,9	2,04	80
16 Kotschmieren	1	2,8	−1,8	7	5,2	1,8	1,96	80
1 Aggressionen	11	14,1	−3,1	29	25,9	3,1	1,70	80
6 Enkopresis	0	3,9	−3,9	11	7,1	3,9	6,69	99
33 Unmotiviertes Weinen	3	7,7	−4,7	19	14,3	4,7	5,69	97

Tabelle 12 und Tabelle 13 bestätigen die beschriebene geschlechtsabhängige Verteilung psychischer und psychosomatischer Symptome bei einer Prüfung auf ihre *Homogenität* und einen dabei durchgeführten Vergleich zwischen den beobachteten und den rechnerisch ermittelten Frequenzen. (Wenn der Freiheitsgrad nicht angegeben ist, beträgt er 1.) Die unterstrichenen Zahlen zeigen an, daß jeweils bei den Mädchen oder bei den Jungen das betreffende Symptom häufiger als zu erwarten beobachtet worden ist. Die Liste zeigt bei den Mädchen eine nach der Reihenfolge fallende, bei den Jungen eine nach der Reihenfolge steigende Häufigkeitstendenz. Die nicht aufgeführten Symptome verhielten sich indifferent.

Bei den *Mädchen* erreichten bei reihenfolgemäßiger Aufzählung die höchsten Differenzwerte folgende 4 psychischen Merkmale: „Stilles Kind", Stimmungsschwankungen, Gehemmtheit, Grübeln und die beiden psychosomatischen Merkmale: Wein- und Schreikrämpfe und Mutismus.

Bei den *Jungen* wiesen bei reihenfolgemäßiger Aufzählung die höchsten Differenzwerte folgende 5 psychischen Merkmale auf: Außenseiter, Kontaktschwäche, Lernhemmung, Schulschwänzen, Gereiztheit und die 4 psychosomatischen Merkmale: Unmotiviertes Weinen, Enkopresis, Aggressionen und Kotschmieren.

Mit diesen beiden besonders aufschlußreichen Tabellen werden die Ergebnisse der 4 vorangehenden Tabellen 8, 9, 10 und 11 weitgehend bestätigt, aber auch modifiziert. *Depressive Mädchen* verhalten sich danach überwiegend still und gehemmt, sie neigen zu Stimmungsschwankungen und zum Grübeln. Dieses stille Mädchen gerät wegen seiner dominierenden Passivität kaum in Konflikte mit seiner Umgebung. Es wird deshalb auch seltener als ein Kind mit lärmender Symptomatik zur ambulanten Untersuchung vorgestellt oder stationär eingewiesen. Es ist traurig und bedrückt, folgsam, bescheiden; es verhält sich leise und zurückgezogen, es ist „artig". Die Mütter solcher depressiven und stillen Mädchen klagen nicht über Erziehungsschwierigkeiten, sie sind vielmehr mit der vermeintlichen Bravheit des Kindes zufrieden.

Der *typische depressive Junge* ist kein Musterknabe oder ein Objekt positiver Elternprojektionen. Er zeigt Symptome der Kontaktschwäche und der Selbstisolierung, die gemeinsam mit Symptomen der Lernhemmung und Gereiztheit häufiger zu „Schulschwierigkeiten" führen können, die sie durch ersatzloses Überwechseln in neutrale oder stimulierende Umgebungen (Schulschwänzen) zu meiden trachten. Diese depressiven Jungen weinen häufig scheinbar unmotiviert, sie verhalten sich aggressiv oder zeigen das Symptom der Enkopresis.

HARTMANN (1970) stellte bei 512 (48,3%) von 1059 verwahrlosten männlichen Jugendlichen depressive Verstimmungen fest, die signifikant mit den Symptomen: mangelnde Kontaktbildung, Rastlosigkeit und mangelhafte Entmutigungstoleranz assoziiert waren.

Im Rahmen dieser symptombezogenen statistischen Auswertung soll nicht auf die Frage eingegangen werden, ob und inwieweit Vorstellungen von Weiblichkeit oder Männlichkeit vorwiegend genetisch bestimmt oder überwiegend bzw. ausschließlich soziokulturell bedingt und damit als Klischeevorstellungen zu werten sind, die sich mit einer Veränderung der Peristase ebenfalls ändern würden.

4.3 Symptomatik und Altersverteilung

Die Prüfung auf Homogenität der Altersverteilung psychischer und psychosomatischer Symptome erfolgte auf der Grundlage des dieser Untersuchung vorangestellten Kapitels über die psychische Entwicklung des Kindes.

Ebenso wie es typische somatische Erkrankungen des Kindesalters gibt, die ausschließlich in einem bestimmten Lebensalter oder doch nur mit einer veränderten Symptomatik in späteren Lebensabschnitten beobachtet werden, genauso werden in vielen Altersstufen des Kindes- und Jugendalters psychische Störungen und Syndrome registriert, die nur hier oder aber mit einer erheblich veränderten Symptomatik zu einem späteren Zeitpunkt beobachtet werden können. Die führende Rolle des Faktors Zeit tritt für die Entstehung, die Form und den Inhalt psychischer Störungen unabhängig von autochthonen Krisenphasen in einer termingebundenen Vulnerabilität zutage. Die Bedeutung des Lebensalters und des Entwicklungsstandes eines Kindes für die Form und den Inhalt schizophrener Psychosen hat LUTZ (1937) besonders überzeugend dargestellt.

Tabelle 14 und 15 vergleichen die tatsächlich beobachteten Frequenzen psychischer und psychosomatischer Symptome mit den rechnerisch ermittelten Werten. Die rechnerische Frequenz ist die Häufigkeit, die sich bei völliger Proportionalität ergeben würde. Die fetter gedruckten Zahlen zeigen an, daß in der jeweiligen Altersgruppe das betreffende Symptom häufiger als zu erwarten beobachtet worden ist. Die Symptome sind so geordnet, daß am Anfang der Liste diejenigen Symptome stehen, die bei Kindern des Vorschulalters bevorzugt auftreten. Es folgen dann in der mittleren Spalte die Symptome bei den jüngeren Schulkindern und schließlich an letzter Stelle die der älteren Schulkinder und der Jugendlichen. Die nicht aufgeführten psychischen und psychosomatischen Symptome verhielten sich indifferent.

Die depressive Symptomatik des *Klein-* und des *Vorschulkindes* (bis zum Ende des 5. Lebensjahres) dokumentiert sich in der Reihenfolge der Differenzwerte mit den psychischen Symptomen: Spielhemmung, Agitiertheit, Schüchternheit und mit den psychosomatischen Symptomen: Wein- und Schreikrämpfe, Enkopresis, Schlaf-Wach-Rhythmusstörung, Jactationen, Appetitstörungen, motorische Stereotypien, Pavor nocturnus und genitale Manipulationen.

Die depressive Symptomatik des *jüngeren Schulkindes* (Beginn des 6. bis Ende des 11. Lebensjahres) ist in der Reihenfolge der Differenzwerte gekennzeichnet durch die psychischen Symptome: Spielhemmung, Agitiertheit, Schüchternheit, Gereiztheit, „Stilles Kind", Kontaktsucht, Konzentrationsschwäche, Lernhemmung, leichte Erschöpfbarkeit, Überangepaßtheit, Unsicherheit, Angst, Verwahrlosungserscheinungen, Zwangssymptome und Schulangst. An psychosomatischen Symptomen wurden in der Reihenfolge der Differenzwerte registriert: Enuresis, Nägelknabbern, genitale Manipulationen, Pavor nocturnus und Wein- und Schreikrämpfe.

Die depressive Symptomatik des *älteren Schulkindes* und des *Jugendlichen* (Beginn des 12. bis Ende des 18. Lebensjahres) ist in der Reihenfolge der Differenzwerte charakterisiert durch die psychischen Symptome: Grübeln, Suicidversuche, Suicidimpulse, Minderwertigkeitsgefühl, Bedrücktheit, Stimmungsschwankungen, Außenseiter, Hypochondrie, Schulschwänzen, Schulangst, Zwangssymptome, Verwahrlosungserscheinungen, Angst und Unsicherheit. Von den psychosomatischen Symptomen wurde nur das Symptom Kopfschmerzen häufiger beobachtet als es rechnerisch zu erwarten war.

Tabelle 14. *Psychische Symptome. Prüfung auf Homogenität der Altersverteilung*

Symptom	Alter: 0—5			6—11			12—18			χ^2	stat. Sicherheit %
	beob.	rechn.	Diff.	beob.	rechn.	Diff.	beob.	rechn.	Diff.		
20₂ Spielhemmung	8	2,5	**5,5**	14	10,4	**3,6**	4	13,1	—9,1	26,5	99
1 Agitiertheit	3	1,9	**1,1**	11	8,0	**3,0**	6	10,0	—4,0	4,2	80
24 Schüchternheit	4	3,1	**0,9**	15	13,2	**1,8**	14	16,7	—2,7	1,3	40
12 Gereiztheit	1	1,7	—0,7	12	7,2	**4,8**	5	9,1	—4,1	6,4	95
25 „Stilles Kind"	0	2,2	—2,2	12	9,2	**2,8**	11	11,6	—0,6	3,9	80
17 Kontaktsucht	1	1,1	—0,1	8	4,8	**3,2**	3	6,1	—3,1	4,2	80
18 Konzentrationsschwäche	0	2,6	—2,6	14	10,8	**3,2**	13	13,6	—0,6	4,8	90
20₁ Lernhemmung	1	3,0	—2,0	16	12,8	**3,2**	15	16,2	—1,2	3,25	80
19 Leichte Erschöpfbarkeit	0	1,6	—1,6	9	6,8	**2,2**	8	8,6	—0,6	2,8	70
29 Überangepaßtheit	2	4,0	—2,0	19	16,8	**2,2**	21	21,2	—0,2	2,1	60
32 Unsicherheit	0	4,3	—4,3	22	18,0	**4,0**	23	22,7	0,3	9,1	97
4 Angst	4	6,2	—2,2	28	26,0	**2,0**	33	32,8	0,2	2,4	70
30 Verwahrlosungserscheinungen	0	2,1	—2,1	10	8,8	**1,2**	12	11,1	0,9	2,9	70
33 Zwangssymptome	0	1,6	—1,6	7	6,8	0,2	10	8,6	1,4	2,2	60
23₂ Schulangst	0	1,0	—1,0	9	8,8	0,2	13	11,1	1,9	3,1	70
23₃ Schulschwänzen	0	1,0	—1,0	3	4,0	—1,0	7	5,0	2,0	2,2	60
14 Hypochondrie	0	1,7	—1,7	6	7,2	—1,2	12	9,1	2,9	6,4	95
34 Außenseiter	3	4,9	—1,9	19	20,4	—1,4	29	25,7	3,3	2,4	70
28 Stimmungsschwankungen	1	1,8	—0,8	5	7,6	—2,6	13	9,6	3,4	3,0	70
5 Bedrücktheit	0	2,5	—2,5	9	10,4	—1,4	17	13,1	3,9	5,1	90
21 Minderwertigkeitsgefühl	0	2,1	—2,1	7	8,8	—1,8	15	11,1	3,9	4,8	90
26₁ Suicidimpulse	0	1,2	—1,2	2	5,2	—3,2	11	6,6	4,4	7,1	95
26₂ Suicidversuche	0	1,2	—1,2	1	5,2	—4,2	12	6,6	5,4	10,4	99
8 Grübeln	0	2,0	—2,0	5	8,4	—3,4	16	10,6	5,4	7,7	97

Tabelle 15. *Psychosomatische Symptome. Prüfung auf Homogenität der Altersverteilung*

Alter: Symptom	0—5 beob.	rechn.	Diff.	6—11 beob.	rechn.	Diff.	12—18 beob.	rechn.	Diff.	χ^2	stat. Sicherheit %
32 Wein- und Schreikrämpfe	6	1,7	4,3	8	7,2	0,8	4	9,1	−5,1	16,5	99
6 Enkopresis (ab 3 Jahre)	4	1,1	2,9	4	4,4	−0,4	3	5,6	−2,6	10,65	99
27 Schlaf-Wachrhythmusstörung	5	2,3	2,7	9	9,6	−0,6	10	12,1	−2,1	4,5	80
15 Jactationen	3	0,5	2,5	2	2,0	0,0	0	2,5	−2,5	15,5	99
4 Appetitstörungen	4	1,7	2,3	5	7,2	−2,2	9	9,1	−0,1	4,5	80
19 Motorische Stereotypien	3	0,9	2,1	3	3,6	−0,6	3	4,5	−1,5	6,5	95
23 Pavor nocturnus	1	0,5	0,5	3	2,0	1,0	1	2,5	−1,5	2,1	60
9 Genitale Manipulationen	1	0,9	0,1	6	4,0	2,0	3	5,1	−2,1	2,0	60
21 Nägelknabbern	1	2,2	−1,2	13	9,2	3,8	9	11,6	−2,6	3,6	80
7 Enuresis	2	2,9	−0,9	18	12,4	5,6	11	15,7	−4,7	6,0	95
13 Kopfschmerzen	0	1,4	−1,4	5	6,0	−1,0	10	7,6	2,4	1,8	60

Die Tabellen 14 und 15 vermitteln eine gute Übersicht über den alters- und entwicklungsbedingten Wechsel depressiver Symptome vom Kleinkind- bis zum Jugendalter. Sie belegen die These, daß die differentialdiagnostische Beurteilung eines depressiven Zustandsbildes im Kindesalter ohne eine weitere Aufgliederung nach dem Lebensalter der Kinder nicht möglich ist. Es ist anzunehmen, daß ein Teil der in der Literatur vorliegenden Widersprüche und Mißverständnisse über die depressive Symptomatik des Kindes- und Jugendalters im direkten Zusammenhang damit steht.

In einer vereinfachenden Zusammenfassung läßt sich aufgrund der altersspezifischen Quantifizierung psychischer und psychosomatischer Symptome feststellen, daß depressive Verstimmungszustände

bei *Kleinkindern* sich vorwiegend in psychosomatischen Symptomen ausdrücken,

bei *jüngeren Schulkindern* finden sich neben einer veränderten psychosomatischen Symptomatik besonders psychische Symptome mit einer starken affektiven Beteiligung (Agitiertheit, Schüchternheit, Gehemmtheit und Angst), während sich

beim *älteren Schulkind* und bei *Jugendlichen* psychische Symptome des Erwachsenenalters (Grübeln, Suicidversuche und -impulse, Minderwertigkeitsgefühl, Bedrücktheit, Stimmungsschwankungen, Hypochondrie) ankündigen, die auf intrapsychische Konflikte hinweisen. Unter den psychosomatischen Symptomen wurde nur das Symptom Kopfschmerzen häufiger beobachtet als es rechnerisch zu erwarten war. Bei der Nachuntersuchung bestand es bei 14 (15⁰/o) der Probanden.

4.4 Symptomatik und Intelligenzverteilung

Die Prüfung auf Homogenität der Verteilung von psychischen und psychosomatischen Symptomen nach Geschlecht und Alter hat sich als so aufschlußreich erwiesen, daß es nahelag, auch die Homogenität in bezug auf Intelligenz in gleicher Weise zu untersuchen.

Aus der Psychiatrie des Erwachsenenalters liegen zahlreiche Untersuchungen über Relationen zwischen der quantitativen und qualitativen Symptomproduktion und dem Intelligenzgrad vor. „Jede seelische Erkrankung entspricht in ihrer Erscheinungsweise der seelischen Höhe des Befallenen" führte JASPERS (1953) in seinen grundlegenden Darlegungen über die verschiedenen Grade der Differenziertheit des Seelenlebens aus, in denen er u. a. auf das polarisierende Alternieren wissenschaftlicher Einstellungen hinwies, die entweder „das Durchschnittliche, die Erscheinungen der Masse", für den eigentlichen Untersuchungsgegenstand erklären, während andere, darunter er selbst, das „Höchstdifferenzierte", das Seltene, als Orientierungspunkt für die Erkenntnis ansehen.

Die nachstehenden Untersuchungen entspringen dem praktischen Bedürfnis, weitere Möglichkeiten einer Dechiffrierung depressiver psychischer und psychosomatischer Symptome bei über-, unter- und durchschnittlich begabten Kindern und Jugendlichen zu finden.

Tabelle 16 zeigt in der Reihenfolge der Differenzwerte für die *unterdurchschnittlich* begabten Kinder (IQ von 89—70) die psychischen Symptome: Affektarmut, Konzentrationsschwäche, Kontaktschwäche, Schüchternheit, Minderwertigkeitsgefühl, Schulangst und Suicidimpulse und Tabelle 17 die psychosomatischen Symptome: Unmotiviertes Weinen, Mutismus, Weglaufen, Enkopresis und genitale Manipulationen.

Tabelle 16. *Psychische Symptome. Prüfung auf Homogenität der Intelligenzverteilung*

Symptom	IQ <89 (n=46) −70 beob. rechn. Diff.			IQ > 90 (n=59) beob. rechn. Diff.			χ^2	stat. Sicherh. %
2_1 Affektarmut	17	10,9	**6,1**	8	14,1	−6,1	7,80	99
18 Konzentrationsschwäche	17	11,8	**5,2**	10	15,2	−5,2	5,42	97
16 Kontaktschwäche	35	29,8	**5,2**	33	38,2	−5,2	4,60	95
24 Schüchternheit	18	14,5	**3,5**	15	18,5	−3,5	1,97	80
21 Minderwertigkeitsgefühl	13	9,6	**3,4**	9	12,4	−3,4	2,64	80
23_2 Schulangst	13	9,6	**3,4**	9	12,4	−3,4	2,64	80
26_1 Suicidimpulse	8	5,7	**2,3**	5	7,3	−2,3	1,89	80
15 Innere Unruhe	3	5,3	−2,3	9	6,7	**2,3**	1,95	80
5 Bedrücktheit	8	11,4	−3,4	18	14,6	**3,4**	2,39	80
34 Außenseiter	18	22,3	−4,3	33	28,7	**4,3**	2,92	90
12 Gereiztheit	3	7,9	−4,9	15	10,1	**4,9**	6,50	97

Tabelle 17. *Psychosomatische Symptome. Prüfung auf Homogenität der Intelligenzverteilung*

Symptom	IQ <89 (n=46) −70 beob. rechn. Diff.			IQ > 90 (n=59) beob. rechn. Diff.			χ^2	stat. Sicherh. %
33 Unmotiviertes Weinen	13	9,6	**3,4**	9	12,4	−3,4	2,64	80
20 Mutismus	13	10,1	**2,9**	10	12,9	−2,9	1,93	80
31 Weglaufen	12	9,6	**2,4**	10	12,4	−2,4	1,30	70
6 Enkopresis	7	4,8	**2,2**	4	6,2	−2,2	1,96	80
9 Genitale Manipulation	6	4,4	**1,6**	4	5,6	−1,6	1,18	70
22 Naschsucht	7	9,2	−2,2	14	11,8	**2,2**	1,17	70

Die *durchschnittlich* und *überdurchschnittlich* begabten Kinder weisen in der Reihenfolge der Differenzwerte die psychischen Symptome: Gereiztheit, Außenseiter, Bedrücktheit und innere Unruhe auf und das psychosomatische Symptom Naschsucht.

Bei einer Gegenüberstellung der psychischen und psychosomatischen Symptome depressiver Kinder und Jugendlicher mit denen erwachsener Depressiver ergeben sich gewisse Parallelen. FLÜGEL (1924) wies bereits auf die Dominanz körperlicher Beschwerden und hypochondrischer Klagen bei intellektuell schwachbegabten melancholischen Patienten hin. Einen „stumpfen Eindruck des Affektes" fand er bei unterdurchschnittlich intelligenten Erwachsenen etwa sechsmal so häufig wie bei durchschnittlich intelligenten. Das Symptom „Affektarmut" führt die Rangskala der Differenzwerte der psychischen Symptome auch bei unseren depressiven Kindern an. Gemeinsam mit den Symptomen Kontaktschwäche, Schüchternheit, Minderwertigkeitsgefühl und Schulangst bieten diese Kinder das Bild einer passiven „withdrawal reaction", während die Probanden der Vergleichsgruppe mit höherem IQ sich durch aktive Selbstisolierungstendenzen aus intrapsychischen Ursachen (Gereiztheit, Bedrücktheit, innere Unruhe) auszeichnen.

Die von FLÜGEL bei melancholischen, unterdurchschnittlich intelligenten Erwachsenen doppelt so häufig als bei durchschnittlich intelligenten beobachteten „starken körperlichen Beschwerden" drücken sich bei den depressiven Kindern und Jugendlichen prima vista scheinbar in einer statistisch signifikanten erhöhten Frequenz psychosomatischer Symptome ($\chi^2 = 6{,}46$) aus. Sie würde damit weitgehend mit der vorwiegend psychosomatischen Symptomatik der Säuglinge und Kleinkinder (Tabelle 14 und 15) übereinstimmen. Eine weitere Unterteilung nach a) Geschlecht und b) Intelligenz ergibt jedoch, daß allein die Jungen mit einem IQ unter 89 signifikant mehr psychosomatische Symptome aufweisen, während Mädchen mit einem IQ unter 89 und über 90 und Jungen mit einem IQ über 90 negative Differenzen zwischen der rechnerisch ermittelten und der tatsächlich beobachteten Zahl der Symptome aufweisen. Unterdurchschnittlich begabte depressive Jungen zeigen etwa achtmal so häufig psychosomatische Symptome als die vergleichbare Mädchengruppe. Wird diese Gruppe aus der Gesamtberechnung ausgeschieden, so ergibt sich für den verbleibenden Rest ($\chi^2 = 0{,}21$) ein völlig homogenes Verhalten.

Die Frequenz der psychischen Symptome ergab bei einer Gegenüberstellung nach Geschlechtern ($\chi^2 = 0{,}67$) und nach dem Intelligenzgrad ($\chi^2 = 0{,}21$) ein völlig indifferentes Verhalten.

4.5 Symptom-Paare und Symptom-„Netzwerke"

Durch die Einführung statistischer Methoden in die psychopathologische Forschung ist es möglich geworden, symptomatologische Gruppierungen und Symptomverbindungen rechnerisch zu ermitteln und in Tabellen und in übersichtlich angeordneten graphischen Darstellungen auszudrücken. Diese Methoden erlauben es etwa, die Häufigkeiten des Zusammentreffens von Einzelsymptomen in Paarkombinationen oder in Symptomkoppelungen bzw. -verbänden zu erfassen und damit etwa die durchschnittliche Symptomenkonfiguration des depressiven Syndroms besser zu dokumentieren.

Abb. 4 zeigt als Muster die Paarkombinationen der psychischen Symptome bei Jungen, die in gleicher Weise für Mädchen und für Jungen und Mädchen gemeinsam errechnet wurden. Sämtliche Symptome wurden dabei nach dem Muster einer 4-Felder-Tafel einander gegenübergestellt und die χ^2-Werte errechnet. Die in dieser Abb. leergelassenen Felder sind entweder unterbesetzt oder weisen χ^2-Werte unter 1,66 auf, die statistisch für die vorliegende Untersuchung uninteressant sind. Die hervorgehobenen Felder zeigen dagegen ausnahmslos eine Signifikanz von mindestens 95% ($\chi^2 = 3{,}84$).

Der *Rechenvorgang* der dieser Abbildung zugrunde liegt, läßt sich auf das Muster einer 4-Felder-Tafel reduzieren, aus der sich der χ^2-Wert errechnen läßt.

Tabelle 18

		Überangepaßtheit			
		Ja	Nein		
	Ja	8	2	10	
Bedrücktheit					$\chi^2 = 6{,}40$
	Nein	9	18	27	
		17	20	37	

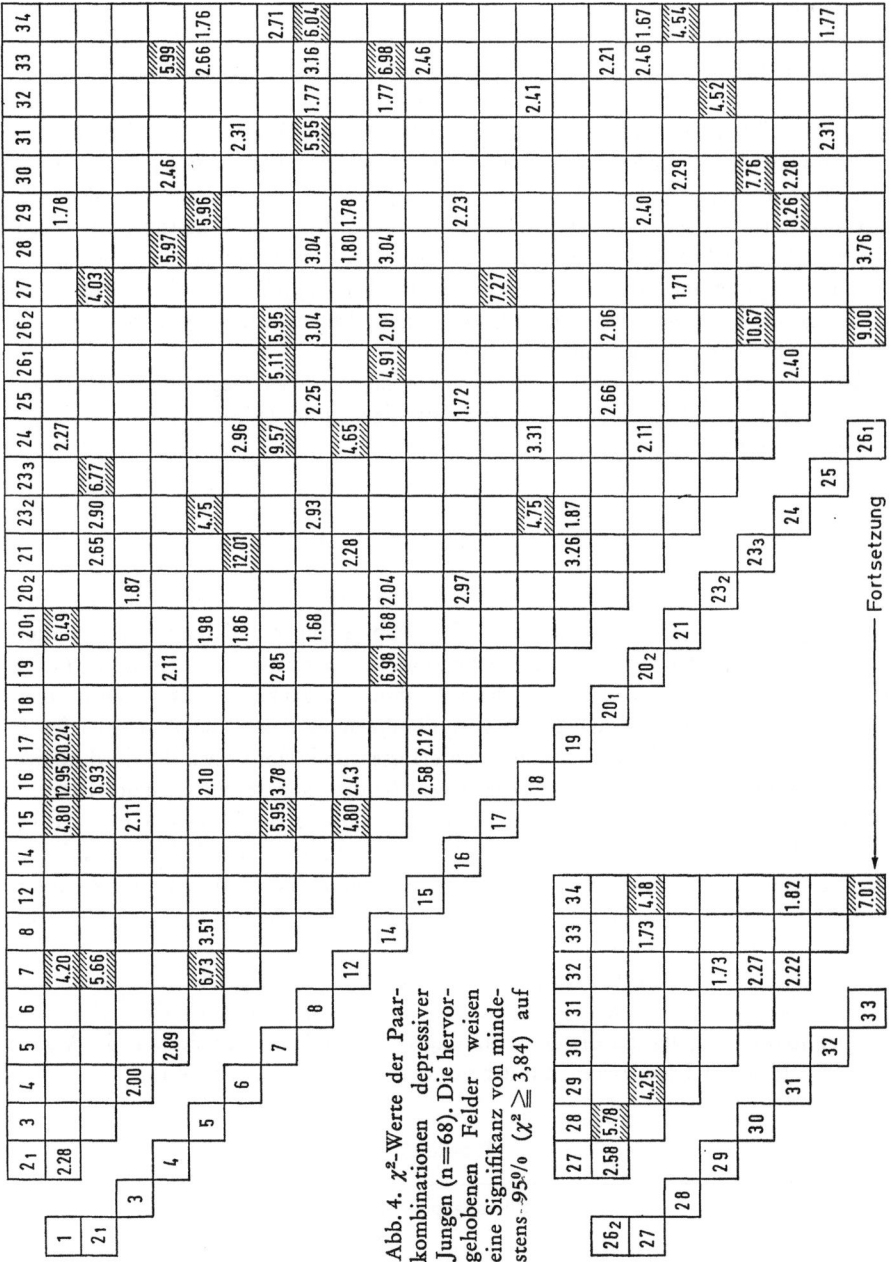

Abb. 4. χ^2-Werte der Paarkombinationen depressiver Jungen (n=68). Die hervorgehobenen Felder weisen eine Signifikanz von mindestens · 95% ($\chi^2 \geqq 3,84$) auf

Tabelle 18 sagt folgendes aus: Die Kombination der Symptome Bedrücktheit — Überangepaßtheit ist tatsächlich 8mal beobachtet worden.

Rein rechnerisch wäre diese Paarkombination $\frac{10 \cdot 17}{37} = 4,59$. Die Differenz $8 - 4,59$ $= 3,41$ zeigt an, daß hier eine Assoziation der Symptome Überangepaßtheit und Be-

drücktheit vorliegt. Die maximal mögliche Zahl von Paarkombinationen ist im vorliegenden Fall nicht 37, sondern nur 10. Sie richtet sich nach der Frequenz des weniger
häufigen Symptoms. Die Zahl 10 zeigt somit an, wie weit man von der maximal möglichen Assoziation noch entfernt ist.

Bei einer vergleichenden tabellarischen Gegenüberstellung aller ermittelten Paarkombinationen psychischer und psychosomatischer Symptome der depressiven Mädchen mit denen der depressiven Jungen ergab sich, daß bei den Mädchen vorwiegend
passive assoziative Kombinationen passiver psychischer Symptome assoziiert waren.
Bei den Jungen überwogen diese ebenfalls, doch schlugen bereits an 3. und 5. Stelle
Symptomlegierungen durch wie: Agitiertheit—Kontaktsucht und Agitiertheit—Lernhemmung, die bei den Mädchen überhaupt nicht signifikant in Erscheinung traten. Von
einer Wiedergabe der signifikanten Paarkombinationen bei Mädchen und bei Jungen
wurde hier abgesehen, da die Geschlechtsbezogenheit bestimmter depressiver Symptome
bereits in den Untersuchungen auf Homogenität der Geschlechtsverteilung dargestellt
wurde. Die Paarkombinationen psychischer Symptome der Mädchen und der Jungen
werden, soweit sie signifikant assoziiert sind, getrennt in „Netzwerken" dargestellt.

Abb. 5 zeigt das *psychische* Symptom-Netzwerk bei *Mädchen*. Unter ihnen zeigt
das Symptom: Leichte Erschöpfbarkeit mit 5 und das Symptom: Bedrücktheit mit
4 Koppelungen die häufigsten Affinitäten zu Nachbarsymptomen bzw. Symptom-
paaren. Die Symptompaare „Stilles Kind" — Zwangssymptome und Angst — Schulangst ließen sich dagegen nicht in das Netzwerk integrieren.

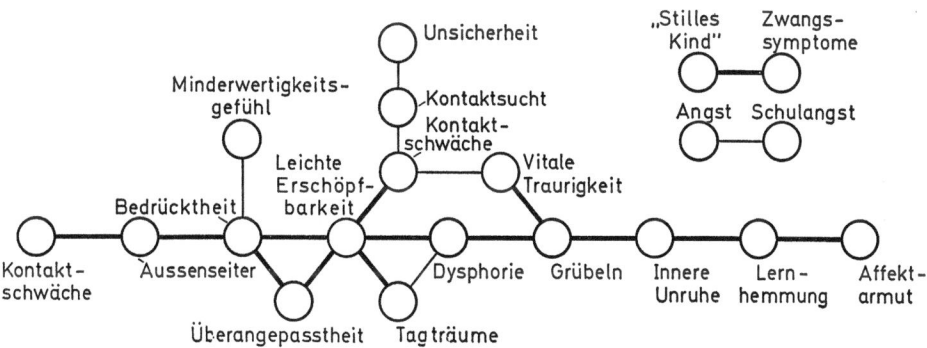

Abb. 5. Netzwerk psychischer Symptome bei Mädchen (n = 37). Stat. Signifikanz:
━━━━━ > 95%; ──── = 95%

Abb. 6 zeigt das *psychische* Symptom-Netzwerk bei *Jungen,* das wegen der größeren Fallzahl wesentlich weitläufiger ist und mehr Symptom-„Maschen" aufweist. Nur
das Symptom Affektarmut zeigt eine Affinität zu 4 anderen Symptomen bzw. stellt
das gemeinsame Symptom von 4 Paarkombinationen dar. Je 3 Valenzen weisen auf
die psychischen Symptome: Agitiertheit, Tagträume, Antriebsschwäche, Zwangssymptome, Hypochondrie, Suicidversuche, Schulschwänzen, Affektarmut, Gehemmtheit, Schüchternheit, Bedrücktheit, Überangepaßtheit und Schulangst. Die Symptome
Dysphorie und Minderwertigkeitsgefühl ließen sich nicht in dieses Symptomengefüge
einordnen.

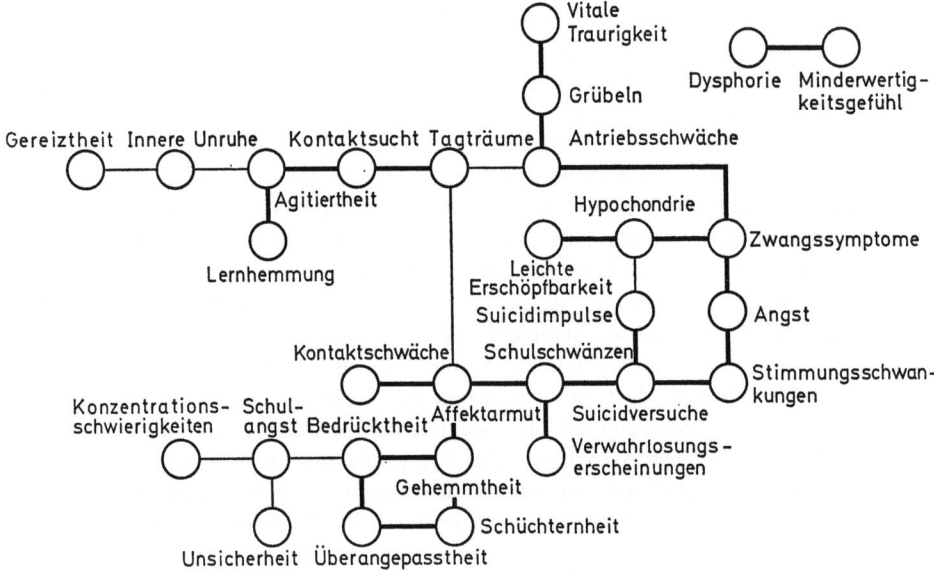

Abb. 6. Netzwerk psychischer Symptome bei Jungen. Stat. Signifikanz:
━━━━ > 95%; ──── = 95%

Die Paarkombinationen der Jungen bzw. Mädchen, die (auf der Basis um 95%
stat. Sicherheit) signifikant assoziiert waren, wurden zu einer Gesamtgruppe zusammengefaßt. Dabei ergab sich bei 33 Paaren bei der Zusammenfassung zu einer Gruppe
eine Neutralisierung des Verhaltens, d. h., diese Paare wiesen nur dann ein differentes
Verhalten auf, wenn eine Trennung nach Geschlechtern vorgenommen wurde.

Tabellen 19 und 20 zeigen die psychischen und psychosomatischen Symptomkombinationen bei den 27 bzw. 26 Paaren, bei denen das differente Verhalten auch in der
Gesamtgruppe dominierte. Die Gruppe dieser 27 Symptompaare ist typisch für die
paarweise Assoziation bzw. Dissoziation psychischer Symptome für das Gesamtkollektiv depressiver Jungen und Mädchen.

Abb. 7 zeigt das Netzwerk *psychischer* depressiver Symptome *beider Geschlechter*,
wie es sich aus den paarweise gekoppelten Symptomen der Mädchen und der Jungen
ergibt. Die in dieser Übersicht enthaltenen Symptom-„Maschen" des Netzwerkes
weisen eine statistische Signifikanz von mindestens 95%, überwiegend jedoch von
mehr als 95% auf. Sie geben damit einen repräsentativen Querschnitt der Symptom-
Struktur des depressiven Gesamtkollektivs.

Aus dem Netzwerk psychischer Symptome ergibt sich, daß *passive* Symptomkombinationen absolut im Vordergrund stehen. Der linke Anteil des Netzwerkes
setzt sich zusammen aus den Symptomen: Überangepaßtheit — Bedrücktheit — Gehemmtheit — Schüchternheit; Bedrücktheit — Einzelgänger — Kontaktschwäche —
Zwangssymptome — Tagträume — Angst und leitet über zu den Symptomen Affektarmut und Stimmungsschwankungen. Isoliert stehen die Symptompaare Grübeln —
Vitale Traurigkeit und Dysphorie — Minderwertigkeitsgefühle. Im rechten Anteil des
Netzwerkes finden sich vorwiegend „aktive" Symptome: Verwahrlosungserscheinun-

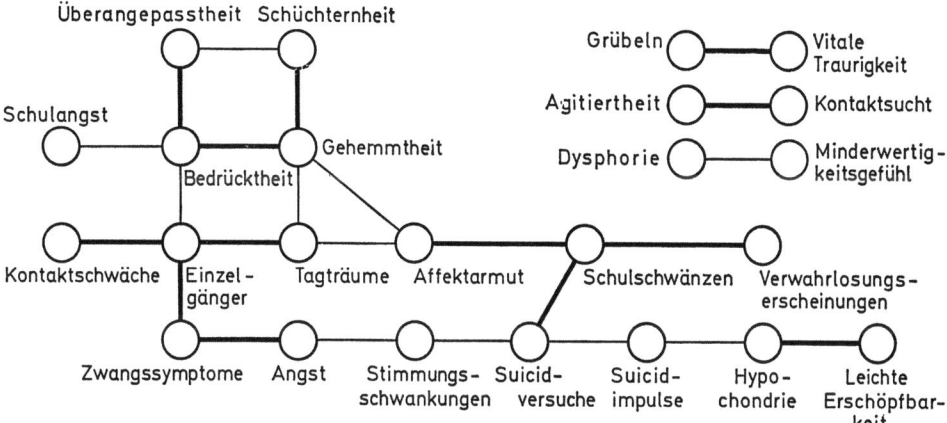

Abb. 7. Netzwerk psychischer Symptome bei Mädchen und Jungen (n = 105). Stat. Signifikanz:
━━━━ > 95%; ──── = 95%

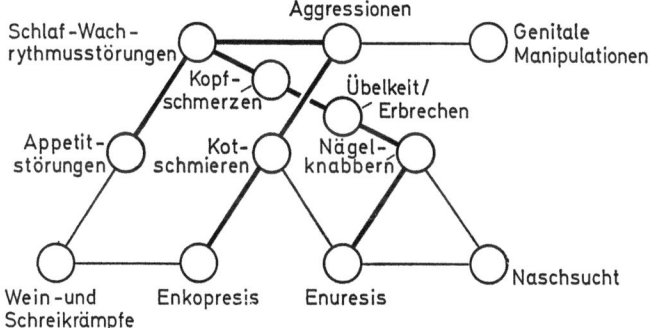

Abb. 8. Netzwerk psychosomatischer Symptome bei Mädchen und Jungen (n = 105). Stat.
Signifikanz: ━━━━ > 95%; ──── = 95%

gen — Schulschwänzen — Suicidversuche — Suicidimpulse; ferner Hypochondrie —
Leichte Erschöpfbarkeit. Isoliert steht die Paarkombination Kontaktsucht — Agitiertheit.

Abb. 8 zeigt das *psychosomatische* Netzwerk der *Mädchen und Jungen* (stat. Wahrscheinlichkeit mindestens 95%).

Die höchste statistische Signifikanz weisen das isoliert stehende Symptompaar
Motorische Stereotypien — Wein- und Schreikrämpfe und das Symptompaar Kopfschmerzen — Übelkeit/Erbrechen auf. Von diesen ausgehend bestehen Verknüpfungen
mit den Symptom-„Maschen": Nägelknabbern — Enuresis; Schlaf-Wach-Rhythmusstörungen — Appetitstörungen — Aggressionen — Kotschmieren — Enkopresis —
Wein- und Schreikrämpfe.

Durch die Symptom-Netzwerke des Gesamtkollektivs werden die bereits dargestellten Untersuchungen über die absolute Symptomfrequenz und über die Homogenität der Alters-, Geschlechts- und Intelligenzverteilung bestätigt, die eine weitere
Untermauerung durch die Differenzierung der diagnostischen Syndrome erfahren

Tabelle 19. *Paarweise Assoziation bzw. Dissoziation psychischer Symptome bei Mädchen und Jungen (n=105) auf der Basis (χ^2-Test) einer mindestens 95% Sicherheit*

Symptom-Paar	χ^2	stat. Sicherheit	Frequenz tats.	Frequenz rechn.	Diff.	max. mögliche Assoziation/ Dissoziation
Bedrücktheit — Überangepaßtheit.	12,30	99	18	10,4	7,6	26
Kontaktschwäche — Außenseiter.	5,96	97	39	33,0	6,0	51
Tagträume — Außenseiter.	7,21	99	18	12,1	5,9	25
Gehemmtheit — Schüchternheit.	6,17	97	25	19,2	5,8	33
Bedrücktheit — Gehemmtheit.	7,30	99	21	15,1	5,9	26
Zwangssymptome — Außenseiter.	9,27	99	14	8,3	5,7	17
Schüchternheit — Überangepaßtheit.	4,24	95	18	13,2	4,8	33
Affektarmut — Gehemmtheit.	4,32	95	19	14,5	4,5	25
Angst — Zwangssymptome.	5,96	97	15	10,5	4,5	17
Bedrücktheit — Außenseiter.	3,91	95	17	12,6	4,4	26
Angst — Stimmungsschwankungen.	4,89	95	16	11,8	4,2	19
Hypochondrie — Leichte Erschöpfbarkeit.	8,25	99	7	2,9	4,1	17
Affektarmut — Tagträume.	4,74	95	10	6,0	4,0	25
Grübeln — Vitale Traurigkeit.	11,05	99	6	2,0	4,0	10
Agitiertheit — Kontaktsucht.	8,42	99	6	2,3	3,7	12
Bedrücktheit — Schulangst.	3,89	95	9	5,4	3,6	22
Affektarmut — Schulschwänzen.	7,98	99	6	2,4	3,6	10
Dysphorie — Minderwertigkeitsgefühl.	3,83	95	6	3,1	2,9	15
Schulschwänzen — Verwahrlosungserscheinungen.	5,63	97	5	2,1	2,9	10
Schulschwänzen — Suicidversuche.	7,77	99	4	1,2	2,8	10
Hypochondrie — Suicidimpulse.	4,75	95	5	2,2	2,8	13
Suicidversuche — Stimmungsschwankungen.	4,15	95	5	2,4	2,6	13
Suicidimpulse — Suicidversuche.	4,62	95	4	1,6	2,4	13
Gehemmtheit — Suicidimpulse.	7,47	99	3	7,6	−4,6	0
Gereiztheit — Schüchternheit.	6,75	99	1	5,7	−4,7	0
Spielhemmung — Stimmungsschwankungen.	—	99	0	4,7	−4,7	0
Agitiertheit — Kontaktschwäche.	6,64	99	8	13,0	−5,0	0

Tabelle 20. *Paarweise Assoziation bzw. Dissoziation psychosomatischer Symptome bei Mädchen und Jungen (n=105) auf der Basis (χ²-Test) einer mindestens 90%/0 Sicherheit*

Symptom-Paar	χ^2	stat. Sicherheit	Frequenz tats.	rechn.	Diff.	max. mögliche Assoziation/ Dissoziation
Aggressionen — Schlaf/Wachrhythmusstörungen.	7,86	99	15	9,1	5,9	24
Enuresis — Nägelknabbern.	7,26	99	12	6,8	5,2	23
Enkopresis — Kotschmieren.	24,99	99	5	0,8	4,2	8
Aggressionen — Kotschmieren.	8,96	99	7	3,0	4,0	8
Appetitstörungen — Schlaf/Wachrhythmusstörungen.	5,74	97	8	4,1	3,9	18
Enuresis — Naschsucht.	4,13	95	10	6,2	3,8	21
Kopfschmerzen — Schlaf/Wachrhythmusstörungen.	5,63	97	7	3,4	3,6	15
Nägelknabbern — Pavor nocturnus.	4,02	95	8	4,6	3,4	21
Aggressionen — Genitale Manipulationen.	4,77	95	7	3,8	3,2	10
Appetitstörungen — Unmotiviertes Weinen.	4,22	95	7	3,8	3,2	18
Genitale Manipulationen — Naschsucht.	6,22	97	5	2,0	3,0	10
Nägelknabbern — Übelkeit/Erbrechen.	10,36	99	4	1,1	2,9	5
Enkopresis — Enuresis.	3,70	90	6	3,2	2,8	11
Enkopresis — Unmotiviertes Weinen.	4,45	95	5	2,3	2,7	11
Enuresis — Kotschmieren.	4,53	95	5	2,4	2,6	8
Motorische Stereotypien — Wein- und Schreikrämpfe.	5,17	97	4	1,5	2,5	9
Enkopresis — Schlaf/Wachrhythmusstörungen.	3,56	90	5	2,5	2,5	11
Kopfschmerzen — Übelkeit/Erbrechen.	8,96	99	3	0,7	2,3	5
Daumenlutschen — Naschsucht.	3,68	90	4	1,8	2,2	9
Kotschmieren — Schlaf/Wachrhythmusstörungen.	3,62	90	4	1,8	2,2	8
Appetitstörungen — Enkopresis.	3,20	90	4	2,9	2,1	11
Daumenlutschen — Weglaufen.	—	89	0	1,9	−1,9	0
Appetitstörungen — Weglaufen.	3,11	90	1	3,8	−2,8	0
Wein- und Schreikrämpfe — Unmotiviertes Weinen.	3,11	90	1	3,8	−2,8	0
Naschsucht — Unmotiviertes Weinen.	4,15	95	1	4,4	−3,4	0
Enuresis — Kopfschmerzen.	—	99	0	4,4	−4,4	0

werden. Die Symptom-Netzwerke depressiver Mädchen und Jungen sind vorwiegend
von passiv-gehemmten Symptomen bestimmt, die durch agitierte Symptom-„Maschen"
unterbrochen werden; die agitierten Symptome bilden jedoch keinen echten Gegenpol
zu der vorherrschenden gehemmten Symptomatik.

4.6 Diagnostische Syndrome

Die syndromal-diagnostische Aufgliederung stützt sich auf die phänomenologische
Einteilung depressiver Syndrome, wie sie ANGST (1966) durchführte. Sie wurde nach
einer Probedurchsicht von 30 Krankengeschichten (10 Mädchen, 20 Jungen) jedoch um
3 weitere Syndrome (Nr. 3, 4, 6) erweitert. Diese 6 Syndrom-Diagnosen sind Bestandteil der standardisierten Zählbögen der Erst- und der Zweitsicht unserer Erhebungen.

In die diagnostischen Syndrome Nr. 1—6 ließen sich 89 von den 105 depressiven
Kindern einordnen. Nach der Reihenfolge ihrer Frequenz wurden registriert:

Das *Demütig-still-resignierte* depressive Syndrom bei 27,6% mit einem deut-
lichen Überwiegen bei den Mädchen (37,8%) gegenüber den Jungen (22,1%).

In gleicher Häufigkeit wurden beobachtet das *Gehemmt-apathisch-verlangsamte*
depressive Syndrom mit 24,8%, ebenfalls mit einem erkennbaren Überwiegen bei den
Mädchen (32,4%) gegenüber den Jungen (20,6%), und das *Agitiert-ängstlich-
aggressive* depressive Syndrom, das ebenfalls in 24,8% der Fälle beschrieben wurde.
Hier liegt jedoch ein deutliches Überwiegen der Jungen (29,4%) gegenüber den Mädchen (16,2%) vor.

Tabelle 21. *Diagnostische depressive Syndrome (n=89)*

Nr.	Diagnostisches Syndrom	Mädchen	Jungen	insgesamt
1	Gehemmt — apathisch — verlangsamt	12	14	26
2	Agitiert — ängstlich — aggressiv	6	20	26
3	Demütig — still — resigniert	14	15	29
4	Anankastisch — phobisch	—	1	1
5	Hypochondrisch — vegetativdyston	—	5	5
6	Dysphorisch — mürrisch — gereizt	—	2	2
	Probanden total	32	57	89

Danach folgen das wenig besetzte *Hypochondrisch-vegetativdystone* depressive
Syndrom (4,8%), das ausschließlich bei Jungen festgestellt wurde, und das *Dysphorisch-mürrisch-gereizte* depressive Syndrom, das zweimal (1,9%) und ebenfalls
nur bei Jungen verzeichnet wurde.

Nach Tabelle 22 und 23 finden sich in 5 der 6 depressiven Syndrome die psychischen Symptome Kontaktschwäche (bei 68 = 64,8%), Angst (bei 65 = 61,9%)
und Gehemmtheit (bei 61 = 58,1%) als *Achsensymptome* aller Syndrome.

Wenn diese 3 Achsensymptome der depressiven Syndrome Nr. 1—6 zur übersicht-
lichen Kodifizierung typischer Symptomkombinationen der einzelnen depressiven
diagnostischen Syndrome nicht berücksichtigt werden, verbleiben als *Leitsymptome*
der einzelnen depressiven Syndrome nach dem Platz in der Prozentrangliste:

Nr. 1. Das Gehemmt-apathisch-verlangsamte Syndrom: die psychischen Symptome Außenseiter (16), Lernhemmung (15), Unsicherheit (14), und die psychosomatischen Symptome Aggressivität (19), Mutismus (11) und Weglaufen (8).

Nr. 2. Das Agitiert-ängstlich-aggressive Syndrom: die psychischen Symptome Agitiertheit (13), Unsicherheit (13), Außenseiter (13) und die psychosomatischen Symptome Aggressivität (19), Enuresis (13), Naschsucht (12) und Wein- und Schreikrämpfe (9).

Nr. 3. Das Demütig-still-resignierte Syndrom: die psychischen Symptome Überangepaßtheit (21), Schüchternheit (17), „Stilles Kind" (17), Außenseiter (17) und die psychosomatischen Symptome Enuresis (10), Nägelknabbern (9), Unmotiviertes Weinen (8) und Aggressivität (8).

Nr. 4. Das Anankastisch-phobische Syndrom entfällt (unterbesetzt).

Nr. 5. Das Hypochondrisch-vegetativdystone Syndrom: die psychischen Symptome Hypochondrie (10), Leichte Erschöpfbarkeit (8), Minderwertigkeitsgefühl (7), Schüchternheit (7), Überangepaßtheit (7) und die psychosomatischen Symptome Kopfschmerzen (9) und Schlaf-Wach-Rhythmusstörungen (7).

Nr. 6. Das Dysphorisch-mürrisch-gereizte Syndrom: das psychische Symptom Außenseiter (4).

89 (84,8%) der depressiven Probanden konnten den diagnostischen Syndromen Nr. 1—6 zugeordnet werden, weil sie ein gleichbleibendes stabiles Syndrom boten. 32 (36%) waren Mädchen, 57 (64%) Jungen.

Die Restgruppe von 16 (15,2%) Probanden wechselten während der stationären Beobachtungszeit ein- oder mehrfach zwischen 2 bzw. 3 diagnostischen Syndromen.

Dieses instabile depressive Bild boten 5 (31,3%) Mädchen und 11 (68,7%) Jungen dieser Gruppe. Aus der Art und der Häufigkeit der Syndromwechsel ließen sich keine weiteren Aufschlüsse gewinnen.

Syndromwechsel wurden registriert zwischen den diagnostischen Syndromen Nr. 1 und Nr. 5 dreimal; Nr. 3 und Nr. 5 dreimal; Nr. 5 und Nr. 6 zweimal; Nr. 2 und Nr. 5 zweimal, Nr. 1 und Nr. 2 zweimal und je einmal zwischen den Syndromen Nr. 1 und Nr. 3, Nr. 1 und Nr. 4 und Nr. 2 und Nr. 3 sowie Nr. 3 und Nr. 6.

Aus unserem Krankengut ließ sich ein ein- oder mehrmaliger Syndromwechsel während der Beobachtungszeit somit bei jedem 6.—7. depressiven Kind nachweisen. V. Baeyer (1969) wies auf dieses bei Kindern nicht seltene eigentümliche Zusammen und Nacheinander von dissozialen, teilweise schwer aggressiven Verhaltensweisen mit depressiven Verstimmungen hin und stellte für diese spezielle Kombination Überlegungen dahingehend an, daß in der Kindheit und Jugend die Richtung aggressiver Triebhaftigkeit ungerichtet sei und zwischen Aggressivität im engeren Sinne und selbstfeindlicher, selbstzerstörerischer Autoaggressivität schwanke. Daraus könne im jüngeren Lebensalter im Gegensatz zum Erwachsenenalter eine häufigere Kombination von dissozialen und depressiven Zügen entstehen.

Zu statistisch gesicherten Ergebnissen und Folgerungen ähnlicher Art gelangte Hartmann (1970), der bei knapp der Hälfte der von ihm untersuchten dissozialen Jugendlichen depressive Verstimmungen nachweisen konnte.

Bei der syndromal-diagnostischen Klassifikation depressiver Zustandsbilder bei der Erhebung der Vorgeschichte oder während der stationären Beobachtung ist nach unseren statistischen Ergebnissen zu berücksichtigen, daß das aktuelle Querschnittsbild immerhin eine ausreichende Grundlage für eine definitive deskriptive Zuordnung bietet.

Tabelle 22. *Syndrom-Diagnose / Psychische Symptome*

Nr.	Syndrom-Diagnose	1	2_1	2_2	3	4	5	6	7	8	9	10	11	12	13	14	15	16
1	Gehemmt — apath. — verlangsamt	2	9	2	2	15	12	6	24	7		1		3	1	3	4	24
2	Agitiert — ängstlich — aggressiv	13	4		3	20	3	3	12	2		2	3	10		5	6	20
3	Demütig — still — resigniert	3	13	1	3	25	8	8	22	9			1	5	4	3	2	22
4	Anankastisch — phobisch	1			1		1		1					1				1
5	Hypochondrisch — vegetativdyston	3	1		2	7	5	3	8	5	1	1	1		1	10	1	11
6	Dysphorisch — mürrisch — gereizt	2		1		5	2	2	2	1	1			1		2	1	4
	Syndrom 1—6	20	25	3	8	65	26	15	61	21	1	2	4	18	5	18	12	68

Tabelle 23. *Syndrom-Diagnose / Psychosomatische Symptome*

Nr.	Syndrom-Diagnose	1	2	3	4	5	6	7	8	9	10	11	12	13	14	15	16	17
1	Gehemmt — apath. — verlangsamt	12		1	5	1	2	7	1	3	1		1	3		3	2	2
2	Agitiert — ängstlich — aggressiv	19	2		6	3	4	13	1	5				2		1	4	2
3	Demütig — still — resigniert	8	1	1	7	4	4	10	2	2	1			3		3	2	
4	Anankastisch — phobisch	1																
5	Hypochondrisch — vegetativdyston	3			3	1	2	1	1	1			1	9		1	1	2
6	Dysphorisch — mürrisch — gereizt	2				1	1	1	2					2				
	Syndrom 1—6	40	3	2	18	9	11	31	4	10	1		2	15		5	8	4

Tabelle 24 zeigt eine Prüfung auf Homogenität der psychischen Symptome im Hinblick auf ihre Verteilung auf *stabile* und *instabile* Syndrome. Führende psychische Symptome der instabilen Syndrome waren (gestaffelt nach der Höhe der Differenzwerte): Minderwertigkeitsgefühl, Dysphorie, Kontaktschwäche, Leichte Erschöpfbarkeit und Ambivalenz und die psychosomatischen Symptome Enuresis, Jactationen und Leibschmerzen. Eine Geschlechtsabhängigkeit stabiler oder instabiler depressiver Syndrome liegt nicht ($\chi^2 = 0,13$) vor.

Für eine Reduktion der ermittelten diagnostischen Syndrome auf die klassischen Grundformen der *agitierten* und der *gehemmten* depressiven Verstimmungszustände wurden die Syndrome 2 und 6 als vorwiegend agitierte und die Syndrome 1, 3, 4 und 5 als vorwiegend gehemmte depressive Verstimmungszustände aufgefaßt.

Tabelle 22 (Fortsetzung)

17	18	19	20_1	20_2	21	22	23_1	23_2	23_3	24	25	26_1	26_2	27	28	29	30	31	32	33	34	Σ
2	6	4	15	6	9	1	1	9	4	9	4	4	5	9	9	11	7	3	14	4	16	267
4	8	3	11	11	6	1	3	4	4	5	1	6	5	6	7	7	10	1	13	2	13	237
5	11	5	5	10	7	1		8		17	17	3	2	9	3	21	5	4	14	8	17	301
1			1	1						1				1					2	2	2	17
1	3	8	3	2	7		1	1		7	5	2	2	3	3	7	2	2	6	2	6	133
1	3	2	2		2		1		1			2	2					2	2	3	4	51
12	27	17	32	26	22	2	4	22	10	33	23	13	13	25	19	42	22	10	45	17	51	859

Tabelle 23 (Fortsetzung)

18	19	20	21	22	23	24	25	26	27	28	29	30	31	32	33	Σ
3	11	7	3	2		1		6	1			2	8	7	6	101
5	7	7	12	2		1		11	1				7	9	3	127
1	5	9	6	1		1		5	1			2	7	2	8	96
												1				2
1	4	3	2			2		7	2			2	2	1	6	58
			1											2	3	15
9	23	23	21	5		4		24	4			5	22	18	22	343

Tabelle 25 ergibt, daß von dem Gesamtkollektiv 69 (65,7%) vorwiegend gehemmte und 28 (26,7%) vorwiegend agitierte depressive Verstimmungen aufwiesen, während 8 (7,6%) zwischen gehemmten und agitierten depressiven Verstimmungen wechselten. Die Tendenz zum *Pendeln* zwischen den beiden Grundformen war bei Jungen und Mädchen annähernd gleich häufig (3 von 37 Mädchen, 5 von 68 Jungen).

Für die statistische Berechnung einer prima vista wahrscheinlichen geschlechtsbezogenen Akzentuierung gehemmter oder agitierter depressiver Syndrome wurden die 8 gemischten agitiert-gehemmten Syndrome von der weiteren Auswertung ausgeschlossen.

Für die psychischen Symptome ergibt sich, daß die Merkmale Mädchen und gehemmtes depressives Syndrom und Jungen und agitiertes depressives Syndrom eine erkennbare positive Assoziation ($\chi^2 = 3,21$, stat. Sicherheit 90%) aufweisen. Die psychosomatischen Symptome der Mädchen und Jungen zeigen dagegen keine signifi-

Tabelle 24. *Psychische und psychosomatische Symptome instabiler und stabiler Syndrome; Prüfung auf Homogenität (n=16)*

Symptom	Instabil beob.	rechn.	Diff.	Stabil beob.	rechn.	Diff.	χ^2	stat. Sicherh. %
Minderwertigkeitsgefühl	9	3,4	5,6	13	18,6	−5,6	14,2	99
Dysphorie	7	2,3	4,7	8	12,7	−4,7	13,4	99
Kontaktschwäche	14	10,4	3,6	54	57,6	−3,6	4,3	95
Leichte Erschöpfbarkeit	5	2,6	2,4	12	14,4	−2,4	3,2	90
Ambivalenz	3	1,2	1,8	5	6,8	−1,8	3,3	90
Enuresis	29	26,3	2,7	2	4,7	−2,7	2,63	90
Jactationen	2	4,2	−2,2	3	0,8	2,2	8,14	99
Leibschmerzen	2	3,4	−1,4	2	0,6	1,4	3,89	95

Tabelle 25. *Agitierte und gehemmte depressive Syndrome (n=105)*

	Agitiert	Gehemmt	Gemischt	Insgesamt
Mädchen	6 (16,2%)	28 (75,7%)	3 (8,1%)	37
Jungen	22 (32,4%)	41 (60,3%)	5 (7,3%)	68
Prob. total	28 (26,7%)	69 (65,7%)	8 (7,6%)	105

kante Geschlechtsabhängigkeit. Bei einer Zusammenfassung aller psychosomatischen Symptome des Gesamtkollektivs wiesen die agitierten Syndrome signifikant eine höhere Symptomfrequenz als die gehemmten Syndrome auf (stat. Sicherheit 97,5%); dieser Effekt ist bei den Jungen deutlicher (97,5%) als bei den Mädchen (80%).

Tabelle 26 und 27 geben einen Überblick über die Differenzen zwischen tatsächlich beobachteten und rechnerisch ermittelten Frequenzen der psychischen und psychosomatischen Symptome getrennt nach agitierten und gehemmten depressiven Syndromen. Dabei zeigen die unterstrichenen Zahlen an, daß das betreffende Symptom häufiger als zu erwarten beobachtet wurde, während die anderen Merkmale unterrepräsentiert waren.

Für die *gehemmten Syndrome* finden sich nach fallenden Differenzwerten geordnet als führende psychische Symptome: Gehemmtheit, Stilles Kind, Schüchternheit, Überangepaßtheit, Bedrücktheit, Grübeln, Affektstarre, Dysphorie und Minderwertigkeitsgefühl. Unter den psychosomatischen Symptomen weist nur das Symptom Kopfschmerzen eine positive Differenz auf.

Für die *agitierten Syndrome* sind nach fallenden Differenzwerten folgende psychische Symptome charakteristisch: Agitiertheit, Gereiztheit, Verwahrlosungserscheinungen, Spielhemmung, Schulschwänzen und Innere Unruhe. Unter den psychosomatischen Symptomen finden sich bei reihenfolgemäßiger Aufzählung die Symptome: Aggression, Naschsucht, Enuresis, Wein- und Schreikrämpfe, Genitale Manipulationen, Kotschmieren und Motorische Stereotypien. Die nicht aufgeführten Symptome verhielten sich indifferent.

Tabelle 26. *Prüfung auf Homogenität der psychischen Symptome bei agitierten (n=28) und bei gehemmten (n=69) depressiven Syndromen*

Psychische Symptome	Gehemmtes Syndrom Frequenz			Agitiertes Syndrom Frequenz			χ^2	stat. Sicherh.
	beob.	rechn.	Diff.	beob.	rechn.	Diff.		%
Gehemmtheit	47	40,5	6,5	10	16,5	−6,5	8,63	99
„Stilles Kind"	22	15,6	6,4	0	6,4	−6,4		98
Schüchternheit	27	21,3	5,7	3	8,7	−5,7	7,53	99
Überangepaßtheit	33	27,7	5,3	6	11,3	−5,3	5,77	97
Bedrücktheit	21	17,1	3,9	3	6,9	−3,9	4,16	95
Grübeln	18	14,2	3,8	2	5,8	−3,8	4,37	95
Affektstarre	21	17,8	3,2	4	7,2	−3,2	2,71	90
Dysphorie	10	7,1	2,9	0	2,9	−2,9		90
Minderwertigkeitsgefühl	14	11,4	2,6	2	4,6	−2,6	2,50	80
Innere Unruhe	5	7,1	−2,1	5	2,9	2,1	2,42	80
Schulschwänzen	5	7,1	−2,1	5	2,9	2,1	2,42	80
Spielhemmung	15	17,8	−2,8	10	7,2	2,8	2,03	80
Verwahrlosung	12	15,6	−3,6	10	6,4	3,6	3,81	90
Gereiztheit	7	12,1	−5,1	10	4,9	5,1	9,01	99
Agitiertheit	5	12,1	−7,1	12	4,9	7,1	18,2	99

Tabelle 27. *Prüfung auf Homogenität der psychosomatischen Symptome bei agitierten (n=28) und bei gehemmten (n=69) depressiven Syndromen*

Psychosomatisches Symptom	Gehemmtes Syndrom Frequenz			Agitiertes Syndrom Frequenz			χ^2	stat. Sicherh.
	beob.	rechn.	Diff.	beob.	rechn.	Diff.		%
Aggression	19	26,3	−7,3	18	10,7	7,3	11,40	99
Naschsucht	9	14,9	−5,9	12	6,1	5,9	10,44	99
Enuresis ab 5 J.	16	21,3	−5,3	14	8,7	5,3	6,70	99
Wein- u. Schreikrämpfe	7	11,4	−4,4	9	4,6	4,4	7,00	99
Genitale Manipulation	4	7,1	−3,1	6	2,9	3,1	5,26	97
Kotschmieren	4	5,7	−1,7	4	2,3	1,7	1,90	80
Motor. Stereotypien	4	5,7	−1,7	4	2,3	1,7	1,90	80
Kopfschmerzen	11	8,5	2,5	1	3,5	−2,5	2,81	90

4.7 Nosologische Syndrome

Die nosologische Diagnostik wird in einigen modernen psychiatrischen Schulen zugunsten der aktuellen phänomenologischen Diagnose vernachlässigt. Das hat nach STRÖMGREN (1969) in der angelsächsischen Psychiatrie durch die Doktrin ADOLF MAYERs und die Forschungen von AUBRY LEWIS sogar zu der Auffassung geführt, daß zwischen endogen-phasischen und reaktiven Depressionen kein prinzipieller Unterschied bestehe. Alle Depressionen hätten sowohl endogene wie exogene Ursachenkomponenten und es gäbe in dieser Hinsicht nur quantitative Unterschiede zwischen den Fällen, die sich alle auf derselben Variationslinie befänden. Diese Ansicht wird besonders von WINOKUR u. PITTS (1965) vertreten.

ANGST (1966) stellte ebenfalls die nosologische Einheitlichkeit der manisch-depressiven Erkrankung in Frage. Er wies aber auf die sehr große Bedeutung psychogenetischer und somatischer Faktoren für die Auslösung endogener Depressionen hin. Gleichzeitig warnte er jedoch vor einer Unterbewertung der endogenen Komponente der Krankheit und führte dafür gewichtige Argumente an. Andere Autoren (KIELHOLZ, 1969) wiesen dagegen darauf hin, daß die klassische nosologische Einteilung von KRAEPELIN nicht zuletzt durch die Statistiken der Pharmakopsychiatrie eine glanzvolle Bestätigung gefunden habe.

Entsprechend dem Hinweis von HIPPIUS (1968) auf die von ESSEN-MØLLER (1961) geforderte „mehrgliedrige Diagnose" wurden in unseren Zählbögen (nach einer Probedurchsicht von 30 Krankengeschichten) klassifikatorische Modalitäten vorgesehen, die neben einer deskriptiv phänomenologischen Syndromatik auch den nosologisch-pathogenetischen Aspekt berücksichtigte.

Bei der Auswertung des Krankengutes zeigte sich, daß die definitive Einordnung der ätiologischen Komponenten und Determinanten und damit die Stellung der nosologischen Diagnose anhand der Untersuchungsbefunde, Beurteilungen, Verlaufsschilderungen und der Entlassungsdiagnose sich bei den depressiven Kindern und Jugendlichen wesentlich schwieriger gestaltete als ihre Zuordnung zu den aktuell-deskriptiven Syndromen.

In der Psychopathologie des Erwachsenenalters ist die relative Schwierigkeit der nosologischen Zuordnung im Vergleich zur phänomenologischen Erfassung und Beschreibung depressiver Zustandsbilder bekannt. Von theoretischen und praktischen Erwägungen ausgehend könnte man die These aufstellen, daß die nosologische Diagnostik psychopathologischer Syndrome im Kindesalter einfacher sei, weil der Kinderpsychiater der Primärsymptomatik quasi in statu nascendi gegenüberstehe; außerdem sei ihm das gesamte ursächlich beteiligte familiäre und soziale Terrain noch unmittelbar zugänglich. Zusätzlich könne er eventuelle Erb- oder Konstitutionsfaktoren der Eltern leichter eruieren und direkt in seine Beurteilung einbeziehen. Diese und andere Faktoren ermöglichten einen günstigeren diagnostischen Einstieg und eine exaktere nosologische Zuordnung als bei psychischen Erkrankungen, die erst im Erwachsenenalter diagnostiziert würden.

Diese synkopal-zeitliche Überlegenheit der Kinderpsychiatrie ist im Prinzip tatsächlich gegeben und stellt einen wichtigen Aktivposten im Verhältnis zur Psychiatrie insgesamt dar. Sie wird jedoch praktisch durch verschiedene Umstände eingeschränkt. Die Vielzahl möglicher Kausalfaktoren und ihre oft schon initiale mycelhafte Verflechtung erschweren eine bündige Akzentuierung ebenso wie die Tatsache, daß das Kind sich in einem dynamischen Entwicklungsprozeß befindet, der von mehr oder weniger starken physiologischen Abweichungen begleitet sein kann.

So können erbgenetische Belastungen der Eltern direkt oder indirekt gleichartige psychische Deviationen der Kinder bewirken. Es läßt sich oft nicht entscheiden, welche psychischen Faktoren des Kindes ererbt sind und welche sich auf pathogene pädagogische Einstellungen erbgenetisch belasteter Eltern deduzieren lassen. Ferner wirken sich erbgenetische Belastungen oder cerebralorganische Schädigungen nicht allein biologisch aus, sondern stimulieren auch die Peristase. Diese Kinder wirken durch ihr Anderssein unmittelbar auf die pädagogische Haltung der Eltern ein und verschlechtern überwiegend dadurch ihre eigenen Entwicklungschancen. Schließlich weisen prognostisch günstige entwicklungs- und stadienbedingte Kinderfehler oft eine gleichartige oder ähnliche Initialsymptomatik auf wie beginnende neurotische Fehlentwicklungen, cerebralorganische Wesensänderungen oder erbgenetisch bedingte psychische Anomalien. Das gilt (wie z. B. beim 1. und 2. Gestaltwandel) auch für zeitlich befristete depressive Verstimmungszustände im Kindes- und Jugendalter.

Legt man das (Abb. 9) von SELBACH (1964) für die Depressionen des Erwachsenenalters entworfene nosologische Schema zugrunde, ergeben sich für die Darstellung unseres Krankengutes im Sinne einer psychogen-somatogenen Ergänzungsreihe 4 typische nosologe depressive Syndrome bei Kindern und Jugendlichen.

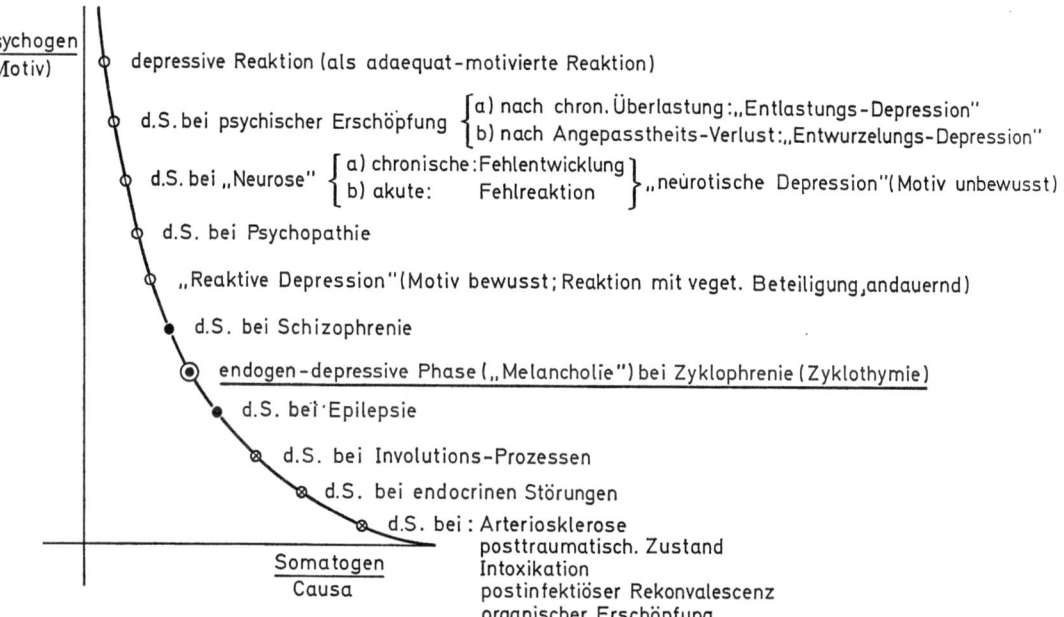

Abb. 9. Das depressive Syndrom: mehrdimensionale Bedingtheit (aus: SELBACH, 1964)

Tabelle 28. *Nosologische Syndrome (n=105)*

Nosologisches Syndrom	Anzahl	%
Psychogen-depressiver Verstimmungszustand	76	72,4
Konstitutionell-depressiver Verstimmungszustand	4	3,8
Somatogen-depressiver Verstimmungszustand	15	14,3
Verdacht auf endogen-phasische Psychose	10	9,5
Probanden total	105	100,0

Bei der Auswahl unseres Krankengutes waren von der Auswertung ausgeschlossen worden: 1. kurzdauernde depressive Reaktionen, 2. depressive Verstimmungen bei dominierender Verwahrlosungsstruktur, 3. depressive Verstimmungen bei kindlichem Autismus und im Vorfeld schizophrener Psychosen, 4. depressive Verstimmungen bei cerebralen Anfallsleiden, 5. depressive Verstimmungen bei endokrinen Störungen und 6. depressive Verstimmungen bei neurotischen Mischstrukturen.

Bei einer Zuordnung der nosologischen Syndrom-Diagnosen nach den Richtlinien der internationalen Klassifikation der psychiatrischen Krankheiten ergibt sich, daß mit den bearbeiteten 4 depressiven Syndromen die wichtigsten Bezugsgruppen der „International Classification of Diseases" (Diagnosenschlüssel der WHO: ICD) berücksichtigt wurden:

Nr. 300: Neurosen, Persönlichkeitsstörungen (Psychopathien) und andere nicht psychotische psychische Störungen. 300.4 Depressive Neurose (auch reaktive Depression).

Nr. 301: Persönlichkeitsstörungen (Psychopathien, Charakterneurosen). 301.1 Cyclothyme (thymopathische) Persönlichkeit.

Nr. 309: Psychische Störungen, die nicht als Psychosen bezeichnet werden können, jedoch mit körperlichen Krankheiten im Zusammenhang stehen.

Nr. 296: Affektive Psychosen.

Tabelle 29 zeigt die absolute Verteilung der psychischen Symptome auf die 4 nosologischen Syndrome. Es ergibt sich, daß die rechnerische Frequenz der Symptome der Zahl der Fälle jeder Gruppe entspricht. Nur die Gruppe der psychogenen Verstimmungszustände weist insgesamt weniger Symptome auf, als bei proportionaler Besetzung zu erwarten wäre. Der Unterschied ist jedoch nicht signifikant ($\chi^2 = 3,93$, d. f. $= 3$).

Tabelle 30 gibt einen Auszug der Verteilung einiger psychischer Symptome auf die einzelnen nosologischen Syndrome, die für alle psychischen und psychosomatischen Symptome vorgenommen wurde. Die aus der Gegenüberstellung der psychischen Symptome gewonnene Rangliste ist jedoch nur insoweit von Bedeutung, als sie angibt, welche Symptome am Anfang bzw. am Ende jeder Liste stehen. Dabei hat die Rang-

Tabelle 29. *Psychische Symptomatik der nosologischen Syndrome*

Nosologisches Syndrom	psychogen	somatogen	konstitutionell	Verd. auf MDE	total
Syndromfrequenz	76	15	4	10	105
registrierte Symptome	598	141	35	85	859
rechnerische Frequenz	621,8	122,7	32,7	81,8	859
Differenz	−23,8	18,3	2,3	3,2	—

Tabelle 30. *Prüfung auf Homogenität der Verteilung psychischer Symptome auf nosologische Syndrome*

Nosologische Syndrome	psychogene			somatogene			konstitutionelle			Verd. auf MDE		
	beob.	rechn.	Diff.	beob.	rechn.	Diff.	beob.	rechn.	Diff.	beob.	rechn.	Diff.
Hypochondrie	9	13,0	−4,0	6	2,6	3,4	1	0,7	0,3	2	1,7	0,3
Konzentrationsschwäche	17	19,5	−2,5	8	3,9	4,1	1	1,0	0,0	1	2,6	−1,6
Tagträume	16	18,1	−2,1	6	3,6	2,4	2	1,0	1,0	1	2,4	−1,4
Stimmungsschwankungen	7	13,8	−6,8	5	2,7	2,3	0	0,7	−0,7	7	1,8	5,2

folge aufeinanderfolgender oder nahe beieinanderstehender Symptome sicher keine Bedeutung. Die Symptome im Mittelfeld entsprachen mehr oder weniger der rechnerischen Erwartung. Eine signifikante Inhomogenität in der Besetzung ergab sich nur für 4 Symptome.

Aus der Prüfung auf *Homogenität* der Verteilung *psychischer* Symptome auf nosologische Syndrome ergaben sich nachstehende Hinweise:

Für *psychogene* depressive Verstimmungszustände finden sich keine eindeutigen positiven Differenzwerte, die für eine psychogene depressive Fehlentwicklung sprechen könnten.

Bei *somatogenen* depressiven Verstimmungszuständen fanden sich positive Differenzwerte in reihenfolgemäßiger Aufzählung bei den psychischen Symptomen Konzentrationsschwäche, Hypochondrie, Tagträume und Stimmungsschwankungen.

Bei *konstitutionellen* depressiven Verstimmungszuständen wurden die psychischen Symptome Hypochondrie und Tagträume etwas häufiger beobachtet als es der rechnerischen Erwartung entsprach.

Der Verdacht auf eine *manisch-depressive Erkrankung* war gekoppelt mit einer hohen Differenz zwischen beobachteten und rechnerisch ermittelten Werten bei dem Symptom Stimmungsschwankungen.

Tabelle 31. *Psychomatische Symptomatik der nosologischen Syndrome*

Nosologisches Syndrom	psychogen	somatogen	konstitutionell	Verd. auf MDE	total
Syndrom-frequenz registrierte	76	15	4	10	105
Symptome rechnerische	252	51	10	30	343
Frequenz	248,3	49,0	13,1	32,7	343,1
Differenz	+3,7	+2,0	−3,1	−2,7	

Tabelle 31 zeigt die Verteilung der *psychosomatischen* Symptome auf die 4 nosologischen Syndrome. Es ergibt sich in keinem Fall eine signifikante Abweichung von der rechnerischen Erwartung ($\chi^2 = 1,09$, d. f. $= 3$). Die Abweichungen von der rechnerisch zu erwartenden Häufigkeit liegen im Bereich zufälliger Schwankungen.

Für die weitaus überwiegende Anzahl der psychischen und für sämtliche psychosomatischen Symptome läßt sich somit feststellen, daß sie für die nosologische Diagnostik depressiver Verstimmungszustände im Kindes- und Jugendalter keine verläßlichen Kriterien abzugeben vermögen.

5. Genese

An der Genese psychischer Fehlentwicklungen und Erkrankungen sind endo- und exogene Kausalfaktoren in unterschiedlichem Maße beteiligt. Ausschließlich erbbiologisch fundierte, reine psycho- oder somatogene depressive Störungen oder Erkrankungen stellen im Kindesalter Ausnahmefälle dar, die für die Hypothesen- und Theorienbildung fruchtbare Ansätze bilden mögen, die sich aber schon wegen ihrer Rarität als unzureichende diagnostische und therapeutische Basis für die kinderpsychiatrische Praxis erwiesen haben.

Die mehrdimensionale Diagnostik hat in der psychiatrischen und besonders in der kinderpsychiatrischen Praxis ihren empirisch bestätigten festen Standort. Ihre Gültigkeit und Bedeutung wird heute weder von „Somatikern" noch von „Psychikern" geleugnet. So formulierte bereits FREUD in seiner „Psychophysischen Ergänzungsreihe" im Hinblick auf die Neurosen klar und einleuchtend: „Es ist nicht leicht, die Wirksamkeit der konstitutionellen und der akzidentellen Faktoren in ihrem Verhältnis zueinander abzuschätzen. In der Theorie neigt man immer zur Überschätzung der ersteren, die therapeutische Praxis kehrt die Bedeutung der letzteren hervor. Man soll auf keinen Fall vergessen, daß zwischen beiden ein Verhältnis von Kooperation und nicht von Ausschließung besteht."

Bei Klein- und Schulkindern ist die prämorbide Persönlichkeit noch weitgehend mit der Konstitution identisch, wenn dem Konstitutionsbegriff aktuelle Formulierungen der Humangenetik zugrunde gelegt werden.

LENZ (1968) kennzeichnete die Humangenetik als „auch eine Wissenschaft", die den erblichen Anteil an der Entstehung der menschlichen Unterschiede zu erforschen habe. Der Humangenetiker KNUSSMANN (1968) gelangte bei einer vermittelnden Definition des Konstitutionsbegriffes zwischen den Extremen rein somatologischer und psychologischer Erklärungsversuche zu der Aussage: „Konstitution ist das ganzheitliche Gefüge der körperlichen und seelischen Grundzüge des Individuums, soweit sich dieses Gefüge hinsichtlich Veränderungen, die auf eigener Aktivität einschließlich Reaktivität des Individuums beruhen, als relativ selbständig erweist."

Bei Kindern und Jugendlichen läßt sich in der Regel nicht ohne weiteres entscheiden, welche Persönlichkeitsmerkmale erbbedingt sind und welche nicht und ob an der Entstehung psychopathologischer Syndrome vorwiegend erbgenetische, peristatische oder somatische Faktoren beteiligt waren. Aus den Anamnesen und Katamnesen unseres Gesamtkollektivs geht eindeutig hervor, daß endo- und exogene Faktoren in unterschiedlichem Maße, meistens jedoch zugleich, simultan oder konsekutiv, an der Entwicklung depressiver Zustandsbilder beteiligt waren.

Da die Mütter und Väter sowohl als Träger der Erbanlagen als auch als Gestalter der Umwelt des Kindes die personalen Repräsentanten der beiden wesentlichen, fast immer zu Unrecht streng voneinander geschiedenen Kausalitätsfaktoren „Anlage und

Umwelt" darstellen, werden einige Erhebungen über psychische Störungen und Erkrankungen der Eltern vorangestellt, die eine „Belastung" für diese Kinder bedeuten könnten.

Tabelle 32 gibt Häufigkeiten erbgenetischer, konstitutioneller, somatischer und milieureaktiver Belastungen der Mütter und Väter depressiver Kinder wieder.

Tabelle 32. *Belastungen der Mütter und Väter*

	Mütter			Väter		
	M	J	M+J	M	J	M+J
Depressive Verstimmung	6	8	14	1	—	1
Endogene Depression	—	1	1	—	1	1
Abnorme Persönlichkeit	7	5	12	5	3	8
Suicidversuche	4	2	6	2	3	5
Alkoholismus	1	1	2	5	5	10
Schwachsinn	6	3	9	—	—	—
Schizophrenie	—	3	3	1	3	4
Hirnschädigung	—	—	—	4	5	9
Wochenbettpsychose	—	1	1	—	—	—
Heimkind	2	2	4	—	1	1
Pflegekind	3	3	6	—	3	3
Prostituierte	5	2	7	—	—	—
Belastungen total	34	31	65	18	24	42
Keine Belastungen	11	34	45	20	29	49
Keine Angaben	1	5	6	3	18	21
Probanden total	37	68	105	37	68	105

Bei Berücksichtigung von jeweils einer Angabe für jeden Probanden ergibt sich

1. daß von den *Müttern* der insgesamt 105 Mädchen und Jungen in 99 Fällen Angaben über ihre Vorgeschichte vorlagen. Davon zeigten 45 keine Belastung, in 6 Fällen fehlten Angaben, in 54 Fällen (25 Mädchen, 29 Jungen) fanden sich Hinweise auf eine erbgenetische, konstitutionelle, somatische oder milieureaktive Belastung;

2. daß von den *Vätern* der insgesamt 105 Mädchen und Jungen sich in 84 Fällen Angaben über ihre Vorgeschichte beibringen ließen. Davon zeigten 49 keine Belastung, in 21 Fällen fehlten Angaben. In 35 Fällen (14 Mädchen, 21 Jungen) fanden sich Hinweise auf eine erbgenetische, konstitutionelle, somatische oder milieureaktive Belastung.

Bei Berücksichtigung von jeweils zwei bis drei Angaben pro Probanden ergibt sich folgendes Bild:

Von den Müttern zeigten (soweit Angaben über die Vorgeschichte vorliegen, n = 99) 14 Mütter (14,1%; 6 Mädchen- und 8 Jungen-Mütter) depressive Verstimmungszustände, 1 Mutter (1%; Mutter eines Jungen) eine klinisch gesicherte endogene Depression.

Von den Vätern zeigten (soweit Angaben über die Vorgeschichte vorliegen, n = 84) 2 Väter (2,4%; 1 Mädchen- und 1 Jungen-Vater) eine klinisch gesicherte endogene Depression.

An *abnormen Persönlichkeiten* wurden ermittelt
12 Mütter (12,1%; 7 Mädchen- und 5 Jungen-Mütter),
8 Väter   (9,5%; 5 Mädchen- und 3 Jungen-Väter).

An *Suicidversuchen* wurden ermittelt bei
6 Müttern (6,1%; 4 Mädchen- und 2 Jungen-Mütter),
5 Vätern (6,0%; 2 Mädchen- und 3 Jungen-Väter).

An *Alkoholikern* wurden ermittelt
2 Mütter (2,0%; 1 Mädchen- und 1 Jungen-Mutter),
10 Väter (11,9%; 5 Mädchen- und 5 Jungen-Väter).

Ein angeborener *Schwachsinn* wurde ermittelt bei
9 Müttern (9,1%; 6 Mädchen- und 3 Jungen-Mütter),
0 Vätern.

Eine *Schizophrenie* wurde ermittelt bei
3 Müttern (3,0%; 3 Jungen-Mütter),
4 Vätern (4,8%; 1 Mädchen- und 3 Jungen-Väter).

Eine *Hirnschädigung* wurde ermittelt bei
0 Müttern,
9 Vätern (10,7%; 4 Mädchen- und 5 Jungen-Väter).

Außerdem wurden ermittelt
1 *Wochenbettpsychose* (1,0%),
7 Mütter (7,1%; 5 Mädchen- und 2 Jungen-Mütter) waren *Prostituierte*,
4 Mütter (2 Mädchen- und 2 Jungen-Mütter) und 1 Vater (Vater eines Jungen) waren als *Heimkinder* aufgewachsen,
6 Mütter (je 3 Mädchen- und Jungen-Mütter) und 3 Väter (Väter von Jungen) waren als Kinder in *Pflegestellen* aufgewachsen.

Bei der Prüfung der *Geschlechtsabhängigkeit* erbgenetischer, konstitutioneller, somatischer und milieureaktiver Belastungen der Eltern depressiver Kinder ist zu berücksichtigen, daß es 54 (54,6%, bezogen auf 99 Mütter) belastete Mütter und 35 (41,7%, bezogen auf 84 Väter) belastete Väter gibt.

Die Auswertung ergab, daß depressive Verstimmungszustände mit einer statistischen Sicherheit von 99% ($\chi^2 = 8,06$) signifikant häufiger bei Müttern als bei Vätern vorkamen. Das gilt auch für die Belastung mit Schwachsinn (9 Mütter, kein Vater).

Unter den Vätern waren dagegen die Alkoholiker mit einer statistischen Sicherheit von 99,9% ($\chi^2 = 11,23$) signifikant häufiger als bei den Müttern vertreten. Das gilt auch für die Hirnschädigung (9 Väter, keine Mutter).

Ein indifferentes Verhalten zeigte die Belastung der Mütter und Väter mit Schizophrenie ($\chi^2 = 0,42$). Eine indifferente Verteilung zeigten ebenfalls die abnormen Persönlichkeiten ($\chi^2 = 0,005$), ferner die endogenen Depressionen und die Suicidversuche und Suicide.

Bei einer Gegenüberstellung der 84 Väter und 99 Mütter, von denen differente Belastungen bekannt waren, ergab sich, daß bei den Mädchen die Mütter mit einer statistischen Sicherheit von 95⁰/o ($\chi^2 = 5,06$) häufiger als die Mütter der Jungen eine erbgenetische, konstitutionelle, somatische oder milieureaktive Belastung aufwiesen. Die Väter der Mädchen und Jungen verhielten sich ($\chi^2 = 0,07$) indifferent. Keine Geschlechtsabhängigkeit war ebenfalls bei einer Gegenüberstellung der belasteten Väter und Mütter der Mädchen und Jungen ($\chi^2 = 0,38$) und der unbelasteten Väter und Mütter der Mädchen und Jungen ($\chi^2 = 1,93$) nachweisbar.

Tabelle 33. *Gesamtbelastung durch die Eltern*

	Mutter allein	Vater allein	Mutter + Vater	Keine Belastung
Mädchen	14=41⁰/o	4=12⁰/o	10=29⁰/o	6=18⁰/o
Jungen	13=27⁰/o	11=23⁰/o	9=19⁰/o	15=31⁰/o
Mädchen+ Jungen	27=33⁰/o	15=18⁰/o	19=23⁰/o	21=26⁰/o

Tabelle 33 zeigt, daß die Mädchen eine prozentual höhere Belastung durch ihre Mütter (41⁰/o) gegenüber denen der Jungen (27⁰/o) aufweisen, während das Verhältnis bei den belasteten Vätern reziprok ist.

Die Belastung durch beide Eltern liegt bei den Mädchen (29⁰/o) höher als bei den Jungen (19⁰/o). Dagegen findet sich ein höherer Prozentsatz von Jungen, die keinerlei erbgenetische, konstitutionelle, somatische oder milieureaktive Belastung der Eltern (31⁰/o : 18⁰/o) aufweisen.

Rechnet man die ermittelten Zahlen auf jeweils 100 Kinder um, so ergibt sich, daß von 100 depressiven Mädchen 71 durch die Kindesmutter und 41 durch den Kindesvater belastet wären. Bei 29 depressiven Mädchen wären die Väter und Mütter belastet und nur 17 würden keine Belastung aufweisen.

Von 100 Jungen wären 46 durch die Mutter belastet, 42 durch den Vater. 19 depressive Jungen wären sowohl durch den Vater als auch durch die Mutter belastet, dagegen würden 31 keine Belastung aufweisen.

Aus dieser Übersicht ergibt sich, daß eine Belastung durch den Vater sich auf Jungen und Mädchen etwa gleich auswirkt, während eine Belastung von seiten der Mutter auf Mädchen sehr viel stärker durchschlägt. Aus tiefenpsychologischer Sicht liegt es nahe, in diesem Zusammenhang auf die erhöhte Identitätswertigkeit der Mutter für die Tochter im Vergleich zum Sohn hinzuweisen. Dabei dürfen jedoch erbgenetisch, vielleicht chromosomal-geschlechtsspezifisch verankerte Faktoren nicht vernachlässigt werden, wie sie für das zahlenmäßige Überwiegen endogen-depressiver Phasen beim weiblichen Geschlecht (s. S. 34—35) diskutiert werden.

Die vorstehende Berechnung könnte jedoch mit dazu beitragen, das bei den depressiven Kindern festgestellte asymmetrische Zahlenverhältnis zugunsten der Mädchen teilweise zu erklären. Es betrug bei unseren Kindern 1,985⁰/o : 1,072⁰/o zugunsten der Mädchen, bei dem von VON BAEYER (1969) untersuchten Krankengut betrugen die Relationen sogar 3,297⁰/o : 1,385⁰/o.

Die Vielfalt der pathogenetischen Faktoren, die sich besonders dem Kinderpsychiater durch die Präsenz von Eltern und Großeltern, der relativ großen zeitlichen
Nähe der Eltern zur eigenen Kindheit und ihren Problemen und zur Geburt und
Entwicklung des psychisch kranken Kindes bietet, kann mit einer Überfülle an Informationen, Daten und Fakten auch eine Gefahr für ihre definitive Auswertung bedeuten. Für die vorliegende statistische Darstellung werden in den folgenden Abschnitten
erbgenetische, peristatische und somatische Gesichtspunkte der Probanden und ihrer
Eltern dargestellt. Die Absicht, die aus den Krankengeschichten gewonnenen und bei
der Katamneseerhebung ergänzten Angaben über etwaige Belastungen der Großeltern
ebenfalls einer statistischen Auswertung zu unterziehen, wurde aufgegeben, um einerseits dieser Gefahr zu entgehen, andererseits erwies sich ein Teil der Informationen als
nicht ausreichend gesichert.

5.1 Konstitutionelle Gesichtspunkte

KRAEPELIN (1904) sah in der konstitutionellen depressiven Verstimmung „eine
andauernd trübe Gefühlsbetonung aller Lebenserfahrungen" und vermutete in einigen
Formen eine innere Verwandtschaft zum manisch-depressiven Irresein. KAHN (1928)
sprach von „dysthymischen Persönlichkeiten" und vertrat die Ansicht, daß sie sich in
vielfältiger Weise von der echten Melancholie unterscheiden.

SCHNEIDER (1934) forderte grundsätzlich eine scharfe Trennung der abnormen
Persönlichkeiten von den cyclothymen und schizophrenen Psychosen und schilderte in
seiner unsystematischen Typenlehre die Varianten der depressiv-psychopathischen
Grundstimmungen.

Sowohl KRAEPELIN wie auch SCHNEIDER weisen darauf hin, daß sich schon bei
Kindern Züge einer depressiven Persönlichkeitsentwicklung zeigen können. SCHOLZ
(1911) gibt eine besonders anschauliche Beschreibung der dauernd krankhaft-depres-
siven Verstimmungen im Kindesalter, die bei „einiger Kenntnis psychopathischer
Zustände nicht übersehen werden" können und die mit mangelndem Selbstvertrauen,
Antriebsschwäche und Außenseitertum einhergehen. HOMBURGER führte bei der Be-
sprechung der Psychopathien des Kindesalters die abnormen depressiven Verstimmungszustände nicht gesondert auf, sie werden jedoch bei der Darstellung der „emp-
findsamen, stillen und leicht verstimmbaren Kinder" berücksichtigt.

Anhand von Quer- und Längsschnittuntersuchungen bei 6 Kindern mit „konstitutionellen Depressionen" konnte RUTH PIEPER (1939) zeigen, daß depressive Verstimmungszustände „von der frühen Kindheit bis über die Reifezeit hinausreichen" können. Sie unterschied dabei rücksichtslos-egoistische von gereizt-mißmutigen Kindern.
Aus der breit angelegten Kasuistik läßt sich aus heutiger Sicht keine überzeugende
Abgrenzung gegenüber psychogenen depressiven Verstimmungszuständen gewinnen.
Psychopathologisch ist auffallend und im Vergleich zu eigenen Untersuchungen bemerkenswert, daß sich bei fast allen sog. „kritische Tage" fanden. Deutlich abgesetzte
und mehrere Tage anhaltende Verstimmungszustände mit migräneartigen Kopfschmerzen oder anderen körperlichen Mißempfindungen wurden ebenso wie Fortlaufen oder Suicidversuche innerhalb dieser Zeiträume vermehrt beobachtet. Die Kinder zeigten bei durchschnittlich guter intellektueller Begabung Schwierigkeiten in der
Schule und in der Lehre, die wie die Leistungsstörungen bei erwachsenen konstitu-

tionell Verstimmten auf eine häufig anzutreffende Konzentrationsschwäche und vorzeitige Ermüdbarkeit zurückgeführt werden. In den Familienanamnesen der Kinder seien bei Vater oder Mutter oder bei beiden Eltern Stimmungslabilität, in manchen Fällen eine konstitutionelle Verstimmung eruiert worden. In keinem Fall habe sich anhand der damals vorliegenden Erbkartei des Gesundheitsamtes bei Eltern oder anderen Vorfahren eine manisch-depressive Erkrankung feststellen lassen. Das Anliegen der Arbeit von PIEPER war es, aus kinderpsychiatrischer Sicht die These von SCHNEIDER zu belegen, daß man „cyclothyme Depressionen nicht als Steigerungen von Zuständen auffassen kann, wie sie auch bei abnormen (psychopathischen) und bei normalen Persönlichkeiten vorkommen".

Die vielschichtige und facettenreiche Problemlage des Norm- und des Psychopathiebegriffes kann hier nicht erörtert und diskutiert werden. Der Begriff der abnormen bzw. der psychopathischen Persönlichkeit wurde an Erwachsenen gebildet. Das, was in der Erwachsenen-Psychiatrie als Psychopathie oder als abnorme Persönlichkeit bezeichnet wird, zielt wesentlich auf „angelegte Variationen" im Sinne von SCHNEIDER. Die Einteilung der psychopathischen Persönlichkeiten geschieht dadurch, daß Typen solcher Persönlichkeiten nach ihren beherrschenden Persönlichkeitsradikalen (die „nur für sich selber, oder auch für andere eine Last und Beschwer" seien — KOCH, 1891) aufgestellt wurden. In allen Typologien der Charaktero-, Thymo- und Psychopathien finden sich depressive oder dysphorische abnorme bzw. psychopathische Persönlichkeiten.

In den letzten beiden Jahrzehnten hat die Kinderpsychiatrie ihre Einstellung über Häufigkeit und Vorkommen kindlicher Psychopathien unter dem Einfluß entwicklungspsychologischer, psychoanalytischer und soziologischer Feldforschungen, nicht zuletzt aber auch aufgrund neuer Ergebnisse der Psychopathielehre selbst (PETRILOWITSCH, 1966) und besonders aus den lehrreichen katamnestischen Spätuntersuchungen „psychopathischer Kinder" (KOCHMANN, 1963) verändert und differenziert.

Bereits SCHNEIDER stellte sich einer wirklichkeitsfremden und starren Konfrontation von anlage- und peristasebedingten Persönlichkeitsmerkmalen entgegen: „Abnorme Persönlichkeiten sind angelegte Variationen, jedoch weitgehend veränderbar durch Entwicklung und Schwankungen ihres unerlebten Untergrundes und durch die Einwirkung von Schicksalen, Erlebnissen im weitesten Sinn. Was wir unter Anlage verstehen, ist nicht ohne weiteres mit erblicher Anlage gleichzusetzen. Auch exogene intrauterine Faktoren mögen einfließen, praktisch sogar frühkindliche, doch sind diese grundsätzlich nicht mehr an der Anlage beteiligt. Auch der metaphysischen Annahme eines So-Geschaffenseins sind bei unserem Anlagebegriff keine Grenzen gesetzt."

Aus dieser Sicht sind die kinderpsychiatrischen und somit mehrdimensional bzw. polyätiologisch orientierten Typenlisten kindlicher psychopathischer Persönlichkeiten zu sehen. TRAMER (1949) berücksichtigte die depressiv verstimmten Kinder unter der Rubrik „Stimmungslabilität". LUTZ (1964) wies darauf hin, daß einige Psychopathieformen bereits vor der Schulzeit beobachtet werden können, darunter „Depressiv-Ernste, Ängstliche, Empfindsame". VILLINGER (1952) unterschied 1. die reizbarquengeligen übellaunigen, 2. die unstet trägen und 3. die zaghaft ängstlichen Kinder.

Für die heutige Einstellung der Kinderpsychiatrie zum Psychopathiebegriff ist es bezeichnend, daß STUTTE (1960) unter unausgelesenen 880 Probanden nur 20 „Psychopathen" diagnostizierte. In seiner Skala psychopathischer Typen führte er die „Depressiven" bei den „Ängstlichen" auf, mit denen sie teilweise identisch seien. Allerdings seien ängstliche Kinder nicht immer depressiv und nicht alle depressiven Kinder ängstlich. Die depressive Hiobsmentalität dieser depressiven Kinder habe gewisse erb-biologische Beziehungen zum zirkulären Formenkreis und gehe manchmal mit Selbst-wertkonflikten, Anankasmen, Entsagungsreaktionen und suicidalen Tendenzen einher.

Die gerade im Kindes- und Jugendalter verhältnismäßig günstigen Voraussetzun-gen zur Abgrenzung zwischen Anlage und Umwelt haben einerseits dazu geführt, daß dieser Begriff nur noch selten gebraucht wird, er kann andererseits jedoch nicht völlig entbehrt werden.

Wie wichtig langfristige katamnestische Untersuchungen von psychisch gestörten Kindern für eine Kritik und eine Revision erstarrter ätiopathogenetischer Klassifika-tionen sein können, zeigen die Untersuchungen eines Schweizer Kinderpsychiaters. KOCHMANN (1963) führte bei 69 kindlichen Psychopathien im 4. und 5. Lebensjahr-zehnt Nachuntersuchungen durch. Von den 62 überlebenden Probanden waren 46 psychisch unauffällig und sozial gut eingeordnet. In 16 Fällen war die weitere Ent-wicklung gescheitert: 9 Probanden waren kriminell geworden, 2 Probanden chronische Trinker, 3 Mädchen Prostituierte, in 2 Fällen kam es zum Ausbruch schizophrener Psychosen. — Zu ähnlichen Ergebnissen gelangte SPIEL; er beobachtete 43 charakter-lich abnorme Kinder über 6—8 Jahre, davon wurden 23 in dieser Zeit unauffällig.

In unserem gesamten Untersuchungsgut (5818 Kinder von 1942—1968) wurde nur bei 4 Kindern eine konstitutionelle bzw. psychopathische Depression diagnostiziert. Von diesen 4 Kindern konnte die Katamnese in 2 Fällen nicht erhoben werden, weil sich die Anschrift nicht feststellen ließ. In einem weiteren Fall war eine Nachunter-suchung nicht möglich, weil die Probandin durch Suicid aus dem Leben geschieden war. Bei dem letzten Kasus war die Diagnose einer psychopathischen Depression bei meh-reren klinischen Aufenthalten bestätigt worden.

5.2 Milieureaktive Gesichtspunkte

Neben dem erbgenetischen Aspekt tritt für die psychische Entwicklung des Kindes die durch das jeweilige häusliche Milieu begünstigte oder gestörte Entfaltung des psychischen Potentials, die gemeinsam die entscheidenden Faktoren für die gesamte Entwicklung des Kindes darstellen.

Die Klärung der Pathogenese eines depressiven Syndroms im Kindesalter erfordert auch eine möglichst umfassende Kenntnis der persönlichen Probleme der Eltern in der Familie, im Beruf und in der Gesellschaft. Der Kinderpsychiater muß sich darüber hinaus aus diagnostischen und therapeutischen Gründen eingehend mit ihren Er-ziehungszielen und -praktiken vertraut machen. Die psychopathologische Untersuchung kann nie allein dem Kind gelten, sie umfaßt zwangsläufig seine Eltern und ihre Er-ziehungsmethoden und ist um so bedeutungsvoller, je jünger und somit abhängiger das Kind von den Eltern ist und je mehr der Untersucher ausschließlich auf deren Angaben angewiesen ist. In extremen Fällen genügt die Untersuchung und die Be-handlung psychisch gestörter oder kranker Eltern, um depressive Verstimmungen der Kinder zu bessern oder zu beseitigen.

Während des in der Säuglings- und Kleinkindzeit beginnenden Trainings- und Lernprozesses haben die Eltern eine absolut dominierende Rolle inne, die in der Schul-zeit und in der Zeit der Adoleszenz zunehmend von den integrierenden Über-Ich-

Funktionen übernommen werden. Das schließt ihre eigene Affizierbarkeit, Resonanz- und Reaktionsprozesse und daraus erwachsende hindernde oder fördernde Impulse nicht aus. Erst über viele Zwischenstufen gelangen Kinder und Eltern schließlich zu einer partnerschaftlichen Beziehung mit wechselnden liebenden oder feindseligen Haltungen: immer aber liegt eine gegenseitige Stimulation vor. Erziehung ist aus dieser Sicht ein immerwährender Prozeß, in dem Kinder und Eltern Erfahrungen mit- einander machen und voneinander lernen.

Bereits im Säuglingsalter kann es zu schädlichen Konfrontationen, die durch ent- täuschte Erwartungen und Hoffnungen der Eltern die Grundlagen für pathogene Hal- tungen dem Kind gegenüber abgeben können, kommen. Nicht nur der äußere Habitus des Neugeborenen, körperliche Mißbildungen, Lähmungen oder Krampfanfälle können die optimistischen Erwartungen einer Mutter tief enttäuschen und zu schwerwiegen- den und zusätzlich kränkenden Aktionen gegenüber dem Kind führen. Auch die widerwillige Hinnahme des angeborenen Temperamentes eines Kindes, bereits eine ge- steigerte motorische Unruhe oder eine höhergradige vegetative Erregbarkeit kann die ablehnende Haltung einer Mutter verstärken. Daß es sich dabei überwiegend um „instinktschwache" (ASPERGER, 1965), primär unmütterliche Frauen handelt, dafür finden sich vergleichbare Beobachtungen in der Ethologie: Es gibt Muttertiere, die prinzipiell ihre Neugeborenen nicht „annehmen". In freier Wildbahn kommen die ausgesetzten Jungtiere rasch um, während sie in der Domestikation anderen Mutter- tieren übergeben werden können.

Die Grundstimmung, die Stimmungslage und die Stimmungsqualität sind wesent- liche Bestandteile der Ich-Befindlichkeit, die entscheidend an der Erlebnistönung, den Handlungen und Willensakten beteiligt sind. HOMBURGER (1926) bezeichnete sie als Lebensgefühl.

Depressive Reaktionen auf Veränderungen und Konflikte in oder mit der Umgebung kommen im Kindesalter häufig vor. HOMBURGER berichtete über 40—50 täglich lust- und unlustgetönte Gefühlsentladungen bei 3—4jährigen normalen Kindern. Alle Ur- sachen milieureaktiver depressiver Verstimmungen aufzuzeigen zu wollen, hieße eine Symptomatik aller pathogenen Konflikte und der peristatischen Einflüsse abzugeben.

5.21 Emotionale Mangelsituation im frühen Kindesalter

Die Wurzeln milieureaktiver bzw. neurotischer depressiver Verstimmungszustände lassen sich sehr oft, nach Meinung vieler Psychiater und nach den Erfahrungen fast aller Kinderpsychiater und Psychoanalytiker regelmäßig bis in das 1. Lebensjahr zurückverfolgen. In diesem Zeitraum ist die normale psychische und physische Ent- wicklung des Säuglings von einer ausreichenden emotionalen und materiellen Sättigung und Zufriedenstellung abhängig. In der interpersonalen Aktion der Mutter-Kind- Dyade, die durch Zärtlichkeit, Wärme und Nahrung den Verlust der uterinen Urhöhle ersetzen muß, erlebt der Säugling in einer gesunden Umgebung Sicherheit und Ge- borgenheit und gelangt über Haut- und Blickkontakte in das Stadium einer zuver- lässigen sozialen Kontaktaufnahme in emotionaler Übereinstimmung mit seiner Um- welt.

Wenn die emotionale und physische Entwicklung eines Säuglings in diesem Sta- dium durch Entbehrungen und Mängel in der personalen Zuwendung und Pflege häufiger kurzfristig oder über längere Zeiträume anhaltend beeinträchtigt wird, können sich schwere und teilweise offenbar irreversible seelische Störungen entwickeln. In erster Linie handelt es sich dabei um depressive, aber auch um schizoide Neurosen (SCHULTZ-HENCKE, 1951), die ein frühes negatives Vorzeichen vor die weitere Entwicklung setzen.

Depressive milieureaktive Fehlentwicklungen finden sich in erster Linie bei solchen Kindern und Jugendlichen, die in der frühen Kindheit keine konstante liebevolle Zuwendung und Erziehung erfuhren. Etwa Voll-, Vater- oder Mutterwaisen, Kinder in häufig wechselnden Pflege- und Adoptivstellen und in Heimen, Kinder kranker oder beruflich überforderter Mütter und Väter, Kinder aus getrennten oder geschiedenen Ehen, ferner pädagogisch oder intellektuell überforderte oder körperlich mißgebildete Kinder.

Tabelle 34. *Heimaufenthalte und Pflegestellen bis 6. Lebensjahr (n = 105; 37 Mädchen, 68 Jungen)*

Aufenthaltsdauer	Anzahl	%	Anzahl insges.	% insges.
Im 1. Lebensjahr mehr als 6 Monate	8	7,6		
Im 1.—3. Lebensjahr mehr als 12 Monate	11	10,5		
Bis 6. Lebensjahr mehr als 36 Monate	3	2,9		
Bis 6. Lebensjahr mehr als 60 Monate	11	10,5	33	31,5
Mehr als 3 Heime/Pflegestellen bis 6. Lebensjahr	8	7,6		
Keine Angaben	5	4,8		
Keine Heimaufenthalte bis 6. Lebensjahr	67	63,7	72	68,5
Insgesamt			105	100,0

Tabelle 34 stellt dar, daß sich 33 von den insgesamt 100 Kindern, bei denen Angaben über die Aufenthaltsorte in der frühen Kindheit vorlagen, bis zum 6. Lebensjahr mindestens 6 Monate in einem oder in mehreren Heimen befunden hatten. Das heißt, $1/3$ aller Kinder befand sich in der frühen Kindheit über kürzere oder längere Zeit in einer entwicklungspathogenen Situation, die zum psychischen Hospitalismus führen kann. Bei $2/3$ der Kinder ließen sich keine Heimaufenthalte bis zum 6. Lebensjahr ermitteln.

Von den 33 emotional frustrierten Kindern befanden sich 8 im 1. Lebensjahr mehr als 6 Monate in Heimen und Pflegestellen, 11 vom 1.—3. Lebensjahr mehr als 12 Monate, 3 bis zum 6. Lebensjahr mehr als 36 Monate und 11 bis zum 6. Lebensjahr mehr als 60 Monate in außerfamiliären Gruppen oder Gemeinschaften. Statistische Gesamterhebungen mit einem vergleichbaren Zahlenmaterial liegen nicht vor. Es ist jedoch bekannt, daß in jedem Jahr etwa 25 000 Säuglinge für kurze oder längere Zeit in Säuglingsheime oder Kliniken der Bundesrepublik eingewiesen werden. Die Hälfte dieser 2,5% aller Neugeborenen bleibt dort mehr als 6 Monate. Die entsprechende Vergleichszahl unseres Gesamtkollektivs beträgt 7,6%, d. h., sie ist sechsmal so hoch.

Umfassende katamnestische Untersuchungen über das Lebensschicksal von Kleinkindern, die häufige kurze oder eine länger und anhaltende Trennung von ihren Beziehungspersonen in diesem vulnerablen Lebensalter erlitten, sind nicht bekannt. Kinderpsychiater und Psychoanalytiker stimmen jedoch weitgehend darin überein, daß eine emotionale Frustration dann zu schweren und irreversiblen emotionalen Schädigungen zu führen scheint, wenn sie im 1. Lebensjahr beginnt und 3 Jahre anhält.

Trennung von der Mutter im 2. Lebenshalbjahr setzt offenbar schwerere Schädigungen als ihre Abwesenheit während der ersten 6 Monate. Beginnt die Dauerseparation im 2. Lebensjahr, so pflegen sich ebenfalls Persönlichkeitsveränderungen auszubilden, darunter auch milieureaktive chronische depressive Syndrome. Eine pauschale Verurteilung jeglicher Heimerziehung nach dem Motto „better a bad family than a good institution" ist jedoch schon im Hinblick auf die Folgen einer Fehl- und Mißerziehung in einer äußerlich intakten Familie bzw. in einer emotional kargen oder kulturarmen häuslichen Umgebung nicht gerechtfertigt.

5.22 Ungünstige äußere Familienverhältnisse („Broken Home")

Einen wichtigen Hinweis auf den Grad der Intaktheit kann die Präsenz oder Nicht-Präsenz bzw. die emotionale Aktivität oder Passivität der Eltern abgeben. Die nachstehenden Ergebnisse lassen jedoch ebensowenig wie andere Veröffentlichungen über die Häufigkeit des „Broken Home" bei endogenen Depressionen (STENSTEDT, 1952; ERNST, 1965; ANGST, 1966) nur bedingt verwertbare Schlüsse zu. Die uneheliche Geburt kann das individuelle Schicksal eines Kindes etwa dadurch wesentlich günstiger gestalten als es sonst der Fall gewesen wäre, wenn es nicht bei einer emotional frigiden Mutter bleiben muß, sondern zu liebevollen Adoptiveltern kommt. Der Tod des Vaters oder der Mutter oder die Scheidung der Eltern ist keineswegs regelmäßig mit nachhaltiger Verschlechterung des sozialen Milieus verknüpft, nicht selten trifft das Gegenteil zu.

Tabelle 35. *Ungünstiges häusliches Milieu I — „Broken Home" (n=105; 37 Mädchen, 68 Jungen)*

	un-ehe-liche Geburt	Elternehe geschieden/getrennt			Tod der Mutter			Tod des Vaters		
		bis 3. Lj.	4.—6. Lj.	7.—15. Lj.	bis 3. Lj.	4.—6. Lj.	7.—15. Lj.	bis 3. Lj.	4.—6. Lj.	7.—15. Lj.
Mädchen	9	3	2	2	2	0	3	2	4	2
Jungen	14	10	2	5	1	2	0	8	3	6
M+J	23	13	4	7	3	2	3	10	7	8
	=21,9%	insgesamt 24=22,9%			ingesamt 8=7,6%			insgesamt 25=23,8%		

Unter einem *„Broken Home"* im engeren Sinne wird neben einer unehelichen Geburt der Tod der Mutter oder des Vaters oder die Trennung oder Scheidung der Eltern bis zum 15. Lebensjahr des Probanden verstanden.

Ein wichtiger Hinweis dafür, daß die Milieubedingungen unseres Gesamtkollektivs häufiger gestört sind als bei Kindern der Durchschnittsbevölkerung, ergibt sich bereits daraus, daß 22% der Probanden unehelich geboren wurden. Die Vergleichszahl unehelicher Kinder in West-Berlin im Jahre 1967 betrug 9,41%. Wenn man vom eigenen Material auf die Gesamtheit schließen würde, müßte der Anteil der unehelichen Kinder mindestens 14,5%, höchstens 31% (bei einer statistischen Sicherheit von 95%) oder aber der Anteil der unehelichen Kinder mindestens 12,4% und höchstens 34% (bei einer statistischen Sicherheit von 99%) betragen. Die ermittelten 9,41% liegen außerhalb der Konfidenzbreite. Das eigene Material ist somit sicher keine Stichprobe aus der Gesamtzahl der Kinder in Berlin.

Ein weiteres wesentliches Merkmal der Tabelle 35 ist, daß fast $1/4$ aller depressiven Kinder (insgesamt $25 = 23,8\%$) bis zum 15. Lebensjahr den *Vater* durch Tod verloren hatten. Bis zum 3. Lebensjahr waren bereits 10 Kinder ($9,52\%$) Vaterwaisen und bis zum 6. Lebensjahr 17 ($16,19\%$) Kinder.

Ihre *Mütter* hatten bis zum 15. Lebensjahr 8 Kinder ($7,62\%$) verloren. Davon waren 3 ($2,86\%$) bereits bis zum 3. Lebensjahr und 5 ($4,76\%$) bis zum 6. Lebensjahr Mutterwaisen.

Durch *Scheidung* oder Trennung der Ehe der Eltern hatten bis zum 15. Lebensjahr 24 Probanden vorwiegend einen, in 6 Fällen beide Elternteile verloren. Bei 13 Kindern war die Scheidung bzw. Trennung bereits vor dem 3. und bei 4 Kindern vor dem 6. Lebensjahr erfolgt.

Vergleichbare Untersuchungsergebnisse über die Häufigkeit des „Broken Home" bei depressiven Verstimmungszuständen im Kindes- und Jugendalter sind nicht bekannt. CAIN und FAST (1966) untersuchten 45 verhaltensgestörte Kinder zwischen 4 und 14 Jahren, deren einer Elternteil Suicid begangen hatte. Der Selbstmord war unterschiedlich lange vorher geschehen. 11 der 45 Kinder waren nach den amerikanischen Autoren „psychotisch". 60% der Gesamtgruppe zeigten entweder eine depressive oder aggressive Symptomatik. Diese und andere kinderpsychiatrische Untersuchungen, die sich mit den aktuellen Reaktionen auf den Elternverlust in der Kindheit (ARTHUR u. KEMME, 1964; KEELER, 1954) beschäftigen, bieten wegen der kurzen zeitlichen Abstände nach dem Tod eines Elternteiles kein verwertbares Vergleichsmaterial.

Im europäischen, besonders jedoch im angelsächsischen Kulturkreis spielen dagegen die „Bereavement"-Forschungen bei psychiatrisch kranken Erwachsenen eine große, wenngleich weiterhin noch umstrittene Rolle über den praktischen und theoretischen Wert ihrer Ergebnisse.

ARCHIBALD et al. (1962) führten eine repräsentative Vergleichserhebung an 1000 erwachsenen Patienten einer ambulanten psychiatrischen Klinik mit denen einer Lebensversicherung durch. Sie kamen zu dem Ergebnis, daß seelisch Kranke in einem wesentlich höheren Prozentsatz früher zu Waisen als die Durchschnittsbevölkerung ($21,2\% : 7,25\%$) werden und daß Kinder beider Gruppen ihren Vater etwas häufiger als ihre Mutter verlieren. Die seelisch Kranken verwaisten bis zum 8. Lebensjahr doppelt so häufig wie der Bevölkerungsdurchschnitt. Der Verlust eines Elternteiles sei ein unspezifisches Trauma und lasse keine Zuordnung zu einer bestimmten seelischen Störung zu. BROWN (1961) stellte an einem Krankengut von 216 depressiven Erwachsenen fest, daß diese in 41% im Alter bis zum 15. Lebensjahr Waisen geworden waren. Der Prozentsatz für die Durchschnittsbevölkerung Englands liege dagegen bei 16%. Der Verlust des Vaters wirkte sich besonders in den späteren Kindheitsjahren traumatisierend aus, während die Trennung von der Mutter für alle kindlichen Altersstufen einen entscheidenden Einschnitt bedeutete. Die Therapie müsse bereits in der Kindheit erfolgen, um die Entstehung schwerer psychiatrischer Erkrankungen zu verhindern. Waisenschaft in der Kindheit führe über doppelt so häufig wie bei der Durchschnittsbevölkerung zur Entwicklung depressiver Syndrome. „The results of this study provide an added reason for diminishing the distinction between adult and child psychiatry."

Diese und andere Arbeiten kritisierte DENNEHY (1966) aus methodischen Gründen. Das Geburtsjahr und das Alter der Eltern bei der Geburt seien nicht ausreichend berücksichtigt und die Untersuchungsergebnisse nicht ausreichend differenziert dargestellt worden. Unter Anlegung subtiler Untersuchungsmethoden untersuchte er 1020 psychiatrische Patienten. Daher fanden sich statistisch gesicherte Beziehungen zwischen dem Verlust der Eltern durch Tod vor dem 16. Lebensjahr des Kindes und der späteren Entwicklung einer Depression, Schizophrenie und eines Alkohol- oder Drogenmißbrauchs. Depressive männliche Patienten hatten bis zum 14. Lebensjahr ihre Mutter häufiger als ihren Vater verloren (11,2 : 6,0%), weibliche depressive Patienten dagegen häufiger ihren Vater als ihre Mutter (4,9 : 2,2%).

Unsere an einem wesentlich geringeren Zahlenmaterial gewonnenen Ergebnisse konnten diese theoretisch interessanten Befunde nicht bzw. nur teilweise bestätigen. Unter den Mädchen fanden sich bis zum 15. Lebensjahr 21,6% Vaterwaisen gegenüber 13,5% Mutterwaisen. Von den Jungen verloren bis zu ihrem 14. Lebensjahr ihre Mutter nur 4,4%, ihren Vater dagegen 25%.

MUNRO (1964) kam bei epidemiologischen Untersuchungen an 102 Erwachsenen mit endogenen Depressionen und 51 Fällen mit reaktiven Depressionen dagegen zu wesentlich anderen Ergebnissen. Er verglich sie mit einer Kontrollgruppe von 210 Patienten mit inneren oder chirurgischen Krankheiten und stellte fest, daß depressive Erwachsene insgesamt nicht häufiger einen Elternteil vor ihrem 16. Geburtstag verloren hatten als gesunde. Erwachsene mit endogenen Depressionen hatten jedoch häufiger einen Elternteil durch Tod vor dem 16. Geburtstag verloren als erwachsene depressive Neurotiker. Es ergaben sich keine Hinweise dafür, daß der Tod der Mutter schwerwiegender war als der des Vaters. ANGST (1966) stellte bei 326 endogendepressiven Probanden fest, daß die Häufigkeit eines „Broken Home" unter den endogen-depressiven Kranken nicht von der Durchschnittsbevölkerung abweicht. Dagegen stammten Depressive, die nach dem 50. Lebensjahr erstmalig erkrankten, statistisch signifikant häufiger aus äußerlich gestörten Familienverhältnissen als die Patienten, die vor dem 50. Lebensjahr erkrankten. Schließlich untersuchte MUNRO (1965) 210 Patienten einer internistischen und chirurgischen Poliklinik, die als psychisch unauffällig bezeichnet wurden und nie an einer psychiatrischen Krankheit gelitten hatten. Er stellte fest, daß 19,5% von ihnen vor dem 16. Lebensjahr mindestens einen Elternteil verloren hatten. 18% des gesamten befragten Bevölkerungsteiles hatten gestörte Beziehungen zu einem oder beiden Elternteilen. MUNRO folgerte daraus, daß der Elternverlust allein nicht als wichtiger prädisponierender Faktor für eine seelische Krankheit betrachtet werden könne.

Diese Schlußfolgerung kann im Hinblick auf die 105 depressiven Kinder und Jugendlichen der vorliegenden Untersuchung nicht akzeptiert werden, da hier wesentlich andere Relationen vorliegen. 50,5% (bei MUNRO 19,5%) der depressiven Mädchen und Jungen hatten bis zum 15. Lebensjahr mindestens einen Elternteil durch Tod oder durch Trennung oder Scheidung der Eltern verloren! Auch wenn man den von IMBODEN, CANTER u. CLUFF (1963) bei 500 gesunden Erwachsenen ermittelten Prozentsatz von 25 zugrunde legt, die während der Kindheit den Verlust eines Elternteils erlitten hatten, bleibt der enorm hohe Prozentsatz des Elternverlustes unseres depressiven Kollektivs sehr bedeutsam.

Es besteht nach diesen Untersuchungsergebnissen kein Zweifel darüber, daß pathogenetische Beziehungen zwischen dem Verlust der Eltern in der Kindheit und der Entwicklung anhaltender depressiver Verstimmungszustände in der Kindheit bestehen. Die katamnestischen Untersuchungsbefunde stimmen dagegen weitgehend mit denen an erwachsenen depressiven Probanden gewonnenen Feststellungen über die Bedeutung eines „Broken Home" in der Kindheit überein: Die Existenz eines Broken Home in der Kindheit hatte keinen statistisch signifikanten ungünstigen Einfluß auf das Lebensschicksal.

Tabelle 36 spiegelt die starken inneren Spannungen, Konflikte und Gestörtheiten äußerlich intakter familiärer Intimgruppen wider. Sie zeigen sich in disharmonischen

Tabelle 36. *Ungünstiges häusliches Milieu II — erweitertes „Broken Home" (n = 105; 37 Mädchen, 68 Jungen)*

Häusliche Situation	M	(%)	J	(%)	J+M (insges. %)	
Disharmonische Elternehe	9	(24,4)	16	(23,5)	25	(23,8)
Mutter chronisch krank	4	(10,8)	16	(23,5)	20	(19,0)
Vater chronisch krank	2	(5,4)	5	(7,4)	7	(6,7)
Bei Mutter und Stiefvater	2	(5,4)	12	(17,6)	14	(13,3)
Bei Mutter und „Onkel"	2	(5,4)	1	(1,5)	3	(2,9)
Bei Vater und Stiefmutter	5	(13,5)	2	(2,9)	7	(6,7)
Bei Vater und „Tante"	—	—	—	—	—	—
In Pflegefamilie	—	—	2	(2,9)	2	(1,9)
In Adoptivfamilie	1	(2,7)	—	—	1	(1,0)
Bei Mutter allein	4	(10,8)	13	(19,1)	17	(16,2)
Bei Mutter und Großmutter	1	(2,7)	1	(1,5)	2	(1,9)
Bei Vater und Großmutter	—	—	—	—	—	—
Bei Großmutter oder Großeltern	1	(2,7)	1	(1,5)	2	(1,9)
Bei sonstigen Verwandten	2	(5,4)	—	—	2	(1,9)
Im Heim	5	(13,5)	4	(5,9)	9	(8,6)

Elternbeziehungen (23,8%), bei den Mädchen waren in 24,4% (Jungen 23,5%) die Elternehen gestört. In 19% (bei den Jungen 23,5%, Mädchen 10,8%) war die Mutter chronisch krank, dagegen lag nur bei 6,7% eine chronische Erkrankung des Vaters vor.

Ein hoher Prozentsatz der Kinder wuchs nicht in der ursprünglichen Familie auf. 16,2% lebten nur bei der Mutter, 13,3% bei der Mutter und einem Stiefvater und 2,9% bei der Mutter und einem „Onkel". Bei dem Vater und einer Stiefmutter wohnten 6,7%. In je 1,9% wurden die Kinder in einer Pflegefamilie, bei der Mutter und Großmutter gemeinsam oder bei der Großmutter bzw. den Großeltern oder bei sonstigen Verwandten erzogen. Nur 1 Kind lebte in einer Adoptivfamilie.

5.23 Ungünstige innere häusliche Verhältnisse

Die pädagogischen Reaktionen und Haltungen der Eltern zum Kind sind in erster Linie als Ausdruck der eigenen, durch endo- und exogene Faktoren geformten Persönlichkeitsstruktur anzusehen. Bei der Beurteilung der pädagogischen Elternhaltung ist zu berücksichtigen, daß zwischen akzeptierten Erziehungstheorien und täglichen Erziehungspraktiken bei den meisten Eltern mehr oder minder starke Differenzen bestehen, die sich aus der Inkongruenz von intellektueller Einsicht und emotionaler Leistungsfähigkeit erklären.

Die unbewußten oder bewußten pädagogischen Elternfehlhaltungen weisen sehr häufig auf schwerwiegende Fehler in der eigenen Erziehung zurück, vor allem auf Mängel der Affektbeherrschung und -kultivierung. Viele Eltern kennen ihre Fehler und die sich daraus ergebenden Gefahren, sie können jedoch ihre Mängel nicht oder doch nicht ohne fremde Hilfe abstellen. Sie tragen die eigene psychische Gestörtheit in die Erziehung ihrer Kinder hinein. Das Kind ist das Manifestationsobjekt ihrer seelischen Disharmonie und Symptomträger seelisch gestörter Eltern.

Psychoanalytische Untersuchungen von SCHAEFER u. BELL (1958) über das Parental Attitude Research Instrument in diesem Zusammenhang zeigten etwa, daß enge Beziehungen zwischen den Erziehungshaltungen der Mütter und der Rolle bestehen, die diese Mütter selbst als Kind in der Eltern-Kind-Relation spielten.

Extreme pädagogische Elternhaltungen drücken sich einerseits in einer dominativ-diktatorischen, einer autoritären und andererseits in einer tolerant-permissiven, einer demokratischen Erziehung aus. Zwischen diesen kontrastierenden Polen einer strengen und fordernden Erziehung einerseits und einer freiheitlichen und gewährenden Erziehung andererseits liegt ein breites Kontinuum, das eine Fülle von Kombinationen zuläßt.

Die *autoritäre* pädagogische Elternhaltung wird in einigen Fällen autoritär-diktatorischen Wertvorstellungen entspringen, sie kann aber auch Ausdruck einer inneren Unsicherheit sowie einer persönlichen Bequemlichkeit sein. Sie kann eine bloße Nachahmung traditioneller Familienpraktiken darstellen und besonders in konservativen Kulturen von hohem Wert sein, solange diese Prinzipien von der Gesellschaft allgemein anerkannt werden. Die autoritäre Haltung stellt in anderen Fällen wiederum das Ergebnis feindseliger, ablehnender oder gar sadistischer Tendenzen gegenüber dem Kind dar.

Die *demokratische* pädagogische Elternhaltung ist ebenfalls nicht immer der Ausdruck einer von hohen Idealen der Toleranz und der Freiheit getragenen Wertvorstellung. Es finden sich vielfältige motivische Differenzierungen, die von einer übermäßig freiheitlichen (superliberalen) bis zu einer gleichgültig-vernachlässigenden (verwahrlosenden) Haltung reichen und damit gleichfalls schädigend wirken können.

Beide Extremtypen pädagogischer Haltungen können Erziehungsartefakte bewirken und psychische Fehlentwicklungen in Gang setzen. Das *„autoritäre Syndrom"* (ADORNO et al., 1950) mit Demutshaltung, Subordination und mangelnder Selbstachtung einerseits und das *„dissoziale Syndrom"* mit Verantwortungsscheu, Nachlässigkeit und Triebenthemmung andererseits. Nach den bisherigen pädagogischen Erfahrungen überwog nach der Häufigkeitsverteilung die therapeutische Korrektur erzieherischer Fehlhaltungen in Richtung auf ein demokratischeres Verhalten der Eltern zu den Kindern. In jüngster Zeit läßt sich dagegen ein starkes Ansteigen partiell oder total vernachlässigter, verwilderter oder verwahrloster Kinder oder Jugendlicher beobachten. Depressive Zustandsbilder finden sich sowohl bei autoritär wie bei demokratisch erzogenen Kindern, allerdings mit einer unterschiedlichen Häufigkeit.

Bei einer Auszählung der insgesamt 90 Kinder, von denen 31 eine autoritäre und 30 eine Pendelerziehung erhielten (insgesamt 61) und der 29 Kinder mit einer demokratischen Erziehung ergaben sich insgesamt 751 Symptome. Die Frequenz depressiver psychischer Symptome war wesentlich höher bei Kindern mit einer autoritären (einschließlich Pendel-) Erziehung als bei Kindern mit einer demokratischen Erziehung. Die 61 Kinder mit einer autoritären (bzw. Pendel-) Erziehung wiesen 541 depressive Merkmale auf, bei den 29 Kindern mit einer demokratischen Erziehungsform fanden sich dagegen nur 210 Merkmale. Die Abweichung von einer Gleichverteilung der Symptome ist mit 97,5% statistischer Sicherheit ($\chi^2 = 6,24$, d.f. = 1) signifikant. Nur ganz wenige Symptome waren bei demokratisch erzogenen Kindern, mehr als rechnerisch zu erwarten war, vertreten (z. B. Agitiertheit, leichte Erschöpfbarkeit, Suicidimpulse), dieser Überhang ist jedoch nur gering und nicht statistisch signifikant. Die Symptomhäufigkeit depressiver Syndrome steht somit in einem eindeutigen Zusammenhang mit der Erziehungsform.

Tabelle 37 a gibt eine Übersicht über die pädagogischen Haltungen der Eltern, wie sie bei 153 Vätern und Müttern ermittelt werden konnte. Für die Restgruppe der Eltern ließ sich die Erziehungsform anhand der Krankengeschichten nur in 16 Fällen als unauffällig bzw. „normal" feststellen, in allen übrigen Fällen fehlten diesbezügliche Hinweise. Prima vista ist die große Fallzahl der autoritären und zwanghaften Erziehungsformen einerseits und der vernachlässigenden und der verwöhnenden Erziehungsformen andererseits auffallend sowie die Anzahl körperlicher Mißhandlungen. Aus den Paarkombinationen aller elterlichen Fehlhaltungen der Mädchen, der Jungen und der Mädchen und Jungen insgesamt ergab sich, daß sowohl autoritäre wie vernachlässigende Erziehungsformen besonders häufig mit körperlichen Mißhandlungen der Kinder einhergingen. Verwöhnende Einstellung des einen Elternteils wurde in gleich hohem Maße mit zwanghaft-ehrgeizigen oder vernachlässigenden Tendenzen des anderen Elternteiles angetroffen.

Tabelle 37 a. Pädagogische Haltungen der Eltern

	Mädchen	Jungen	insgesamt
Autoritär — dominativ	10	15	25
Zwanghaft — ehrgeizig	9	13	22
Ängstlich — überprotektiv	2	7	9
Sadistisch — quälerisch	1	4	5
Körperliche Mißhandlungen	11	13	24
Vernachlässigend — verwahrlosend	16	23	39
Verwöhnend	9	20	29

Tabelle 37 b. *Pädagogische Elternhaltungen und depressive Symptomatik*

Symptom	repress.	permiss.	pendelnd	ohne Ang.	χ^2	stat. Sicherheit %
Angst	18	15	26	6	9,15	97
Grübeln	7	1	9	4	7,20	95
Gereiztheit	6	3	7	2	6,03	95
Innere Unruhe	6	1	3	2	3,90	80
Kontaktsucht	4	2	11	1	9,63	99
Suicidversuch	4	1	6	2	3,78	80
Stimmungsschwankungen	7	2	8	2	4,18	80
Zwangssymptomatik	7	2	8	—	4,18	80

Für die weitere statistische Auswertung wurden drei Hauptgruppen pädagogischer Elternhaltungen nach den vorliegenden Aufzeichnungen und Auszählungen gebildet. Unter die *repressive* Elternhaltung wurden subsumiert: autoritär-dominative, zwanghaft-ehrgeizige, ängstlich-überprotektive und sadistisch-quälerische Erziehungsformen mit und ohne körperliche Mißhandlungen.

Unter die *permissive* Erziehungshaltung der Eltern wurden subsumiert die vernachlässigende und die verwöhnende Erziehung.

Als *Pendel-Erziehung* wurden Erziehungsformen gekennzeichnet, in dem entweder ein Elternteil labile, inkonsequente Erziehungsmethoden praktizierte oder beide Elternteile konsequent konträre Erziehungspraktiken verfolgten.

Einer überwiegend repressiven Erziehung wurden 31 (29,52%) der Kinder unterworfen. Eine permissive Erziehung erhielten 29 (27,62%) und eine Pendel-Erziehung 30 (28,57%) Kinder. Bei 15 (14,29%) Kindern reichten die vorhandenen Angaben nicht zu einer Einordnung aus.

Bei einer Gegenüberstellung sämtlicher psychischen Symptome der Kinder im Hinblick auf die drei Hauptgruppen pädagogischer Elternhaltungen ergaben sich bemerkenswerte Unterschiede. Von diesen wurden in Tabelle 37 b nur die 8 Symptome mit einer statistischen Sicherheit von 97,5 bis 80,0% aufgenommen. Soweit signifikante Abweichungen festgestellt wurden, wiesen diese immer Assoziationen mit repressiver und Pendel-Erziehung auf. Daraus ist zu schließen, daß auch bei der Pendel-Erziehung die repressiven Erziehungsformen dominieren. Für die weitere Auswertung wurden deshalb die repressive und die Pendel-Erziehung zusammengefaßt (61 Fälle = 58,10%) und der permissiven Erziehung (29 Fälle = 27,62%) gegenübergestellt.

Tabelle 38 und 39 vergleichen die tatsächlich beobachteten *Frequenzen* psychischer und psychosomatischer Symptome bei repressiver und permissiver Erziehung mit den rechnerisch ermittelten Werten. Die rechnerische Frequenz ist die Häufigkeit, die sich bei völliger Proportionalität ergeben würde. Die durch Fettdruck gekennzeichneten Zahlen zeigen an, daß bei der jeweiligen Erziehungsform das betreffende Symptom häufiger als zu erwarten beobachtet worden ist.

Die depressive psychische Symptomatik von Kindern und Jugendlichen, die vorwiegend *repressiv* erzogen wurden, dokumentieren sich in der Reihenfolge der Differenzwerte mit den Merkmalen Grübeln, Angst, Kontaktsucht, Stimmungsschwankungen, Zwangssymptome, Bedrücktheit, Suicidversuche, Überangepaßtheit, Gereiztheit, innere Unruhe, Spielhemmung, „Stilles Kind" und Dysphorie. Sie weisen folgende über die rechnerische Erwartung hinausgehende psychosomatischen Symptome auf: Kotschmieren, Aggressionen, psychogene Anfälle und Kopfschmerzen.

Die psychische Symptomatik der Kinder mit einer vorwiegend *permissiven* Erziehung weist keine über die rechnerischen Werte hinausgehenden positiven Differenzen auf. Die psychosomatische Symptomatik zeigt in der Reihenfolge ihrer Differenzwerte folgende Merkmale: Nägelknabbern, unmotiviertes Weinen, Fettsucht, motorische Stereotypien, genitale Manipulationen und Übelkeit — Erbrechen.

Die bei der Berechnung der Gesamtfrequenz aller depressiven Symptome ermittelte Häufung psychischer und psychosomatischer Symptome bei repressiven pädagogischen Einstellungen der Eltern erfährt durch die Auszählung und die Gegenüberstellung von beobachteten und rechnerisch ermittelten Frequenzen eine weitere Bestätigung. Besonders auffallend ist die Tatsache, daß bei einer vorwiegend repressiven Erziehung überwiegend psychische depressive Symptome angetroffen werden, während sich bei

Tabelle 38. *Pädagogische Elternhaltung und psychische Symptomatik*

Psychische Symptome	Repressive Erziehung beob. rechn. Diff.			Permissive Erziehung beob. rechn. Diff.			χ^2	stat. Sicherh. %
8 Grübeln	16	11,5	**4,5**	1	5,5	−4,5	7,20	99
4 Angst	44	40,0	**4,0**	15	19,0	−4,0	3,62	90
17 Kontaktsucht	15	11,5	**3,5**	2	5,5	−3,5	4,02	95
28 Stimmungsschwankungen	15	11,5	**3,5**	2	5,5	−3,5	4,02	95
33 Zwangssymptome	15	11,5	**3,5**	2	5,5	−3,5	4,02	95
5 Bedrücktheit	18	14,9	**3,1**	4	7,1	−3,1	2,63	80
26_2 Suicidversuche	10	7,5	**2,5**	1	3,5	−2,5	3,07	90
29 Überangepaßtheit	28	25,8	**2,2**	10	12,2	−2,2	1,05	70
12 Gereiztheit	13	10,8	**2,2**	3	5,2	−2,2	1,62	70
15 Innere Unruhe	9	6,8	**2,2**	1	3,2	−2,2	2,54	80
20_2 Spielhemmung	16	14,2	**1,8**	5	6,8	−1,8	0,89	60
25 „Stilles Kind"	16	14,2	**1,8**	5	6,8	−1,8	0,89	60
6 Dysphorie	10	8,8	**1,2**	3	4,2	−1,2	0,58	60

Tabelle 39. *Pädagogische Elternhaltung und psychosomatische Symptomatik*

Psychosomatische Symptome	Repressive Erziehung beob. rechn. Diff.			Permissive Erziehung beob. rechn. Diff.			χ^2	stat. Sicherh. %
16 Kotschmieren	7	4,7	**2,3**	0	2,3	−2,3		99
1 Aggressionen	26	24,4	**1,6**	10	11,6	−1,6	0,54	50
25 Psychogene Anfälle	4	2,7	**1,3**	0	1,3	−1,3		90
13 Kopfschmerzen	10	8,8	**1,2**	3	4,2	−1,2	0,58	50
30 Übelkeit — Erbrechen	2	3,4	−1,4	3	1,6	**1,4**	1,87	80
9 Genitale Manipulationen	3	4,7	−1,7	4	2,3	**1,7**	2,16	80
19 Motorische Stereotypien	3	4,7	−1,7	4	2,3	**1,7**	2,16	80
8 Fettsucht	1	2,7	−1,7	3	1,3	**1,7**	3,50	90
33 Unmotiviertes Weinen	10	14,2	−4,2	11	6,8	**4,2**	5,10	97
21 Nägelknabbern	9	13,6	−4,6	11	6,4	**4,6**	6,11	97

vorwiegend permissiven Erziehungsformen überwiegend psychosomatische depressive Symptome nachweisen ließen. Die hier nicht aufgeführten psychischen oder psychosomatischen Symptome verhielten sich bei dem Vergleich indifferent.

Bei einer Gegenüberstellung der 37 Mädchen und 68 Jungen ergab sich, daß diese im gleichen Verhältnis eine repressive oder permissive Erziehung erfahren hatten. Eine Geschlechtsabhängigkeit der Erziehung ließ sich ($\chi^2 = 0,26$, d.f. $= 2$) somit nicht nachweisen.

Die ganze Variationsbreite pathogener *Milieubedingungen* läßt sich nur sehr bedingt in Tabellen darstellen, weil sie sich generalisierenden Zusammenfassungen schon wegen der singulären Existenz ihrer Einzelmerkmale entziehen. Sie lassen sich selbst bei kasuistischen Einzeldarstellungen nur als vorherrschende Tendenzen, als dominierende Haltungen oder habituelle Einstellungen umschreiben, ohne immer alle feineren Verästelungen in der Matrix der Kind-Eltern-Beziehungen und in ihrer oft vorhandenen Ambivalenz aufzeigen zu können. Nicht ohne weiteres lassen sich Eltern, die gelegentlich im Affekt oder aus „kalter Überlegung" ihr Kind körperlich züchtigen, als lieblos, sadistisch oder primitiv einstufen. LORENZ (1965) wies darauf hin, daß Affenjunge im allgemeinen besonders zu den älteren Tieren eine intensive Beziehung entwickeln, von denen sie auch geschlagen werden. Nicht regelmäßig steht hinter einer objektiv-sadistischen Erziehungshaltung eine auf subjektiv-sadistische Triebbefriedigung abzielende Elternhaltung. Eine das Kind passiv vernachlässigende Mutter kann durchaus über mütterliche Gefühle verfügen, die aus sozialen Gründen in ihrer Entfaltung gehemmt werden oder deren Entwicklung durch eine selbst erfahrene Fehlerziehung beeinträchtigt wurde. Wie sollen solche feineren Tönungen der emotionalen Haltungen der Eltern zu Kindern, die gewünscht und geliebt oder unerwünscht und ungeliebt vorhanden sind, in einer Untersuchung sichtbar gemacht werden?

Selbst wenn sich unter ordnenden Oberbegriffen milieureaktive Störungsfaktoren einordnen lassen und zur Geltung gebracht werden können, läßt sich eine das Verständnis aufschließende Differenzierung allenfalls nur am Einzelfall durchführen. Einer statistischen Erfassung entgehen etwa als Mädchen erwünschte und erzogene Knaben, wie wir dies in 16 Fällen ausdrücklich vermerkt fanden. Es entgehen ihr unerwünschte eheliche Kinder in „intakten" Familien, die emotional vernachlässigt und ohne Gefühlsbeziehung mit einem permanenten „Urmißtrauen" heranwachsen. Das ganze Ausmaß eines mehrfachen Wechsels sämtlicher Beziehungspersonen mit totaler Veränderung der Umgebung entzieht sich überhaupt einer schildernden Darstellung. Das schwachbegabte, depressive Kind mit einer ableitbaren und einfühlbaren Schulangst steht hoffnungslos allein und gerät in eine Außenseiterposition, weil neben Mitschülern und Lehrern manchmal auch liebende Eltern in Verkennung ihrer Fürsorgepflicht das Kind durch Lerntorturen zur Verzweiflung und Resignation treiben. Das depressiv-dissoziale Kind schließlich ist durch das chaotische Milieu so sehr an die Regeln der Regellosigkeit gebunden, daß seine depressive Einstellung aus psychohygienischer Sicht als Ausdruck gesunder Ich-Anteile angesehen werden kann. Dieser Katalog an Aufzählungen ließe sich beliebig erweitern.

5.3 Somatische Gesichtspunkte

Depressiv-dysphorische und depressiv-hypochondrische Störungen oder Verstimmungszustände als Folgeerscheinungen einer traumatischen substantiellen Hirnschädigung werden bei Erwachsenen im allgemeinen den posttraumatischen Wesens- und Persönlichkeitsveränderungen hinzugerechnet. In der Psychiatrie des Erwachsenenalters stellen die symptomatischen Depressionen die direkte (somatogene) Folge einer Grundkrankheit dar, sie werden gelegentlich auch bei cerebralen Anfallsleiden und Schizophrenien (STRÖMGREN, 1969) beobachtet. In dem nosologischen Schema von HIPPIUS u. SELBACH (1960) bilden sie den einen Pol des somatogen-psychogenen Kontinuums des Einordnungsschemas.

Bei Kindern wurden hirnorganisch bedingte depressive Syndrome im Gegensatz zu einer reichhaltigen Kasuistik bei Erwachsenen nur selten beschrieben. Bei Erwachsenen beobachtete FISCHER-BRÜGGE (1950) depressive Verstimmungszustände, die mit Angst- und Zwangszuständen einhergingen, als ein typisches psychisches Syndrom bei Schläfenlappenprozessen. HOHEISEL u. WALCH (1952) berichteten über manisch-depressive Bilder bei 5 Kranken, die jahre- und jahrzehntelang Gemütsschwankungen zeigten, die im Gegensatz zu „echten" cyclothymen Verstimmungen jedoch nur „Stunden bis Tage anhielten und einen mitunter abrupten Wechsel" zeigten. Eine endogene Belastung konnte bei 4 von 5 Krankheitsfällen nicht festgestellt werden, lediglich bei einem Fall lag eine cycloide Belastung vor.

ALBRECHT (1953) beschrieb ähnliche psychopathologische Syndrome im Entwicklungsalter sehr detailliert bei 2 Kindern mit einer organischen Hirnschädigung, die in ihrem phasenhaften Verlauf in wesentlichen Punkten einer manisch-depressiven Erkrankung glichen. SUCHAREWA (1956) beschrieb 38 Fälle mit episodischen Psychosen, die bei Kindern im Anschluß an Hirntraumen (12 Fälle) und Encephalo- bzw. Meningoencephalitiden (20 Fälle) auftraten und u. a. mit „Attacken von Angst, Depression und Euphorie, meistens von einer sehr kurzen Zeitdauer und manchmal mit Halluzinationen und motorischer Unruhe" einhergingen. Diese in der kinderpsychiatrischen Literatur häufig zitierten cerebralorganisch-depressiven Verstimmungszustände weisen eine auffallende Parallele zu den von RÜMKE (1928) bei Psychosen im Kindesalter bezeichneten Zustandsbildern auf. Er beschrieb 2 manische, 3 depressive und 1 manisch-depressives Bild, die er nicht in den manisch-depressiven Formenkreis einordnen konnte. Die Beobachtung, daß in diesen depressiven Zuständen der Kinder die hypochondrischen Beschwerden absolut dominierten, trifft nach unseren Untersuchungen nicht für das Gesamtkollektiv depressiver Kinder zu, wohl jedoch für die somatogen-depressiven Probanden.

CORBOZ (1958) wies in seiner Untersuchung über die Psychopathologie der Hirngeschwülste im Kindesalter ausdrücklich darauf hin, daß man bei vergleichender Konfrontation mit dem hirnorganischen Syndrom des Erwachsenenalters zu der Feststellung gelangen könne, daß es im Kindesalter kein adäquates hirnorganisches Psychosyndrom gebe. Diese Feststellung sei jedoch deshalb unzutreffend, weil ein organisches Psychosyndrom bei noch unreifem Gehirn keineswegs eine Symptomatik wie bei Erwachsenen aufweisen müsse. Zu einer ähnlichen Aussage gelangte LUTZ (1937), der bei seinen systematischen Untersuchungen kindlicher Schizophrenien feststellte, daß Syndrome, die prima vista einer Schizophrenie (des Erwachsenenalters) am ähnlichsten sahen, sich nicht als schizophrene, sondern als symptomatische Psychosen erwiesen.

Die diagnostischen Schwierigkeiten in der Erkennung somatogener Verstimmungszustände bei Kindern bestehen darin, eine Persönlichkeitsveränderung bei einem Menschen festzustellen, bei dem zum Zeitpunkt der frühkindlichen Hirnschädigung allenfalls ein *Persönlichkeitsentwurf*, eine imaginäre „Vorgestalt" (CONRAD, 1937) der kindlichen Persönlichkeit vorhanden war. Es ist anzunehmen und läßt sich aus der Psychopathielehre von K. SCHNEIDER mit seinem erweiterten Begriff der „Anlage", der von ihm nicht ohne weiteres mit erblicher Anlage gleichgesetzt wird, vertreten, daß diese Verstimmungszustände als psychopathisch bedingt oder als neurotisch ohne oder mit bzw. auf dem Boden einer frühkindlichen Hirnschädigung angesehen werden.

In diesem Zusammenhang müssen depressiv-dysphorische Verstimmungszustände bei Kindern mit cerebralen Anfallsleiden, im Beginn bestimmter Heredodegenerationen, z. B. der Chorea Huntington (STUTTE, 1963) und die oft langanhaltenden, vorwiegend depressiven Verstimmungszustände nach kindlichen Infektionskrankheiten, z. B. Polyarthritis rheumatica, Chorea minor, Meningitis tuberculosa u. a. erwähnt werden.

Neben einer vergleichenden Auswertung psychopathologischer Symptome sind für die Diagnostik somatogener Depressionszustände die sorgfältige Erhebung der Schwangerschafts- und Geburtsanamnese und der frühkindlichen Entwicklung und eine gründliche körperliche und neurologische Untersuchung einschließlich der neurologischen Labordiagnostik für die Feststellung einer hirnorganischen Schädigung besonders wichtig. Der Ausschluß einer hirnorganisch bedingten depressiven Verstimmung ist schon deshalb von großer Bedeutung, weil in diesen Fällen eine aufwendige psychotherapeutische Behandlung vermieden und eine wirksame medikamentös-heilpädagogische Behandlung erfolgen kann.

Tabelle 40 gibt einen Überblick über die bei dem Gesamtkollektiv erhobenen somatischen, psychischen und psychosomatischen Befunde, die körperlichen und neurologischen Untersuchungsbefunde. Ferner werden körperliche Fehl- oder Mißbildungen, pathologische Befunde des Röntgenbildes des Schädels und der Pneumencephalographien sowie unauffällige und auffällige Hirnstrombilder aufgezählt.

Tabelle 40. *Ergebnisse somatischer Untersuchungen*

		%
Fehl- oder Mißbildungen	3	(2,9)
Psychosomatisch altersentsprechend	54	(51,4)
Somatisch altersentsprechend	14	(13,3)
Somatisch retardiert	19	(18,1)
Somatisch acceleriert	16	(15,2)
Psychisch altersentsprechend	12	(11,4)
Psychisch retardiert	34	(32,4)
Psychisch acceleriert	1	(1,0)
Intern o. B.	97	(92,4)
Intern pathologisch	6	(5,7)
Keine Untersuchung	2	(1,9)
Neurologisch o. B.	99	(94,3)
Neurologisch pathologisch	4	(3,8)
Keine Untersuchung	2	(1,9)
Schädel-Röntgen o. B.	76	(72,4)
Schädel-Röntgen pathologisch	3	(2,9)
Keine Untersuchung	26	(24,7)
Hirnstrombild o. B.	36	(34,3)
Dysrhythmie	7	(6,7)
Reifungsverzögerung	4	(3,8)
Allgemeinschädigung	5	(4,8)
Herdbefund	2	(1,9)
Krampfpotentiale	11	(10,5)
Keine Untersuchung	40	(38,1)
Pneumencephalogramm	14	(13,3)
Pneumencephalogramm pathologisch	9	(8,6)
Keine Untersuchung	82	(78,1)

Körperliche *Fehl- oder Mißbildungen* wurden bei 3 depressiven Kindern (Verkürzung des rechten Unterarmes, congenitaler Irisdefekt, multiple degenerative Stigmen) festgestellt. Auch leichten körperlichen Mißbildungen kommt für die Ich- und Über-Ich-Entwicklung und der Ausbildung eines normalen „Körperschemas" (SCHILDER) eine nicht zu unterschätzende pathogene Bedeutung zu („Thersites-Komplex", STUTTE, 1962). RICHARDSON et al. (1967) ermittelten eine Präferenzrangordnung, nach der Kinder mit mißgebildeten Gesichtern oder gesichtsnahen Entstellungen weit eher als körperbehinderte Kinder eine negative Einschätzung der Öffentlichkeit erfahren. Es ist außerdem bekannt, daß in Kinderbüchern Personen mit körperlichen Gebrechen oft in einem ungünstigen Licht gezeigt (Zwerg Nase, Pinocchio, Rumpelstilzchen, Hexen) werden.

Der relativ hohe Anteil (32,4%) *psychischer Retardierungen* korrespondiert weitgehend mit dem Prozentsatz der schwachbegabten depressiven Kinder. Erfahrungsgemäß ist eine intellektuelle Schwachbegabung nicht selten mit einer Retardierung gekoppelt, die in unserem Kollektiv in 19 (18,1% der Fälle) nachgewiesen werden konnte.

Die bei den *internen* (5,7%) und *neurologischen* (3,8%) Untersuchungen ermittelten pathologischen Befunde zeigten keinen direkten Zusammenhang mit den depressiven Verstimmungszuständen, es handelte sich ausschließlich um leichtere Abweichungen.

Bei den pathologischen *Röntgen-Befunden* des Schädels handelt es sich um eine erheblich retardierte Schädelentwicklung (1×), ein mikro- (1×) und eine makrocephale (1×) Schädelmißbildung.

Bei den pathologischen *Pneumencephalogrammen* handelt es sich um leichte (4×), mittelgradige (4×) und höhergradige (1×) symmetrische oder asymmetrische Erweiterungen des Ventrikelsystems.

Elektroencephalographische Untersuchungen werden erst seit dem Jahre 1961 regelmäßig bei allen stationär aufgenommenen Kindern und Jugendlichen durchgeführt. Es ist bemerkenswert, daß von den 65 (=100%) hirnelektrisch untersuchten Kindern nur 36 (55,4%) unauffällige Befunde aufwiesen. Von den verbleibenden 29 (44,6%) Kindern zeigten 7 (10,8%) dysrhythmische EEG-Befunde. 4 (6,2%) boten Hinweise auf eine elektrobiologische Hirnreifungsverzögerung, 5 (7,7%) auf eine cerebrale Allgemeinschädigung leichten bis mittleren Grades. Bei 2 (3,1%) Kindern wurde ein Herdbefund festgestellt und bei 11 (16,9%) Kindern fanden sich Graphoelemente in Form paroxysmaler Dysrhythmien amplitudenhoher Schwankungen, von Spike-Wave-Komplexen und Gruppen steiler Wellen ohne manifeste cerebrale Anfälle.

Diesen elektroencephalographischen Befunden kann schon wegen der allgemein bekannten, in weiten Bereichen der Normvarianz schwankenden EEG-Befunde im Kindesalter kein fester nosologischer Stellenwert zugemessen werden. Sie verdienen jedoch eine sorgfältige Registrierung.

INOSE et al. (1969) wiesen auf eine Gruppe depressiver Zustandsbilder mit abnormen EEG-Befunden hin. Bei den von ihnen beobachteten 9 Fällen begann die depressive Erkrankung in den meisten Fällen im Alter von 10—29 Jahren, davon in 4 Fällen zwischen dem 10. und 19. Lebensjahr. Die Erkrankungen verliefen zunächst phasisch, später wurden die Krankheitsphasen allmählich länger. Die EEG-Befunde werden in folgender Weise zusammengefaßt: Dysrhythmien, sporadische Spitzen, langsame Wellen mit hohen Amplituden und Spike-Wave-Komplexe. Bei 3 Kranken wurden katamnestisch Krampfanfälle registriert, die nosologische Stellung von 6 weiteren Fällen ließ sich nicht endgültig bestimmen.

Gemeinsam mit SPILIMBERGO (1971) haben wir eine Korrelationsuntersuchung von abnormen EEG-Befunden mit Verhaltensstörungen bei Kindern durchgeführt. Bei der Durchsicht von 300 gestörten EEG-Befunden von neurologisch unauffälligen, normalintelligenten und nichtepileptischen Kindern mit Verhaltensstörungen wurden psychopathologisch allein bei 10% der Kinder depressive Verstimmungszustände registriert; an anderen psychopathologischen Auffälligkeiten fanden sich: psychomotorische Unruhezustände (52%), Enuresis (9%), Angstzustände (8%), Stehlen (7%), Weglaufen (6%), Pavor nocturnus (4%) und Lügen und Enkopresis (je 2%).

Unter den 105 Probanden unseres depressiven Gesamtkollektivs wurden 15 als somatogen-depressive Zustandsbilder eingestuft. Bei der katamnestischen Nachuntersuchung wurde die nosologische Diagnose in 12 Fällen bestätigt (in 6 Fällen war sie bei späteren Untersuchungen in psychiatrischen Kliniken erneut gestellt worden). In 1 Fall war in einer anderen psychiatrischen Klinik eine psychopathische Depression diagnostiziert worden. In 2 Fällen konnte eine Nachuntersuchung nicht stattfinden.

Bei einer vergleichenden Gegenüberstellung der psychischen Symptome der 15 Kinder mit einer somatogenen depressiven Verstimmung ergab sich nur bei 4 Symptomen eine signifikant *inhomogene* Verteilung.

Es handelte sich um die psychischen Symptome Affektstarre, Hypochondrie, Konzentrationsschwäche und Entfremdungserlebnis. Die Merkmale Affektstarre (4×) und Entfremdungserlebnis (1×) waren für den χ^2-Test (Mindestbesetzung pro Feld = 5) nicht ausreichend besetzt und deshalb nicht beweiskräftig.

Das Merkmal Hypochondrie wurde bei 6 (von insgesamt 18 Fällen bei n = 105) somatogen-depressiven Verstimmungszuständen angetroffen. Die 4-Feldertafel (χ^2 = 6,44, d.f. = 1) ergab mit einer statistischen Sicherheit von 97,5% eine signifikante Assoziation.

Das Merkmal Konzentrationsschwäche wurde bei 27 der 105 depressiven Kinder festgestellt, davon allein bei 8 Kindern mit einer somatogenen depressiven Verstimmung. Die 4-Feldertafel ergab (χ^2 = 6,99, d.f. = 1) mit einer statistischen Sicherheit von 99% eine signifikante Assoziation.

5.4 Endogene Gesichtspunkte

Bei der Erhebung der Katamnesen ergab sich bei Vergleichen der Erst- und der Zweitsicht-Diagnosen vorübergehend die Frage, ob eine besondere Darstellung endogener Gesichtspunkte überhaupt erforderlich sei. Erst als die abschließende Auswertung ergab, daß sich nicht nur bei einigen, sondern bei sämtlichen 10 Probanden mit der Erstsicht-Diagnose bzw. -Verdachtsdiagnose das Vorliegen einer endogen-phasischen Depression bzw. einer manisch-depressiven Erkrankung bei der katamnestischen Untersuchung nicht bestätigen ließ, erschien eine breitere Abhandlung endogener Aspekte unter Einbeziehung der vorliegenden Literatur zwingend notwendig. Im Zusammenhang und im Vergleich mit anderen Längsschnittbeobachtungen ergeben sich einige Konsequenzen für die Diagnose einer mono- oder biphasischen endogenen Erkrankung in diesem Lebensalter.

SCHILDER (1935), HALL (1952), CORBOZ (1958) und ASPERGER (1965) äußerten Zweifel am Vorkommen affektiver Psychosen vor der Pubertät überhaupt, während ANNELL (1959) nur das Vorkommen einer „präpsychotischen Form" akzeptiert.

KRAEPELIN (1913) nahm aufgrund seiner Zählungen an 900 Patienten dagegen an, daß 0,4% aller manisch-depressiven Psychosen sich mit einer ersten Phase vor dem 10. Lebensjahr manifestieren. RÜMKE (1928) sah „rein depressive und manische Zustände" bereits bei jungen Kindern, allerdings ohne gleichnamige hereditäre Belastung und konnte sich bei den 6 Probanden im Alter von 9—17 Jahren nicht zu der Diagnose einer manisch-depressiven Psychose entschließen.

BÜRGER-PRINZ (1935) hatte bereits in seiner klassisch gewordenen Arbeit über den „Beginn der Erbpsychosen" 20 Fälle von manisch-depressivem Irresein angeführt, von denen der früheste Beginn im 11. Lebensjahr lag, während die anderen Kinder überwiegend zwischen dem 14. und 15. Lebensjahr erstmalig erkrankten.

HARMS (1952) behandelte 10 Kinder der Altersgruppen von 5—13 Jahren mit manisch-depressiver Symptomatik und rechnete sie dem cyclothymen Formenkreis zu.

SCHACHTER (1952) berichtet über einen Jungen mit einer manisch-depressiven Erkrankung; VISCHER (1955) über drei weitere Fälle.

ANTHONY u. SCOTT (1958) gaben eine zusammenfassende Darstellung der angloamerikanischen Literatur über manisch-depressive Psychosen des Kindesalters von 1884—1954 (63 Fälle im Alter von 4—12 Jahren), berichteten selbst über einen 12jährigen endogen-depressiven Jungen und arbeiteten 10 diagnostische Kriterien aus, nach denen alle bis auf 3 der mitgeteilten Fälle diesen Anforderungen nicht genügen würden. Sie ziehen dennoch den Schluß, daß gute Gründe für die Existenz einer manisch-depressiven Psychose im Kindesalter (Erstmanifestation bis zum 10. Lebensjahr) sprechen.

Auch nach STUTTE (1963) ist das Vorkommen endogener, manisch-depressiver oder zirkulärer Psychosen im Kindesalter unzweifelhaft. Er stützt sich auf persönliche Beobachtungen von 13 Fällen (5 Mädchen, 8 Jungen) mit einem Psychosebeginn vor dem 14. Lebensjahr. Die alterstypischen Ausdrucksformen seien sehr mannigfaltig und reichen von „episodischen Verhaltensstörungen manisch-expansiver Form" über „Zustände depressiver Gehemmtheit mit Grübelzwang, intellektueller Leistungsschwäche, hypochondrischen Vorstellungen und phobischen Anwandlungen" bis zu „manischen oder depressiven Episoden, die gradmäßig und inhaltlich völlig den Cyclothymien des Erwachsenenalters" gleichen können. Als besondere Eigenheit der Cyclothymien des Kindesalters wird ihre relative Kurzphasigkeit beschrieben.

STUTTE beobachtete mehrfach innerhalb von 2—5 Tagen spontane Affekt- und Antriebsumpolungen von der manischen zur depressiven Seite, in 1 Fall sogar innerhalb eines Tages krasse Umschwünge von der manischen zur depressiven Seite hin.

SPIEL (1961) beschrieb 7 Fälle vor dem 10. und 12 Fälle zwischen dem 10. und 14. Lebensjahr. Er stellte dabei selbst die Frage, ob es sich dabei nicht in einigen Fällen um besonders stark ausgeprägte cycloide Schwankungen gehandelt habe und teilte später (1964) mit, daß Katamnesen an „27 manisch-depressiven Psychosen unter 14 Jahren" in keinem Fall zu einer phasischen endogenen Depression geführt hätten.

Ebenso wie HARBAUER (1969), der kritische Bedenken bezüglich der 7 Fälle von SPIEL mit einer Erstmanifestation vor dem 10. Lebensjahr anmeldete und gleichzeitig mitteilte, daß in der Kinderpsychiatrischen Universitätsklinik in Frankfurt/Main von 1958—1968 keine phasische Psychose vor dem 10. Lebensjahr und nur 1 bzw. 2 Fälle vom 10.—14. Lebensjahr diagnostiziert wurden, teilte auch LEMPP (1965) mit, daß die Diagnose einer depressiven Psychose an dem mehrere tausend Kinder umfassenden Krankengut der Tübinger Kinderpsychiatrischen Abteilung bisher nicht gestellt werden konnte.

ANGST et al. (1969) konnten bei 2369 Probanden aus den Psychiatrischen Kliniken Basel, Berlin, Budapest, Landeck, London, Prag und Zürich in keinem Fall eine Erstmanifestation einer depressiven Psychose vor dem 12. Lebensjahr feststellen.

Unter den 105 depressiven Probanden unseres Gesamtuntersuchungsgutes von 5818 Kindern und Jugendlichen, die in der Zeit vom 1. 1. 1942 bis 31. 12. 1968 stationär untersucht wurden, wurde nur in je 5 Fällen die Abschluß- bzw. Verdachtsdiagnose einer manisch-depressiven Erkrankung oder einer endogen-phasischen Depression gestellt. Die Katamnese konnte in 9 der 10 Fälle erhoben werden; in *keinem* Fall (s. S. 106, Abb. 11) konnte die Diagnose einer mono- oder bipolaren affektiven Psychose bestätigt werden.

6. Therapie

Die Behandlung depressiver Verstimmungszustände und der mono- und bipolaren phasischen Psychosen im Kindes- und Jugendalter basiert im wesentlichen auf drei therapeutischen Prinzipien:

1. Psychotherapie und Heilpädagogik
2. Medikamentöse Behandlung
3. Schocktherapie.

1. Die *Psychotherapie*, besonders in Kombination mit dem praktisch nicht eliminierbaren pädagogischen Element, steht in ihrer kombinierten psychagogischen Anwendung im Vordergrund aller Behandlungen emotionaler Störungen und Erkrankungen. Je nach dem Lebens- und Entwicklungsalter kommen eine Spiel-, Einzel- und Gruppentherapie in Betracht. In einer psychotherapeutisch orientierten Klinik für Kinder- und Jugendpsychiatrie lassen sich spezielle außerschulisch-heilpädagogische Maßnahmen für die Behandlung emotional gestörter Kinder nur schwer von psychagogischen Intentionen trennen, die den heilpädagogischen Aspekt in den Therapieplan einbeziehen.

Bei den depressiven Probanden unseres Krankengutes wurde in 28 Fällen eine längerdauernde Einzel- und in 15 Fällen eine Gruppentherapie durchgeführt; in 42 Fällen wurden unterstützende psychagogisch-heilpädagogische Maßnahmen angewandt.

2. Die *medikamentöse* Behandlung mit a) Neuroleptica, b) Tranquillizer und c) Thymoleptica wird bei Kindern und Jugendlichen vorwiegend bei Unruhe- und Erregungszuständen und bei Angst- und Spannungssyndromen verwendet. Antidepressiv wirkende Medikamente werden mit gutem Erfolg seit Jahren auch in der Behandlung kindlicher Depressionen (KUHN, 1963; NISSEN u. SPILIMBERGO, 1970) eingesetzt.

Antidepressiv wirkende Medikamente (Imipramin) wurden bei 9 Probanden angewandt, in 8 Fällen wurden zusätzliche heilpädagogisch-psychagogische Maßnahmen durchgeführt. In allen Fällen konnte eine gute Symptombesserung erzielt werden.

Antikonvulsiv wirkende Medikamente (Carbamazepin dreimal, Phenylhydantoin einmal) wurden in 4 Fällen mit massiven elektrobiologischen Veränderungen im Sinne einer sog. gesteigerten Krampfbereitschaft ohne manifeste Anfälle eingesetzt. Bei 2 Probanden wurde eine deutliche Besserung des depressiven Verstimmungszustandes registriert, bei einem dieser beiden wurde bei der Katamnesenerhebung ein inzwischen manifestes cerebrales Anfallsleiden angegeben.

Neuroleptika erhielten insgesamt 15 Kinder, davon 10 mit agitiert-aggressiven Verhaltensweisen.

Eine Verlaufsuntersuchung über die Wirksamkeit der psychopharmakologischen Behandlung kindlicher Depressionszustände steht noch aus, da die Katamnesenabstände wegen des relativ späten Zeitpunktes der Einführung dieser Medikamente in die Kinderpsychiatrie noch zu kurz und die Zahl der behandelten Fälle zu gering sind.

3. Die *Schocktherapie* (Elektroschock- und Insulin-Behandlung) wurde bei unseren Probanden nicht, auch nicht bei denen mit der Diagnose einer manisch-depressiven Erkrankung, durchgeführt. SPIEL (1961) berichtete, daß bei manisch-depressiven Kindern vom 10.—14. Lebensjahr eine Elektroschock-Therapie in 12 Fällen, ein Insulin-Schockverfahren in keinem Fall durchgeführt wurde.

7. Katamnesen

Die Diagnose eines psychopathologischen Zustandsbildes sollte nach Möglichkeit prospektive Aussagen über den weiteren Krankheitsverlauf einschließen. Im Kindesalter kommt der Prognose eine besonders hohe Bedeutung zu, weil davon entwicklungsdynamische Gesetzmäßigkeiten mitbetroffen werden. Die Wertigkeit einer Prognose läßt sich jedoch zuverlässig nur durch katamnestische Untersuchungen überprüfen.

Durch die vorliegenden katamnestischen Untersuchungen soll ein Beitrag zu der Frage geleistet werden, ob und in welchem Umfang depressive Verstimmungszustände im Kindes- und Jugendalter Vorstufen depressiver oder anderer psychiatrischer Erkrankungen des späteren Lebensalters darstellen.

Bei der Erörterung der ungeklärten Problematik des Depressionsbegriffes im Kindes- und Jugendalter führte v. BAEYER (1969) aus: „Wenn man Bescheid weiß, wie und in welchem Umfang sich Depressivität in den frühen Lebensepochen zeigt oder vorbereitet, kann man leichter nach den biographischen Voraussetzungen späterer Stimmungsschwankungen fragen, als wenn dies rein anamnestisch im Nachhinein, oft erst nach vielen Jahrzehnten, geschieht. Methodologisch wäre das Ideal eine prospektive Untersuchung, die solide kinderpsychiatrische Befunde durch regelmäßige Nachuntersuchungen bis ins Erwachsenenalter hinein verfolgt oder noch besser von einem psychiatrisch nicht vorweg ausgelesenen, repräsentativen Material somatologischer, psychologischer und soziologischer Befunde im Kindesalter ihren Ausgang nähme. Solche prospektiven Untersuchungen liegen meines Wissens speziell in der Frage der Depressionsgenese nicht vor. Das meiste, was über Depressionsgenese bekannt ist, stützt sich auf retrospektive Angaben Erwachsener, mit allen ihren bekannten Unsicherheiten und Verfälschungsmöglichkeiten. Auf der anderen Seite pflegen kinder- und jugendpsychiatrische Untersuchungen mit dem Erreichen einer gewissen Altersstufe abzubrechen und die weiteren Schicksale der jungen Patienten unbekannt zu bleiben."

Bei 96 von den insgesamt 105 depressiven Probanden konnten Daten und Fakten über den weiteren Verlauf der psychophysischen Entwicklung, der schulischen, beruflichen und sozialen Integration und über somatische und psychische Erkrankungen durch Längsschnitterhebungen und Nachuntersuchungen gewonnen werden, die einen Beitrag für die Prognose depressiver Verstimmungszustände bei Kindern und Jugendlichen geben sollen.

7.1 Technik und Methodik

Bei der Planung der katamnestischen Erhebungen wurde davon ausgegangen, daß für eine verläßliche Beurteilung nach Möglichkeit eine persönliche Nachuntersuchung unter Einbeziehung aller erreichbaren Befunde und Unterlagen angestrebt werden sollte. Begünstigend für diese Absicht erschien das übersehbare und geschlossene Einzugsgebiet des Landes Berlin-West einerseits, ungünstig andererseits der Verzicht auf eine Katamnesenerhebung von Kindern, die vor 1961 aus Berlin-Ost und der Mark Brandenburg aufgenommen worden waren.

Methodologisch wurde so vorgegangen, daß zunächst über alle Probanden, die vor länger als 10 Jahren stationär aufgenommen worden waren, eine schriftliche Anfrage an das Einwohnermeldeamt mit der Bitte um Überprüfung der alten bzw. Mitteilung der neuen Anschrift gerichtet wurde. Krankenanstalten oder Heime, die nach der Entlassung des Kindes Anfragen an uns gerichtet hatten, wurden nun ihrerseits um Übersendung ihrer Krankengeschichten oder Heimakten gebeten. Außerdem wurden in allen Fällen, bei denen zum Zeitpunkt der Befragung die Jugendamtsakten noch nicht vernichtet waren, diese von den zuständigen Berliner Bezirksjugendämtern zur Einsichtnahme erbeten.

Alle Probanden wurden schriftlich zu einer Befragung außerhalb der Schul- bzw. Arbeitszeit aufgefordert, dabei wurden zeitliche Alternativvorschläge für die Untersuchung erbeten. Wer dem ersten Untersuchungstermin unentschuldigt fernblieb, erhielt eine weitere schriftliche Einladung oder wurde mündlich durch einen Sozialarbeiter aufgefordert. In mehreren Fällen war es nützlich, daß die Rückerstattung des Fahrgeldes und des Verdienstausfalles durch die Spende einer pharmazeutischen Firma zugesagt werden konnte.

Kinder oder Erwachsene, die sich zum Zeitpunkt der Nachuntersuchung erneut oder weiterhin in kinderpsychiatrischer oder in psychiatrischer Klinikbehandlung in Berlin befanden, wurden dort aufgesucht. Sonst wurden die erforderlichen Angaben den Krankengeschichten entnommen, die in einigen Fällen durch persönliche oder telefonische Rückfragen bei den behandelnden Ärzten ergänzt werden konnten.

Der Erfolg dieser Aktion ermöglichte es, daß nur in einigen Fällen vorbereitete und standardisierte Fragebögen versandt werden mußten, deren Informationsgehalt nach einschlägigen Untersuchungen (ERNST, 1959; HARBAUER, 1967) gering veranschlagt wird. Wir haben in keinem Fall einen Fragebogen zur ausschließlichen Grundlage der katamnestischen Auswertung machen müssen.

Die Fragebogenmethode hat zur Gewinnung verläßlicher Daten über den Entwicklungs- und Krankheitsverlauf bei psychischen Störungen auch nach unseren Erfahrungen nur einen sehr begrenzten Wert. Gestellte Fragen werden von Probanden so knapp und so unverbindlich wie möglich und bewußt oder unbewußt unzureichend oder falsch beantwortet, weil die Fragen private und persönliche Bereiche berühren und in der Abwägung der Fremd- und Eigeninteressen fast immer das Wunschdenken und das subjektive Prestige überwiegen.

So teilte uns eine weit entfernt wohnende erwachsene Probandin auf dem Fragebogen mit, daß sie nach der Entlassung zu keiner Zeit unter depressiven Verstimmungen oder unter einer depressiven Erkrankung gelitten habe. Eine Fachkollegin (deren Anschrift durch eine Anfrage in der Krankengeschichte bekannt war) berichtete dagegen ausführlich über einen längerdauernden depressiven Verstimmungszustand, der psychopharmakologische Intervention erfordert hatte. Eine andere, ebenfalls nicht mehr in Berlin ansässige Probandin berichtete auf dem Fragebogen über eine günstige Entwicklung und völlige Beschwerdefreiheit. Der Ehemann teilte einige Tage später spontan telefonisch mit, daß seine Frau häufig unter depressiven Verstimmungen leide. Eine korrekte Beantwortung der Fragen sei jedoch auf ihren Wunsch unterblieben.

Nach unseren Erfahrungen zeigten erwachsene und besonders weibliche Probanden, die dem ersten Untersuchungstermin unentschuldigt ferngeblieben waren, bei Hausbesuchen ein ablehnendes Verhalten. Sie wollten an frühere Klinikaufenthalte nicht erinnert werden, besonders auch nicht im Hinblick auf den Ehepartner. Ein anderer Teil der Befragten reagierte dagegen überraschend prompt, ja erfreut auf die Einbestellung und zeigten dadurch, daß sie freundliche Gefühle gegenüber der Klinik und den Mitarbeitern hegten. Mehrere Befragungen weiteten sich zu Konsultationen über persönliche Konfliktsituationen aus, die in einigen Fällen zu einer Weitervermittlung in psychiatrische oder internistische Behandlungen führte. Besonders die Eltern, deren Kinder erst vor einigen Jahren aus klinischer Behandlung entlassen worden waren, nutzten die Gelegenheit, über neu aufgetretene Verhaltensschwierigkeiten zu berichten. In 2 Fällen wurden Kinder in unmittelbarem Zusammenhang mit der Wiedervorstellung erneut zur stationären Behandlung aufgenommen.

Bei der Nachuntersuchung konnte die Diagnose nicht immer auf der Grundlage einer ausreichend intensiven psychiatrischen Exploration gestellt werden, da besonders bei den erwachsenen Patienten dafür keine ausreichende Einsicht und Bereitschaft zur Mitarbeit vorlagen. Der im Vergleich zur Erstuntersuchung relativ spärliche Symptomenkatalog gibt deshalb keine absolut objektiven Hinweise für das Vorhandensein oder das Fehlen psychischer oder psychosomatischer Symptome. Nach unseren geschilderten Erfahrungen ist es eher wahrscheinlich, daß in Wirklichkeit mehr Symptome vorlagen, weil Symptome verschwiegen wurden.

Die Quantifizierung der Merkmale wurde auf standardisierten Katamnese-Bögen (s. Abb. 10 a—c) vorgenommen. Das 1. und 3. Blatt wurden neu eingerichtet, das 2. Blatt wurde weitgehend vom Erstsicht-Schema übernommen und durch 13 psychische bzw. psychosomatische, auf das Erwachsenenalter bezogene Symptome ergänzt.

Das 1. Blatt enthält vorwiegend Merkmale der individuellen Schul- und Berufsentwicklung, familiäre Daten und Angaben über ärztliche Behandlungen, über Heim- und Klinikaufenthalte. Das 2. Blatt zeigt eine Aufstellung psychischer und psychosomatischer Symptome. Das 3. Blatt ist einem längs- und querschnittsmäßigen Beurteilungsschema nach psychopathologischen und sozialen Beurteilungskriterien vorbehalten. Außerdem finden sich hier Angaben zur syndromalen und nosologischen Abschlußdiagnose.

Dem abgebildeten *Katamnesen-Musterbogen* (Abb. 10 a—c) läßt sich folgendes entnehmen:

Bei dem 19;8jährigen Mädchen, das sich vor 6;8 Jahren in stationärer Behandlung befunden hatte, konnte der weitere Krankheitsverlauf anhand von 3 Krankengeschichten psychiatrischer Kliniken und einer Jugendamtsakte erhoben werden. Das Einwohnermeldeamt teilte mit, daß die Probandin am 8. 4. 1969 Selbstmord begangen habe. Eine ambulante Nachuntersuchung entfiel.

Das Mädchen hatte nach der Klinikentlassung weiterhin eine Sonderschule besucht. Es hatte keine Berufsausbildung erhalten und war als Hilfsarbeiterin tätig. Sie war nach der Entlassung vorübergehend in einem Heim untergebracht. Bei mehreren stationären Klinikaufenthalten wurde die Diagnose eines chronischen Verstimmungszustandes bestätigt. Es wurde eine depressive Psychopathie „von Krankheitswert" diagnostiziert. Es wurden mehrere berufliche Rehabilitationsversuche unternommen. Wegen einer extrem starken Tierliebe, die nach einem psychologischen Gutachten „mindestens so stark wie das Interesse an Menschen" war, wurde sie an ein Institut für

KATAMNESE				Archiv-Nr. 1520
nach 6;8 J. (8.4. Suicid)				Pr / KV
" ; J.				BerSt. L1
" ; J.				

Name	Vorname	Alter	M.	Wohnhaft
R.	Brigitte	19;8 J.		Berlin 52

I
KATAMNESE DURCH:

Jugamtsakte
Krgeschichte   3 X
3 Gerakte
4 Schr.Ausk.Prob.
5 Tel.Ausk. Prob.
6 Schr.o.Tel.Ausk.
   Eltern-Angehörige
7 Schr.Ausk.Behörde
   Ausk.Polizei
9 Besuch Sozialarb.
10 Besuch selbst
11 Amb.Nachunters.

II
FAMILIENSTAND

0 unbekannt
1 unter 18
   ledig
3 verh.
4 gesch. (x)
5 verw.

III
KEINE KATAMNESE

1 Ostberlin/DDR
2 Anschr.nicht ermittelt
3 verstorben
4 wohnt im Ausland
5 nicht erschienen
6 nicht angetroffen
7 verweigert Angaben

IV
SCHULE

0 unbekannt
1 nicht schulpflichtig
2 nicht schulfähig
   Sonderschule
4 Volksschule
5 Mittelschule
6 Oberschule
7 Berufsschule

V
ERLERNTER BERUF   0 kein

VI
AUSGEÜBTER BERUF

0 unbekannt
1 Lehrling
   Hilfsarbeiter
3 Facharbeiter
4 Handwerker
5 Angestellter
6 Beamter
7 freier Beruf
8 Hausfrau
9 Rentner
10 o. Beruf

VII
EINKOMMEN

0 unbekannt
1 gut
   ausreichend
3 ungenügend
4 SozUnterst.

VIII
NACH ENTLASSUNG

0 unbekannt
1 EB
2 KJpsychiat.BerSt.
3 Heim
4 KJpsychiat.Klinik
5 Nervenarzt
   Nervenklinik
7 Psychotherapie
8 Chron. Leiden
9 Gutachten
10 Versch.

"Brigitte fällt nach jeder Entweichung in den untersten sozialen Bodensatz der Großstadt"

"Das Positivste ist, daß B. in diesem Milieu nicht bleiben wollte."

Intensive Rehabilitationsmaßnahmen:
Wurde wegen ihrer Tierliebe als Pflegerin ans Institut für Tierzüchtung vermittelt

IX
BEURTEILUNGEN UND DIAGNOSEN

IQ 95

●1968: "Ich häng mich auf", springt aus dem Fenster
Seit Ent. 3 stat.-psychiatr. Aufenthalte
Diagnose: "Psychopathie von Krankheitswert"

●Extreme Tierliebe. "Sehr intensives Interesse an Tieren, mindestens so stark wie an Menschen." ●Vorwiegend homosexuelle (lesbische) Neigungen, verliebte sich in einen Oberschüler, der sie ablehnte. ●Kellerpartys mit Studenten: Rauschgift, Alkoholmißbrauch, Nikotinabusus (30-40 Zigaretten tägl.).- Aus Klinikbericht (17.1.): "Hochgradige Verstimmbarkeit"..."ohne Anlaß gerät sie immer wieder in depr.-suicidale oder aggressiv-gereizte Verstimmungszustände hinein." ●Erpreßt ihren "Verlobten" mit Heiratswünschen, verkauft ihr Radio und wollte Ringe kaufen, was vom Bekannten abgelehnt wurde.●Suicid.

Abb. 10 a

L2.

X PSYCHISCHE SYMPTOME	XI PSYCHOSOMATISCHE SYMPTOME
✎ Agitiertheit	1 Aggressionen
2 Affektarmut / Affektstarre	2 Autoaggressionen
3 Ambivalenz	3 Allergien
✎ Angst	4 Appetitstörungen
5 Bedrücktheit	5 Daumenlutschen (ab 5 J.)
6 Dysphorie	6 Enkopresis (ab 3 J.)
7 Gehemmtheit	7 Enuresis (ab 5 J.)
8 Grübeln	8 Fettsucht
9 Entfremdungserlebnisse	9 Genitale Manipulationen ·
10 Feindseligkeit	10 Haarausreißen (ab 3 J.)
✎ Feuerlegen	11 Hautausschläge
12 Gereiztheit	12 Herzschmerzen
13 Hoffnungslosigkeit	13 Kopfschmerzen
14 Hypochondrie	14 Husten
✎ Innere Unruhe	15 Jactationen
✎ Kontaktschwäche "sehr	16 Kotschmieren
17 Kontaktsucht kontaktarm"	17 Leibschmerzen
18 Konzentrationsschwäche	18 Magersucht
19 Leichte Erschöpfbarkeit	19 Motorische Stereotypien
20 Lernhemmung / Spielhemmung	20 Mutismus
✎ Minderwertigkeitsgefühl	21 Nägelknabbern (ab 5 J.)
22 Phobie	22 Naschsucht
23 Schulphobie/-angst/-schwänzen	23 Pavor nocturnus
24 Schüchternheit	24 Pica-Syndrom
25 "Stilles Kind"	25 Psychogene Anfälle
✎ Suicidimpulse/-versuche	26 Rededrang
27 Tagträume	27 Schlaf-Wachrhythmusstörung
28 Stimmungsschwankungen	28 Schwindel
29 Überangepaßtheit "sex.enthemmt"	29 Schreibkrampf
✎ Verwahrlosungserscheinungen	30 Übelkeit – Erbrechen
31 Vitale Traurigkeit	✎ Weglaufen"ständige Klinikentweichungen"
32 Unsicherheit	32 Wein- und Schreikrämpfe

33 Zwangssymptome	33 unmotiviertes Weinen
34 Antriebsschwäche	34 Polyphagie
35 Durchsetzungsschwäche	✎ Trunksucht
36 Selbstisolierung	36 h.w.G.
37 Schuldinhalte	37 weibl. Prostitution
38 Wahngedanken	38 männl. Homosexualität
	✎ and. sex. Perversionen
	● Nikotinabusus: 3o-4o Zig. tgl.
	● Alkohol: viele Fl.Bier und viele
	Schnäpse täglich
	● Schlaftabletten: 12-2o Stck.tgl.
	● Marihuana, fragl. LSD

Abb. 10 b

XII BEWERTUNGSSKALA: O fehlt   13

LÄNGS-SCHNITT	**1** Relativ ausgeglichene Grundstimmung, keine oder überwiegend ausr. motivierte depr.Reaktionen	**2** Anhaltende depr. Verstimmungszustände oder gehäufte, unzureichend motivierte depr.Reaktionen	Endogen-depr.Phasen oder chron.-depr. Verstimmungszustände, ernsth.Suicidversuche, Suicid
QUER-SCHNITT	**4** Keine oder geringe depr. Symptomatik	**5.** Stärkere, aber noch ausreichend integrierte depr. Symptomatik	Dominierende depr. Symptomatik
SCHULE	**7** Gute Entw. bzw. der Intell. angemessen	**8** Durch depr.Symptomatik stark beeinträchtigt	Gescheitert trotz ausreichender Intell.
BERUF + HAUSHALT	**10** Gute Berufsfindung und Berufsausübung	**11** Durch depr.Symptomatik stark beeinträchtigt	Gescheitert oder ständiger Wechsel der Arbeitsplätze
EHE	**13** Vorwiegend harmonisch	**14** Eher disharmonisch	**15** Gescheitert, Trennung, Scheidung
	A GUT	B BEFRIEDIGEND	SCHLECHT

XIII   D "MITTEL"

SYNDROMDIAGNOSE: O = nicht möglich

1	3	5
Gehemmt-apath.-verlangsamt agitiert-ängstl.-aggressiv	Demütig-still-resigniert Anankastisch-phobisch	Hypochondr.-vegetdyston Dysphorisch-mürrisch-gereizt
	4	6

XIV

ABSCHLUSSDIAGNOSE:

0 Nicht zu stellen.
1 Psychiatrisch unauffällig
2 Depressive Neurose
3 Andere Neurose mit depr.Strukturant.
4 Depressive Psychopathie
5 Verwahrlosung mit depr. Strukturant.
6 Endogene Depression
7 Manisch-depressive Psychose

8 Schizophrenie
9 Cerebrales Anfallsleiden
10 Endokrine Störung
11 Hirnschädigung mit depr.Wesensänderung
12
13
14 SUICID am 8.4.

Die Tote, die am Dienstag im Jagen 53 des Stadtforstes Jungfernheide gefunden worden war, konnte von der Polizei identifiziert werden. Es war ein 19jähriges Mädchen, das am 25. März aus der   Nervenklinik entwichen war. Das Mädchen beging vermutlich Selbstmord. (Zeitungsausschnitt)

Abb. 10 c

Tierzüchtung vermittelt. Auch dieser Arbeitsversuch scheiterte. Die Probandin lebte meist mit Mädchen zusammen, zu denen sie lesbische Beziehungen unterhielt.

An psychischen Symptomen bot die Probandin nach Aufzeichnungen in verschiedenen Krankenblättern: Agitiertheit, Angst, innere Unruhe, Kontaktschwäche, Minderwertigkeitsgefühl, Suicidimpulse und -versuche und Verwahrlosungserscheinungen. Sie entwich mehrfach aus Kliniken. Sie nahm gewohnheitsmäßig große Alkoholmengen zu sich, rauchte täglich 30—40 Zigaretten und nahm 12—20 Schlaftabletten ein. Auf Kellerpartys rauchte sie Haschisch, wahrscheinlich nahm sie auch LSD ein.

Einige Monate vor ihrem Tode verliebte sie sich in einen Oberschüler. Sie verkaufte ihr Radio und wollte Ringe zur Verlobung kaufen, die er ablehnte. Einige Tage später wurde ihre Leiche im Stadtforst Jungfernheide aufgefunden. Sie trug keine Papiere bei sich. Die Todesursache blieb ungeklärt, wahrscheinlich Suicid.

7.2 Allgemeine Ergebnisse

Bei 96 (91,4%) der insgesamt 105 Probanden konnten katamnestische Ergebnisse gewonnen werden, die auf 205 Einzelinformationen beruhen. In 9 (8,6%) Fällen konnte die Anschrift nicht ermittelt werden bzw. die Probanden wohnten in Berlin-Ost oder in der Mark Brandenburg. Entsprechende Anfragen kamen mit dem Vermerk „Empfänger unbekannt" zurück oder wurden nicht beantwortet.

Die Informationen wurden gewonnen durch

- 51 ambulante Nachuntersuchungen in der Klinik oder in der Wohnung des Probanden,
- 5 Hausbesuche eines Sozialarbeiters in der Wohnung des Probanden,
- 8 telefonische Rücksprachen mit dem Probanden oder schriftliche Auskünfte,
- 20 telefonische Rücksprachen mit den Eltern oder Angehörigen des Probanden oder schriftliche Auskünfte,
- 41 Krankengeschichten,
- 37 Jugendamtsakten,
- 2 Gerichtsakten,
- 41 schriftliche Auskünfte von Behörden.

Da nur ein Teil von den insgesamt 105 Probanden persönlich nachuntersucht werden konnte, ist anzunehmen, daß ein gewisser Informationsverlust vorliegt. Dieses Defizit sollte jedoch nicht allzu hoch veranschlagt werden, da Auskünfte von heilpädagogischen Heimen, psychiatrischen Kliniken oder Auskünfte von den Angehörigen oder den Probanden selbst, häufiger von mehreren Instanzen gleichzeitig vorlagen. Im Durchschnitt standen pro Fall 2 Informationen zur Verfügung.

Es basieren

- 32 Erhebungen (30,5%) auf einer Information,
- 50 Erhebungen (47,6%) auf zwei Informationen,
- 19 Erhebungen (18,1%) auf drei Informationen,
- 4 Erhebungen (3,8%) auf vier Informationen.

Die katamnestischen Ergebnisse gründen sich somit in 69,5% auf mehr als 2 Informationen und beruhen nur in 30,5% auf einer Information.

Bei 80 der 105 Probanden ließen sich Angaben über ambulante ärztliche oder psychotherapeutische Behandlungen, vorübergehende oder längerdauernde Aufenthalte in Heimen, kinderpsychiatrischen oder psychiatrischen Kliniken oder über chronische psychosomatische oder somatische Erkrankungen beibringen.

Von den 80 Probanden hatten nach der Entlassung aus stationärer kinderpsychiatrischer Behandlung

6 (7,5%) eine *Erziehungsberatungsstelle* und 7 (8,8%) eine *kinder- und jugendpsychiatrische Beratungsstelle* aufgesucht.

8 (10,0%) hatten sich vorübergehend in ambulanter *nervenärztlicher* Behandlung befunden, bei 7 (8,8%) war eine *psychotherapeutische* Behandlung begonnen bzw. durchgeführt worden.

14 (17,5%) waren vorübergehend und 21 (26,2%) waren längere Zeit in einem *Heim* untergebracht.

18 (22,5%) waren erneut in eine *kinder- und jugendpsychiatrische Klinik* eingewiesen worden oder befanden sich bei der Nachuntersuchung weiterhin in einer solchen Institution.

20 (25,0%) waren in vorübergehender stationärer psychiatrischer Behandlung in einer *Nervenklinik*, 7 (8,8%) waren dauernd in einer psychiatrischen Anstalt interniert.

17 (21,2%) berichteten über ein chronisches *psychosomatisches Leiden:* 10 über Migräne oder migräneartige Cephalgien, 3 über ein Ulcus duodeni oder ventriculi, 2 über ein Asthma bronchiale und je 1 über psychogene Anfälle und Fettsucht. Zusätzlich fanden sich in mindestens 6 Fällen Hinweise für eine *Drogenabhängigkeit,* in 3 Fällen lag eine Haschisch-Abhängigkeit vor.

Diese Angaben stützen sich auf 126 Einzelinformationen. In 15 Fällen wurde keine Angabe gemacht, in 9 Fällen lag keine Katamnese vor. 1 Angabe erfolgte in 42 Fällen, 2 Angaben in 29 Fällen, 3 Angaben in 6 Fällen, 4 Angaben in 2 Fällen.

Abb. 11 stellt graphisch die Verteilung der *Diagnosen* dar, die in 96 Fällen bei der Nachuntersuchung gestellt wurden, 4 von diesen Probanden waren zum Zeitpunkt der Nachuntersuchung verstorben, 3 davon durch Suicid. In 9 Fällen konnten keine katamnestischen Angaben erhalten werden. Für die diagnostische Einordnung wurden in 82 Fällen 1 Merkmal verwertet, bei 12 Fällen 2 Merkmale und bei 2 Fällen 3 Merkmale. Die Gesamtfrequenz betrug 112 Merkmale.

Bei der Nachuntersuchung wurde folgende *nosologische Einordnung* vorgenommen:

15 (14,0%) psychiatrisch unauffällig
47 (45,0%) psychogene depressive bzw. dysphorische Zustandsbilder
2 (2,0%) nicht-depressive Neurosen
5 (5,0%) psychopathische Depressionszustände
8 (8,%) Verwahrlosung mit depressivem Einschlag
9 (9,0%) schizophrene Psychosen
2 (2,0%) cerebrale Anfallskrankheiten
1 (1,0%) endokrine Störung
7 (6,0%) depressive Verstimmungszustände bei Hirnschädigungen
9 (8,0%) keine katamnestische Untersuchung

Angaben über den z. Z. der Katamnesenerhebung ausgeübten *Beruf* ließen sich bei 51 von 95 Probanden beibringen, von den verbleibenden 44 (46,3%) Probanden waren 37 unter 18 Jahre alt. Unter den 51 berufstätigen Probanden waren 7 (7,4%)

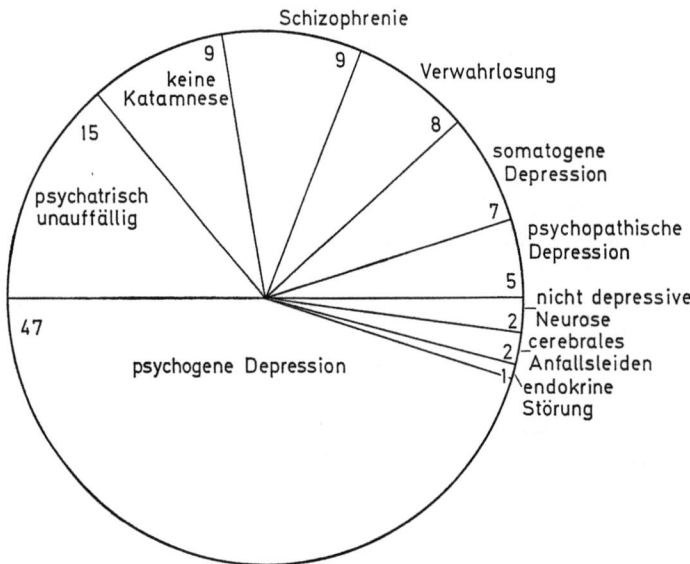

Abb. 11. Abschlußdiagnosen (n = 105) bei der Zweitsicht

Lehrlinge, 19 (20,0%) Hilfsarbeiter, 8 (8,4%) Facharbeiter, 4 (4,2%) Handwerker, 5 (5,3%) Angestellte, 2 (2,1%) frei Berufstätige und 6 (6,3%) übten wechselnde berufliche Tätigkeiten aus.

Der *Familienstand* der 105 Probanden zum Zeitpunkt der Nachuntersuchung war in 11 (10,5%) Fällen unbekannt. 45 (42,9%) waren unter 18 Jahre alt und 34 (32,4%) über 18 Jahre alt und ledig. 13 (12,4%) waren verheiratet, 2 (1,8%) geschieden.

Der Familienstand eines Individuums gibt zweifellos keine verwertbaren Hinweise für eine normale oder abnorme psychische Entwicklung. Einzelne soziale Merkmale können jedoch an Beweiskraft gewinnen, wenn sie an größeren Zahlen erhärtet und mit dem Durchschnitt der Bevölkerung verglichen werden können. Ihre Aussagefähigkeit nimmt an Wahrscheinlichkeit zu, wenn entsprechende Ergebnisse durch ähnliche oder gleichartige Erhebungen abgesichert werden können. Dies ist bei unserem Vergleich der Fall.

Aus einer Gegenüberstellung der Tabelle 41 und der Tabelle 42 gewinnt man den Eindruck, daß die Zahl der verheirateten Probanden des depressiven Kollektivs der Zweitsicht kleiner ist als in der Gesamtbevölkerung von Berlin-West. Wegen der sehr geringen Besetzung lassen sich Unterschiede anhand der geringen Prozentsätze statistisch nicht sichern; wohl aber ist es möglich, ein Gesamturteil abzugeben. Dazu wurde errechnet, wieviel Probanden verheiratet sein müßten, wenn sich das eigene Material so verhalten würde, wie die Gesamtbevölkerung von Berlin-West.

Tabelle 43 zeigt den Extrakt dieser Berechnungen. Danach ist das *„Heiratsdefizit"* bei den männlichen Probanden höher als bei den weiblichen Probanden. Eine Signifikanz läßt sich wegen der geringen Zahl der Beobachtungen nicht nachweisen. Dagegen ist die geringere Zahl der verheirateten Probanden im Vergleich zur Normalbevölkerung mit 99,5% bei den männlichen und 98,0% bei den weiblichen Probanden statistisch signifikant.

Tabelle 41. *Familienstand und Lebensalter bei Katamneseerhebung*

Lebensalter	männlich				weiblich			
	led.	verh.	gesch.	Σ	led.	verh.	gesch.	Σ
unter 18	32			32	13	(1[a])		14
18 bis unter 20	3			3	3			3
20 bis unter 25	7	1		8	6	1		7
25 bis unter 30	5	2	1	8	1	3		4
30 bis unter 35	5	2		7	2	1	1	4
35 bis unter 40	1	1		2	1	1		2
keine Katamnese				8				3
Probanden total				68				37

[a] Unter 18 Jahren.

Tabelle 42. *Familienstand (Prozentsätze) und Lebensalter der Bevölkerung Berlin-West (1965).*
(Statistisches Landesamt Berlin, Sonderheft 163, 1970)

Lebensalter	männlich				weiblich			
	led.	verh.	gesch.	Σ [a]	led.	verh.	gesch.	Σ [a]
18 bis unter 20	99,5	0,5		100,0	85,1	14,7	0,2	100,0
20 bis unter 25	78,0	21,3	0,7	100,0	51,6	46,1	2,1	99,8
25 bis unter 30	38,4	57,9	3,5	99,8	23,9	70,9	4,8	99,6
30 bis unter 35	16,8	77,9	5,0	99,7	14,2	78,3	6,4	98,9
35 bis unter 40	9,3	84,6	5,7	99,6	13,1	76,2	8,5	97,8

[a] Verwitwet nicht berücksichtigt, deshalb $\Sigma < 100 \%$.

Tabelle 43. *„Heiratsdefizit" des Gesamtkollektivs im Ver-*
gleich zur Gesamtbevölkerung von Berlin-West

	männlich	weiblich
Bei Katamnese verheiratet	6	6
Rechnungsmäßige Erwartung	$13,5 \pm 2,9$	$11,2 \pm 2,2$
„Heiratsdefizit" in %	55,6%	46,4%

Die bei den katamnestischen Erhebungen ermittelte hohe Rate chronischer depressiver Verstimmungszustände, Neurosen und Psychosen drückt sich erwartungsgemäß somit auch in einem soziologischen Merkmal aus. Das Verbleiben in der Einzelsituation läßt sich jedoch nicht durch einzelne Merkmale (etwa Kontakt- oder Bindungsschwäche, Passivität und Resignation) erklären, dahinter stehen sehr differente und komplexe psychische Einstellungen und Entwicklungen.

7.3 Verlaufskriterien und Katamnesenabstände

Grundlagen für die Bewertung der Verläufe bilden die in der Bewertungsskala des Katamnesen-Bogens von 1—15 niedergelegten Merkmale, die wesentlich an der abschließenden Bewertung nach A—D (gut — befriedigend — schlecht — mittel) beteiligt sind.

Als *gut* wurde ein Verlauf bezeichnet, wenn nach eigenen oder Beobachtungen der Eltern oder der Ehepartner seit der klinischen Entlassung eine relativ ausgeglichene Grundstimmung vorherrschte und keine oder aber ausreichend motivierte depressive Reaktionen auftraten,

bei der ambulanten Nachuntersuchung keine oder nur geringfügige depressive Symptome angegeben wurden oder bei der Untersuchung sich erkennen ließen,

in der Schule oder im Beruf eine intelligenzangemessene Entwicklung stattgefunden hatte und in einer evtl. geschlossenen Ehe vorwiegend harmonische Verhältnisse vorlagen.

Als *befriedigend* wurde die weitere Entwicklung bezeichnet, wenn zeitweilig leichtere depressive Verstimmungszustände oder gehäufte depressive Reaktionen ohne ausreichende Motivation von den Probanden berichtet oder den Eltern oder Ehepartnern beobachtet wurden,

bei der ambulanten Nachuntersuchung stärkere, aber noch ausreichend integrierte depressive Symptome sich feststellen ließen,

die schulische oder berufliche Entwicklung durch die depressive Symptomatik stärker beeinträchtigt war und eine evtl. bestehende Ehe überwiegend als disharmonisch bezeichnet wurde.

Als *schlecht* wurde ein Verlauf bezeichnet, wenn schwerere depressive Verstimmungszustände mit Suicidversuchen bzw. Suicid aufgetreten waren, endogen-depressive Phasen ließen sich bei unserem Krankengut nicht registrieren,

bei der ambulanten Nachuntersuchung eine dominierende depressive Symptomatik bestand,

die schulische und berufliche Entwicklung trotz ausreichender Intelligenz gescheitert war bzw. die Arbeitsplätze ständig gewechselt wurden und eine evtl. bestehende Ehe durch Trennung oder Scheidung beendet worden war.

Als *mittlere* Verläufe wurden bezeichnet, wenn verschiedene der in der Bewertungsskala aufgeführten Kriterien sich mosaikartig so zusammensetzten, daß nach den Beurteilungsgrundlagen weder ein befriedigender noch ein schlechter Verlauf vorlag. Das Beurteilungskriterium „mittlerer Verlauf" ist zwischen einem befriedigenden und schlechten Verlauf einzuordnen.

Tabelle 44 zeigt, daß der *Katamnesenabstand* im Durchschnitt 9,1 Jahre (Mädchen 9,3 Jahre, Jungen 8,9 Jahre) beträgt. Der Zeitraum zwischen Klinikentlassung und Ermittlung des weiteren Verlaufes schwankt zwischen 1 und 25 Jahren. Diese sehr unterschiedliche Zeitspanne würde sich für katamnestische Untersuchungen organischer Erkrankungen oder etwa für endogene Psychosen nicht eignen. Dagegen soll hier der Verlauf nosologisch ungeklärter depressiver Verstimmungszustände bei Kindern unter dem Aspekt der weiteren Entwicklung und der sozialen Eingliederung verfolgt werden. Es handelt sich damit um eine Stichprobe, die zu jedem beliebigen Zeitpunkt des Lebensablaufes wiederholt werden könnte. Die Regel der Fünfjahresgrenze bei der katamnestischen Bewertung von Erkrankungen kann somit außer acht gelassen werden, wenn kürzere und längere Verlaufsbeobachtungen miteinander und im Verhältnis zum Lebensalter und zum Zeitpunkt der Katamnesenerhebung berücksichtigt werden.

Das nach Tabelle 45 ermittelte Ergebnis des χ^2-Testes ($= 2,69$, d.f. $= 3$) beweist, daß keine Inhomogenität vorliegt, d. h., es besteht kein Zusammenhang zwischen dem Katamnesen-Abstand und dem Verlauf. Die Beurteilung eines Verlaufes ist bei der vorliegenden Untersuchung nicht von dem Abstand der Katamnese abhängig. Es besteht dagegen ein statistisch gesicherter Zusammenhang zwischen der Zeitdauer nach der Entlassung aus stationärer Behandlung und den Beurteilungskriterien.

Tabelle 44. *Katamnesen-Abstand in 5 Jahres-Gruppen (n=96)*

Jahre	0—4	5—9	10—14	15—	insges.
Mädchen	15	4	6	10	35
Jungen	27	6	14	14	61
M + J	42	10	20	24	96

Mittelwert: Mädchen = 9,3 Jahre; Jungen = 8,9 Jahre; M+J = 9,1 Jahre.

Tabelle 45. *Katamnese-Verlauf in 5 Jahres-Gruppen (n=96)*

Jahre	0—4	5—9	10—14	15—	insges.
Gut	6	1	5	9	21
Befriedigend	19	3	9	4	35
Gut und befriedigend	25	4	14	13	56
„Mittel"	8	1	0	1	10
Schlecht	9	5	6	10	30
„Mittel" und schlecht	17	6	6	11	40
insgesamt	42	10	20	24	96

Tabelle 46. *Bewertung der Verläufe (n=96)*

Verlauf	Anzahl	%
Gut	21	22
Befriedigend	35	36
„Mittel"	10	10
Schlecht	30	32
Total	96	100

Wenn man die guten und befriedigenden als „Günstige Verläufe" zusammenfaßt und die schlechten und mittleren Verläufe als „Ungünstige Verläufe", dann konnten zum Zeitpunkt der Nachuntersuchung 58,4% als günstige und 41,6% als ungünstige Verläufe bezeichnet werden. Bei einer vergleichenden Gegenüberstellung der Lebensalter der Probanden zum Zeitpunkt der Nachuntersuchung mit den verschiedenen Bewertungskriterien ergab sich ein indifferentes Verhalten. Bei der Erhebung der Katamnese waren 12 Probanden bis 9;11 Jahre alt, 41 Probanden 10—19;11 Jahre, 29 Probanden 20—29;11 Jahre und 14 über 30 Jahre alt. Nach einer Unterteilung in die Beurteilungsgruppen „Günstig" und „Ungünstig" ergab sich $\chi^2 = 3,95$ (d.f. = 3), d. h. es besteht kein statistisch gesicherter Zusammenhang zwischen dem Lebensalter zum Zeitpunkt der Untersuchung und den Beurteilungskriterien.

7.4 Symptome mit ungünstiger oder günstiger Prognose

Tabelle 47 zeigt eine Gegenüberstellung der tatsächlich beobachteten und rechnerisch ermittelten Frequenzen von 17 psychischen Symptomen mit ungünstiger und günstiger Katamnese.

Die Untersuchung bezieht sich auf die 96 Kinder, bei denen eine Katamnesenerhebung möglich war. Von diesen wiesen 56 eine günstige und 40 Kinder eine ungünstige Katamnese auf. Als günstig wurden gute und befriedigende Verläufe, als ungünstig schlechte und mittlere Verläufe bezeichnet.

Die vergleichende Gegenüberstellung wurde für sämtliche psychischen und psychosomatischen Symptome mit günstiger und ungünstiger Katamnese durchgeführt. Die fettgedruckten Zahlen zeigen an, daß bei ungünstiger oder günstiger Katamnese das

Tabelle 47. *Psychische Symptome. Depressive Kinder (n=96) mit ungünstiger und mit günstiger Katamnese*

Symptom		ungünstig beob.	rechn.	Diff.	günstig beob.	rechn.	Diff.	χ^2	stat. Sicherh. %
8	Grübeln	11	6,3	**4,7**	4	8,7	−4,7	7,34	99
6	Dysphorie	11	6,3	**4,7**	4	8,7	−4,7	7,34	99
27	Tagträume	13	9,2	**3,8**	9	12,8	−3,8	3,57	90
20_1	Lernhemmung	16	12,5	**3,5**	14	17,5	−3,5	2,44	80
26_2	Suicidversuche	8	4,6	**3,4**	3	6,4	−3,4	4,93	95
31	Vitale Traurigkeit	7	3,8	**3,2**	2	5,2	−3,2	5,33	97
15	Innere Unruhe	8	5,0	**3,0**	4	7,0	−3,0	3,53	90
33	Zwangssymptome	9	6,3	**2,7**	6	8,7	−2,7	2,46	80
28	Stimmungsschwankungen	10	7,5	**2,5**	8	10,5	−2,5	1,76	80
21	Minderwertigkeitsgefühl	11	8,8	**2,2**	10	12,2	−2,2	1,27	70
1	Agitiertheit	10	7,9	**2,1**	9	11,1	−2,1	1,17	70
3	Ambivalenz	5	3,3	**1,7**	3	4,7	−1,7	1,56	70
32	Unsicherheit	15	17,5	−2,5	27	24,5	**2,5**	1,09	70
7	Gehemmtheit	21	23,8	−2,8	36	33,2	**2,8**	1,34	70
2_1	Affektarmut	6	9,2	−3,2	16	12,8	**3,2**	2,43	80
29	Überangepaßtheit	13	16,3	−3,3	26	22,7	**3,3**	1,88	80
24	Schüchternheit	9	13,3	−4,3	23	18,7	**4,3**	3,62	90

Tabelle 48. *Psychosomatische Symptome. Depressive Kinder (n=96) mit ungünstiger und mit günstiger Katamnese*

Symptom	ungünstig beob.	rechn.	Diff.	günstig beob.	rechn.	Diff.	χ^2	stat. Sicherh. %
20 Mutismus	13	9,6	**3,4**	10	13,4	−3,4	2,75	90
7 Enuresis	15	17,5	−2,5	15	12,5	**2,5**	1,25	70

Symptom häufiger als zu erwarten beobachtet wurde. Die nicht aufgeführten psychischen und psychosomatischen Symptome verhielten sich indifferent.

Bei Fällen mit *ungünstiger* Katamnese wiesen die höchsten Differenzwerte folgende 12 psychischen Symptome bei Aufzählung in der Reihenfolge der höchsten Differenzwerte auf: Grübeln, Dysphorie, Tagträume, Lernhemmung, Suicidversuche, vitale Traurigkeit, innere Unruhe, Zwangssymptome, Stimmungsschwankungen, Minderwertigkeitsgefühl, Agitiertheit und Ambivalenz und (Tabelle 48) das psychosomatische Symptom Mutismus.

Bei Fällen mit einer *günstigen* Katamnese wiesen die höchsten Differenzwerte bei Aufzählung in der Reihenfolge der Differenzhöhe folgende 5 psychischen Symptome auf: Schüchternheit, Überangepaßtheit, Affektarmut, Gehemmtheit und Unsicherheit und (Tabelle 48) das psychosomatische Symptom Enuresis.

7.5 Schizophrene Psychosen, Stimmungsschwankungen und Suicide

7.51 Schizophrene Psychosen

Bei 9 (8,6%) Probanden des Gesamtkollektivs wurde durch katamnestische Erhebungen eine schizophrene Psychose ermittelt. Es handelt sich dabei um 6 (= 16,2%) weibliche und 3 (= 4,4%) männliche Probanden. Hier wie bei den Suiciden zeigt sich damit ein deutliches Überwiegen des weiblichen Geschlechtes. Das ist, wie bereits früher ausgeführt, wahrscheinlich auf eine prognostisch ungünstigere Primärgruppe zurückzuführen.

Die Schizophreniehäufigkeit der Gesamtbevölkerung beträgt nach BLEULER (1966) 1%. Stellt man die aus unserem Gesamtkollektiv ermittelten 8,6% schizophrener Probanden diesen gegenüber, so ergibt sich bei einer statistischen Sicherheit von 95% ein Konfidenzintervall von mindestens 4% bis maximal 15,7% und bei einer statistischen Sicherheit von 99% ein Konfidenzintervall von mindestens 2,9% bis maximal 18%. Das eigene Krankengut ist somit sicher keine Stichprobe der Gesamtbevölkerung, sondern eine negative Auslese. Vergleichbare katamnestische Untersuchungen, die unseren Ergebnissen gegenübergestellt werden könnten, ließen sich nicht ermitteln.

LANDOLT (1957) erhob Katamnesen bei 60 Patienten, die zwischen dem 15. und 22. Lebensjahr stationär wegen einer ersten manisch-depressiven Phase behandelt worden waren. 75% hatten positive Familienanamnesen mit „mental instability". Bei

9 Probanden der Stichprobe entwickelte sich eine katatone Schizophrenie, 27 wiesen
bei der Nachuntersuchung eine „typische affektive Symptomatik" auf.

EGGERS u. STUTTE (1969) fanden bei mehreren nachuntersuchten Fällen im Verlauf
der Erkrankung schizophrene und cyclothyme Episoden, die miteinander abwechsel-
ten. Manchmal war das Bild einer Episode sowohl von cyclothymen als auch von
schizophrenen Symptomen nebeneinander beherrscht. STUTTE wies mehrfach darauf
hin, daß zirkuläre Psychosen des Kindesalters, insbesondere kindliche Manien, häufig
später in prozeßhaft verlaufende Schizophrenien einmünden (1963).

Von den 10 Fällen unseres Krankengutes, bei denen in der Kindheit der Verdacht
auf das Vorliegen einer manisch-depressiven Krankheit erhoben wurde, entwickelte
sich in 4 Fällen eine schizophrene Psychose.

7.52 Stimmungsschwankungen

Dem Symptom „Stimmungsschwankungen" kommt nach den katamnestischen Erhebungen eine besondere Bedeutung zu. Von den 9 katamnestisch ermittelten schizophrenen Probanden ließen sich bei 5 anamnestisch starke Stimmungsschwankungen in
der Kindheit ermitteln. Dagegen ließ sich ein statistisch gesicherter Zusammenhang
zwischen dem Merkmal Stimmungsschwankungen und günstigem oder ungünstigem
Katamnesenverlauf nicht feststellen. Von den 18 Kindern mit Stimmungsschwankungen, bei denen sich eine Katamnese erheben ließ, wiesen 8 einen günstigen und 10
einen ungünstigen Verlauf auf ($\chi^2 = 1,69$, indifferentes Verhalten).

Bei dem Gesamtkollektiv ließ sich das Symptom „Stimmungsschwankungen" bei
der Erstsicht in 19 Fällen feststellen. Bei der symptomatologischen Zuordnung wurden
nur jene berücksichtigt, die besonders starke Stimmungsumschwünge zeigten. Bei 10
der Kinder mit Stimmungsschwankungen bestand zeitweilig der Verdacht auf das
Vorliegen einer *cyclothymen* Erkrankung. In den Krankengeschichten (durch Fall-Nr.
gekennzeichnet) finden sich Angaben wie: „Schwankungen zwischen depressiver Resignation und aggressivem Alleshabenwollen" (Fall 29). — „Phasenhaft depressiv mit
Schuldgefühlen und Blutigreiben der Handflächen. Verharrt stundenlang stehend vor
dem Bett und weigert sich schlafen zu gehen. Dann wieder distanzlos, aggressiv und
aufgedreht mit enormem Zärtlichkeitsverlangen, heimlichem Rauchen und starker
Onanie" (Fall 20). — „Schwunghafter Wechsel zwischen mürrisch-depressiver Herab-
gestimmtheit, völlig gehemmt, wortkarg und einsilbig. Danach hochgestimmt-alberne
Heiterkeit, gießt Wasser aus dem Fenster, frech und anmaßend, zerreißt Papier und
überdreht das Radio. Betrachtet selbst die Stimmungsschwankungen als merkwürdige
Unruhe oder Ruhe" (Fall 11). — „Verschlossen-bockig, dann wieder übermütig-heiter.
Wechselt manchmal mehrfach täglich" (Fall 10). — „Wechsel zwischen ängstlicher
Apathie und übererregbarer Lustigkeit. Jeder Zustand dauert 2—3 Wochen. Zerreißt
Hemden, flicht stundenlang die Haare. Dauernder Bewegungsdrang, läuft erregt in
der Wohnung herum, zankt ständig mit der Zwillingsschwester, kramt Schränke
durch, zappelig und unruhig. Dann starkes Zärtlichkeitsbedürfnis, Antriebslosigkeit,
will bei der Mutter schlafen. Tiefe Traurigkeit, Einschlafstörungen" (Fall 5). — „Sie
ist himmelhoch-jauchzend, zum Tode betrübt. Zeitweilig depressiv-gehemmt, desinteressiert, enorm langsam, mißtrauisch, verschlossen und mutistisch. Dann frech, dreist,
aktiv, lügt und stiehlt, selbstunsicher, weint still vor sich hin. Phasenhaftes Stehlen,
zweimalige Brandstiftung in einer hyperthymen Stimmungslage" (Fall 1). — „Ängst-

licher Einzelgänger. Oft depressiv, dann wieder kleinkindhaft fröhlich. Bricht mitten im Lesen ab, starrt vor sich hin oder verweigert stundenlang die Mitarbeit oder will die Klasse verlassen, wandert oft ziellos im Haus umher" (Fall 74). — „Jede Tätigkeit ist von seiner momentanen Lust oder Unlust abhängig. Einschlafstörungen und Isolierungstendenzen, starke Verzweiflung. Dann wieder übertrieben lustig und albern" (Fall 64). — „Seine Stimmung war immer mürrisch-launisch und oft ablehnend-bockig. Bei der Arbeit zeitweise gleichgültig-lustlos, dann wieder interessiert und eifrig. Verkrampfte Selbstunsicherheit und Niedergeschlagenheit wechselt mit schnoddrig-überheblichen Verstimmungen. Liegt tagelang schweigend im Bett und verweigert eine Woche die Nahrungsaufnahme" (Fall 49). — „Abrupte Wechsel zwischen Ausgelassenheit und Depression. Sehr schwankende Stimmungen, häufig depressiv, dann wieder fast manische Heiterkeit und Lebhaftigkeit" (Fall 48).

Von den 19 Kindern mit Stimmungsschwankungen dieser oder gleichartiger Ausprägung ließen sich in 18 Fällen Nachuntersuchungen durchführen, in 1 Fall nicht. Von den 86 depressiven Kindern, die in der Anamnese keine Stimmungsschwankungen aufwiesen, liegt in 6 Fällen keine Katamnese vor. Da die Fälle ohne Katamnese fast proportional verteilt sind, kann man diese 7 Fälle außer Betracht lassen. Aus der sich daraus ergebenden Vierfeldertafel läßt sich ablesen, daß von den 18 Kindern mit Stimmungsschwankungen in der Anamnese bei 5 Kindern sich eine klinisch gesicherte Schizophrenie entwickelte, bei 13 Kindern bestand keine Schizophrenie. Von den 80 Kindern ohne Stimmungsschwankungen in der Vorgeschichte entwickelte sich nur bei 4 Kindern eine Schizophrenie, bei 76 Kindern keine Schizophrenie. Nach dem χ^2-Test ($=9,14$) sind die Merkmale Stimmungsschwankungen in der Kindheit und Schizophrenie im Jugend- bzw. Erwachsenenalter hochsignifikant assoziiert (99,5% statistische Sicherheit).

7.53 Suicide

Durch Suicid endeten 3 ($= 2,9$%) der 105 Probanden. Die Zahl der Suicide in Berlin-West betrug im Jahre 1968 8,5 auf 10 000 = 0,085%.

Stellt man die aus unserem Gesamtkollektiv ermittelten 2,9% den 0,085% der Gesamtheit gegenüber, so ergeben sich folgende Mindest- bzw. Höchstwerte für die Selbstmordhäufigkeit: Ein Konfidenzintervall von 0,59—4,12 bei einer statistischen Sicherheit von 95%; ein Konfidenzintervall von 0,32—10,07 bei einer statistischen Wahrscheinlichkeit von 99%. Die an der Berliner Bevölkerung beobachtete Selbstmordhäufigkeit liegt unter den Mindestwerten. Das eigene Material ist somit sicher keine Stichprobe aus der Gesamtbevölkerung, sondern stellt eine negative Auslese dar.

Bemerkenswert ist, daß die 3 Suicide von weiblichen Probanden begangen wurden, während bei den männlichen Probanden kein Selbstmordfall registriert werden konnte. Dieser Befund verdient besondere Beachtung, weil die Gesamtrate der Suicide ein Überwiegen bei dem männlichen gegenüber dem weiblichen Bevölkerungsanteil aufweist und auch ANGST (1966) unter seinen manisch-depressiven männlichen Probanden ebenfalls eine, wenn auch nur geringgradig erhöhte Suicidhäufigkeit feststellen konnte.

Die Suicide unserer Probanden erfolgten 4;3, 5;9 und 6;6 Jahre nach ihrer Klinikentlassung in einem Lebensalter von 19;8, 19;8 und 19;1 Jahren. Der Tod wurde herbeigeführt durch Vergiftung, Sturz aus großer Höhe und unter den Rädern eines Zuges.

2 der 3 Mädchen befanden sich nach der Entlassung aus kinderpsychiatrischer Behandlung mehrfach in Nervenkliniken, das 3. Kind mehrere Jahre in einem heilpädagogischen Heim. Nur bei einem der Mädchen waren während des 1. Klinikaufenthaltes Suicidimpulse bzw. Suicidversuche festgestellt bzw. beobachtet worden. Bei diesem und bei einem weiteren Mädchen wurden bei späteren Klinikaufenthalten Suicidversuche registriert.

Die Mädchen waren nach der Entlassung aus kinderpsychiatrischer Behandlung erneut Psychiatern vorgestellt worden. In 2 Fällen wurde eine stationäre Beobachtung durchgeführt und eine Schizophrenie und eine psychopathische Depression diagnostiziert, bei dem 3. Mädchen wurde ambulant eine neurotische Depression festgestellt.

7.6 „Broken Home" und Prognose

Unter einem „Broken Home" wird neben einer unehelichen Geburt der Tod eines Elternteiles oder die Scheidung oder Trennung der Eltern bis zum 15. Lebensjahr des Probanden verstanden.

Bei den 105 Probanden bestanden in der Kindheit 75 Broken Home-Situationen, bei 30 Probanden fanden sich keine Hinweise dafür. Daß es sich bei unserem Kollektiv um eine Gruppe mit besonders ungünstigen Kindheitsverhältnissen handelt, beweisen Vergleiche mit den von Angst (1966) angeführten Prozentzahlen von Broken Home bei nicht psychotischen und bei endogen-depressiven Probanden, die zwischen 19,9—39,0% liegen und (anders als die der schizophrenen) nicht wesentlich von denen der Durchschnittsbevölkerung abweichen.

Den „Abschlußdiagnosen" (XIV des Katamnesen-Bogens) wurden die ermittelten Zahlenwerte für „Broken Home" und für „nicht Broken Home" hinzugefügt, um aus den 4-Feldertafeln weitere Hinweise zu erhalten.

Ein differentes Verhältnis konnte nur für das Merkmal „Psychiatrisch unauffällig" festgestellt werden. Von den insgesamt 15 Probanden waren 9 in intakten häuslichen Verhältnissen aufgewachsen, 6 in einer Broken Home-Situation. Bei einem Vergleich, der nach denselben Grundsätzen aufgeschlüsselten Restgruppe ergab sich eine Dissoziation der Merkmale „Broken Home" und „Psychiatrisch unauffällig" ($\chi^2 = 6{,}84$, d.f. = 1) mit einer statistischen Sicherheit von 99%.

Eine positive Assoziation besteht für die Merkmale „Broken Home" und „Hirnschädigung". Von den 7 Probanden mit der entsprechenden Abschlußdiagnose waren alle in einer Broken Home-Situation aufgewachsen. Von den 89 Probanden der Restgruppe dagegen 59 Probanden. Es ergibt sich daraus ein Hinweis ($\chi^2 = 3{,}43$, d.f. = 1) mit einer statistischen Sicherheit von 90% für eine Assoziation der Merkmale Broken Home und Hirnschädigung.

Ein eindeutig indifferentes Verhältnis ergab die Gegenüberstellung der Merkmale Schizophrenie und Broken Home ($\chi^2 = 1{,}43$, d.f. = 1).

Von 8 schizophrenen Patienten waren je 4 in einer Broken Home-Situation und 4 in unauffälligen häuslichen Verhältnissen aufgewachsen. Nach Angst (1966) stammen Schizophrene etwas häufiger aus grob-gestörten Familienverhältnissen, die Unterschiede seien jedoch nicht signifikant.

Tabelle 49 zeigt, daß die Existenz eines „Broken Home" in der Kindheit *keinen* statistisch signifikanten *ungünstigen* Einfluß für den weiteren Verlauf hat. Die vier

Beurteilungskriterien sind dabei auf zwei: „Günstiger Verlauf" (Gut und Befriedigend) und „Ungünstiger Verlauf" (Mittel und Schlecht) reduziert worden. Die 4-Feldertafel zeigt, daß von 56 günstigen Verläufen die Probanden in 39 Fällen in der Kindheit ein „Broken Home" hatten. 17 hatten kein „Broken Home". Von den 40 ungünstigen Verläufen hatten 27 Probanden in der Kindheit ein „Broken Home", 13 kein „Broken Home" ($\chi^2 = 0,05$, d.f. = 1). Der Frage, ob Kindesmütter mit einer endogenen Depression oder mit chronisch-depressiven Zustandsbildern verschiedener Genese die Prognose depressiver Kinder im Vergleich mit der Restgruppe depressiver ohne depressive Mütter ungünstig beeinflussen, geht Tabelle 50 nach.

Tabelle 49. *Broken Home und Verlauf (n=96)*

| Broken Home | Verlauf | | |
	Günstig	Ungünstig	insges.
Ja	39	27	66
Nein	17	13	30
Probanden total	56	40	96

Tabelle 50. *Depressive Mutter und Verlauf (n=96)*

| Mutter | Verlauf | | |
	Günstig	Ungünstig	insges.
depressiv	9	3	12
nicht depressiv	47	37	84
Probanden total	56	40	96

Aus Tabelle 50 geht hervor, daß von den 15 Kindern mit einer depressiven Mutter bei 12 die Katamnese erhoben werden konnte, in 3 Fällen liegt keine Katamnese vor. Bei den 90 Kindern, deren Mütter nicht depressiv waren, ließ sich bei 84 Fällen eine Katamnese erheben, bei 6 nicht.

Bei einer Zusamenfassung der günstigen und ungünstigen Verläufe ergibt sich, daß von den 12 depressiven Kindern mit depressiven Müttern 9 eine günstige und 3 eine ungünstige Katamnese aufwiesen. Von den 84 depressiven Kindern, die keine depressive Mutter hatten, zeigten 47 ein günstiges und 37 ein ungünstiges Ergebnis bei der katamnestischen Untersuchung. $\chi^2 = 1,69$, d. h., es liegt ein indifferentes Verhalten vor.

7.7 Diagnostische und nosologische Syndrome und Prognose

Ein Vergleich der Syndrom-Diagnosen, die bei der Entlassung aus stationärer Behandlung (Erstsicht) und der ambulanten Nachuntersuchung (Zweitsicht) gestellt wurden, war in 76 Fällen möglich. Bei 58 Probanden wurden bei der Erst- und bei der Zweitsicht je 1 depressives Syndrom festgestellt bzw. durch zusätzliche Befunde ermittelt. In 18 Fällen bestanden bei der Erst- wie bei der Zweitsicht Kombinationen zwischen 2 oder mehreren depressiven Syndromen. Bei 48 Fällen wurde eine totale oder partielle Übereinstimmung festgestellt, in 28 Fällen bestand eine völlige Diskrepanz. Bei der Zweitsicht wurde somit insgesamt in 63% bezüglich der Syndrom-Diagnosen eine Übereinstimmung mit der Erstsicht festgestellt, d. h., bei 63% der Probanden bestand ein ähnliches phänomenologisches Zustandsbild wie bei der Erstsicht.

Bei einem Vergleich der „agitierten" und der „gehemmten" depressiven Syndrome bei der Erst- und Zweitsicht ergab sich ebenfalls eine weitgehende Übereinstimmung ($\chi^2 = 9{,}53$).

Von den 18 Fällen, für die bei der Erstsicht mehrere Syndrom-Diagnosen vermerkt worden waren, ergab sich nur in 1 Fall eine völlige und in 12 weiteren Fällen eine teilweise Übereinstimmung. In 5 Fällen bestand keine Übereinstimmung.

Zur Feststellung etwaiger prognostischer Merkmale wurden die agitierten, die gehemmten und die gemischten depressiven Syndrome der Erstsicht mit den Bewertungskategorien (A—C) der Zweitsicht verglichen. Diese Gegenüberstellung erfolgte zunächst für Mädchen und für Jungen getrennt, dann für beide Geschlechter gemeinsam. Die Bewertungskategorien wurden „Günstig" (A+B) und „Ungünstig" (C+D) zusammengefaßt. Diese Untersuchungen ergaben ein indifferentes Verhalten (für Jungen und Mädchen gemeinsam: $\chi^2 = 0{,}03$). Aus der Art und Form diagnostischer Syndrome lassen sich somit keine prognostischen Schlüsse ableiten.

Von ganz besonderem theoretischen und praktischen Interesse war die Frage, inwieweit die nosologische Diagnose der Erstsicht prognostische Aussage für den weiteren Verlauf gestattete.

Tabelle 51. *Nosologisches Syndrom und Prognose (n=105)*

| Syndrom | Katamnesenergebnis | | | | | |
	Gut	Befrie-digend	„Mittel"	Schlecht	keine Ang.	insges.
Psychogenes S.	18	25	9	17	7	76
Somatogenes S.	—	8	—	7	—	15
Konstitutionelles S.	—	1	—	2	1	4
Verdacht auf MDE	3	1	1	4	1	10
Probanden total	21	35	10	30	9	105

Tabelle 51 besagt, daß die nosologischen Diagnosen, wie sie für die vorliegende Untersuchung verwandt wurden, *keine brauchbaren prognostischen* Kriterien abzugeben vermögen. Wenn die Guten und die Befriedigenden Verläufe als „Günstige" und die Mittleren und Schlechten Verläufe als „Ungünstige" eingestuft werden, ergibt sich ($\chi^2 = 2{,}1$, d.f. = 3) ein indifferentes Verhalten.

8. Kasuistik

Die Existenz eines „depressiven" Kindes scheint auf den ersten Blick ebenso widersinnig zu sein wie die eines „glückseligen Kindes", dessen Existenz ARISTOTELES (384—322) ausdrücklich verneinte mit dem Hinweis darauf, daß Glückseligkeit die Fähigkeit zur Reflexion voraussetze und diese Kindern nicht zu eigen sei.

Dieses Axiom einer weitgehenden intellektuellen und emotionalen Leistungsunfähigkeit und Reflexionsuntüchtigkeit des Kindes bestand über viele Jahrhunderte. So bezeichnete SPINOZA (1632—1677) das Kindsein als Unglück und PASCAL (1623—1662) meinte, das menschliche Leben beginne erst, wenn der Verstand entwickelt sei, also durchschnittlich mit 20 Jahren.

Der Mensch des 19. Jahrhunderts sah im Kind nicht nur körperlich, sondern auch seelisch vielfach nur eine unvollkommene Miniaturausgabe des Erwachsenen (REMPLEIN, 1950), und noch zu Beginn dieses Jahrhunderts waren die Kenntnisse über das Seelenleben des Kindes trotz beachtlicher psychologischer und pädagogischer Ansätze einzelner Ärzte (EMMINGHAUS, 1887; PREYER, 1882; GROOS, 1904) und Heilpädagogen (PESTALOZZI, 1746—1827; SALZMANN, 1744—1811) im Vergleich zu denen über die Psychologie und Psychiatrie des Erwachsenen gering, wenn man von den empirisch oder intuitiv gewonnenen Einsichten unabhängiger Denker zu allen Zeiten absieht.

Aus der Kulturgeschichte des Kindes sind seelische Not und materielle Bedrückung in fast allen sozialen Schichten und allen Jahrhunderten von der Antike bis zur Gegenwart hinlänglich bekannt. Sie haben zu allen Zeiten auch zu depressiven Reaktionen und depressiven Fehlentwicklungen bei Kindern führen müssen und hingeführt.

So wurde erst durch die Beobachtungen von v. PFAUNDLER (1872—1947) und von SPITZ (1946) wissenschaftlich belegt, daß anhaltende emotionale Frustrationen sogar bei Säuglingen zu chronischen depressiven Verstimmung („anaclitic depression") mit vitaler Bedrohung führen können. PEIPER (1956) stellte fest, daß die Prager Landesfindelanstalt im Jahre 1858 mit annähernd 3000 Zugängen eine Sterblichkeit von 100% aufwies. Nach den Berliner Charité-Annalen verstarben unter HENOCH im Jahre 1890/91 von 196 Kindern 164 an einer „Debilitas vitae", die übrigen verblieben nach Anmerkungen des Rechnungshofes „im Bestånd". PFAUNDLER wies erklärend darauf hin, daß in Findelanstalten Österreichs und Frankreichs eine annähernd hohe Letalität nicht festgestellt wurde, obgleich die Säuglinge „ohne jeden Aufwand an medizinischer Asepsis und unter ungünstigen äußeren Verhältnissen", aber von ihren Müttern und damit individualisierend gepflegt wurden.

Unter den *vorwissenschaftlichen* Belegen ist die umstrittene Chronik des SALIMBENA VON PARMA (1221—1288) die bekannteste. Es ist in diesem Zusammenhang weniger von Belang, ob es sich dabei um ein empirisch fundiertes Dokument oder um eine Legende (SEIDLER, 1964) handelt; vorrangig und überraschend ist, wie weit-

gehend diese frühen Angaben mit modernen wissenschaftlichen Untersuchungen übereinstimmen. SALIMBENA berichtete über das angebliche berühmt-berüchtigte Experi-
ment des Hohenstaufenkaisers Friedrich II., der verwaiste Neugeborene durch Ammen
und Wärterinnen angeblich bei bester pflegerischer Betreuung, aber mit dem strengsten
Verbot aufziehen ließ, nicht mit diesen Kindern zu sprechen oder sie zu liebkosen, um
ihre „Ursprache" zu erforschen. Alle Kinder starben. Der Chronist SALIMBENA schrieb:
„Sie konnten ja nicht leben ohne den Beifall, die Gebärden, die freundlichen Mienen
und Liebkosungen ihrer Wärterinnen und Ammen."

In den *Volks-* und in den *Kunstmärchen,* in denen Kinder und Jugendliche Helden-
rollen einnehmen, spielen emotional vernachlässigte und seelisch mißhandelte Kinder,
die von kaltherzigen und haßerfüllten Stiefmüttern (Hänsel und Gretel, Schnee-
wittchen, Aschenbrödel) vernachlässigt oder von ihren Müttern benachteiligt und ver-
stoßen (Frau Holle) werden, eine bedeutende Rolle. Es ist bemerkenswert, daß die
meisten Märchen sich mit der Gleichgültigkeit, der Härte und Herzlosigkeit der Eltern
und Erzieher auseinandersetzen und sich nicht mit unangepaßten, erziehungsschwierigen Kindern beschäftigen, wie es von pädagogisch orientierten Kindergeschichten zu
erwarten wäre. Diesen Märchen kam in der Vergangenheit offenbar vorrangig eine
warnende und tröstende Funktion zu. In der Kulturgeschichte des Kindes (DIRX,
1967) der vergangenen Jahrhunderte finden sich ebenso wie in der kinderpsychiatrischen Kasuistik der Gegenwart genügend individuelle und soziologische Ursachen
für die Entwicklung depressiver Fehlhaltungen neben konstitutionellen und endogenen
depressiven Faktoren, die damals wie heute sich oft erst unter dem Druck pathologischer Milieubedingungen, chronischer seelischer Peinigungen oder körperlicher Mißhandlungen etablierten oder manifestierten.

Noch im *19. Jahrhundert* bestimmten die physische und psychische Ausbeutung
und Unterdrückung der Kinder breiter Bevölkerungsschichten in den führenden In-
dustrienationen der Welt das Bild; in den berüchtigten Bergwerken Englands (HELD,
1881) ebenso wie in den Fabriken Deutschlands (ENGELS, 1882) und Europas. Die
englische Regierung erließ zwar bereits im Jahre 1802 ein Gesetz, das die Kinderarbeit auf 12 Std täglich beschränkte und die Nachtarbeit verbot. Es wurde jedoch
nicht eingehalten.

Noch um 1830/40 arbeiteten englische Kinder im Alter von 5—9 Jahren täglich
14—16 Stunden in Bergwerken (PEEL), während SCHUCHARD (1840) über den Mißbrauch der Kinderarbeit in deutschen Fabriken berichtete: „Es ist herzergreifend,
wenn man gefühl- und gewissenlose Mütter ihre 5- bis 8jährigen Kleinen morgens in
Regen und Schnee, in ärmlicher Kleidung sieht hinaustreiben zu der oft eine halbe
Stunde entfernten Spinnerei, wo die armen Würmer schlecht ernährt, ohne den ganzen
Tag einen warmen Bissen zu erhalten, ihre geringen Kräfte aufwenden müssen, bis in die
späte Nacht hinein, wo sie, stumpf und entkräftet, ihre z. T. entfernteren Heimwege
antreten." Erst im Jahre 1903 wurde in Deutschland ein Gesetz erlassen, das die
Fabrikarbeit für Kinder unter 13 Jahren strikt verbot.

Die soziologische Gesamtsituation hat sich im *„Jahrhundert des Kindes"* (KEY,
1900) im Laufe der Jahrzehnte deutlich gebessert. Mit der Verbesserung der ökono-
mischen Situation und der Wohnverhältnisse für die Familie, vor allem aber durch
die fürsorgerischen Maßnahmen der Öffentlichkeit und durch eine enorme Wissensver-
mehrung aller Bevölkerungsschichten über pädagogische und psychologische Grund-

fakten haben sich die Voraussetzungen für eine gesunde Kindheitsentwicklung grundlegend verändert.

Wenn auch materielle Not, Einschränkungen der persönlichen Freiheit und Bedrohung von Leib und Leben im Krieg und in Bombennächten auf die psychische Entwicklung des Kindes sich nicht nachteilig auswirkten, solange der Familienverband komplett und intakt blieb (FREUD u. BURLINGHAM, 1943), so wirken sich wirtschaftliche Krisen mit Arbeitslosigkeit und Elend der Massen doch negativ auf das Lebensgefühl des Kindes aus, wie Bilder aus den Elendsquartieren einer Weltstadt, wie die von KÄTHE KOLLWITZ (1867—1945), vielleicht beredter als Worte darzustellen vermögen.

Die Situation des Kindes ist weiterhin durch seine psychophysische Abhängigkeit und das Ausgeliefertsein an die Familie, in die es hineingeboren wird, gekennzeichnet. Das Kind empfängt die entscheidenden, nachhaltig wirkenden und sein späteres Lebensschicksal wesentlich mitbestimmenden ersten Eindrücke in einem von außen nur schwer einsehbaren, weil oft sorgfältig abgeschirmten anonymen familiären Intimbereich, dessen Atmosphäre durch neurotische oder psychotische Mütter und Väter, dissoziale Verhältnisse und chaotische „broken home"-Situationen pathogen gestimmt sein kann. Solche Kinder werden nicht wie die unglücklichen Kinder der Märchen symbolisch erlöst und später „glücklich".

8.1 Erst- und Zweitsicht

Nachstehend werden kurze Auszüge aus allen Krankengeschichten und Katamnesen wiedergegeben, auf die sich die vorliegende Arbeit bezieht.

Die Krankengeschichten wurden durchlaufend numeriert. Zunächst werden die wichtigsten biographischen Daten, Symptome und Syndrome, körperliche, neurologische und psychologische Befunde und die Ergebnisse der katamnestischen Untersuchungen der Mädchen (Nr. 1—37) dargestellt, danach die der Jungen (Nr. 38—105). Die Numerierung erfolgte von Januar 1942 bis Dezember 1968.

Diese groben Skizzen der Genese und der Symptomatik, ihrer querschnittsmäßigen Zustandsbilder und längsschnittsmäßigen Verläufe depressiver Verstimmungen bei Kindern aller Altersstufen vermögen nicht Gestalt und Inhalt einer nach Typ oder Wesen charakteristischen depressiven Struktur des depressiven Kindes abzugeben. Das bleibt die Aufgabe der zusammenfassenden und vergleichenden statistischen Bearbeitung und Darstellung. Diese Falldarstellungen sollen vielmehr skizzenhaft mehr oder weniger scharf konturierte und abgestuft schraffierte Bilder von depressiven Kindern geben, von Mädchen und Jungen mit unterschiedlichen familiären und sozialen Anamnesen, erbgenetischen und milieureaktiven Belastungen und von ihrem persönlichen Lebensschicksal.

Fall 1: Jenny S., 16;6 Jahre. Heimkind. Kv Trinker, mehrfache Suicidversuche. Km Prostituierte. — Starke Stimmungsschwankungen („zeitweilig depressiv-gehemmt, desinteressiert, enorm langsam, mißtrauisch und verschlossen, dann herrschsüchtig, sehr frech, dreist und übermäßig lustig"). „Sie ist himmelhochjauchzend, zu Tode betrübt. Jetzt ist sie lustig, im nächsten Moment wieder traurig. Sie geht hinaus, setzt sich in eine Ecke und sondert sich ab." Enorme Naschsucht („unglaubliche Mengen"). — Die Prob. fand mit 14 J. Km mit zwei Männern in

eindeutiger Intimsituation, lief ins Heim zurück und äußerte: „Jetzt müßte das Haus brennen"
und steckte es zwei Stunden später in Brand. Abschlußdiagnose: Verdacht auf beginnende
manisch-depressive Erkrankung.

Nachbeobachtungszeit 4;11 Jahre. Unauffällige Weiterentwicklung. Keine Abschluß-
Katamnese.

Fall 2: Rosemarie B., 11;3 Jahre. Disharmonische Ehe, Eltern geschieden. Bei Kv und
Stm. Seelische und körperliche Mißhandlungen (Stm: „Man kann sie totschlagen, sie ändert
sich nicht"). — Depressiv-gehemmtes und überangepaßtes Kind („sie ist lieb und still") mit
Selbsterniedrigungstendenzen. Unsicher und kontaktsüchtig. Enuresis. Nägel- und Zehennägel-
beißen. Starke Naschsucht.

Nachbeobachtungszeit — Keine Katamnese.

Fall 3: Ingrid W., 9;6 Jahre. Uneheliche Geburt. Kv verstorben. Km lieblos. Stv Potator,
körperliche Mißhandlungen. Kind wurde frühmorgens bei jedem Wetter zum Sammeln von
Zigarettenstummeln auf die Straße geschickt, bettelte dort um Brot. Km hält es vom Schul-
besuch ab. Kind bat beim Jugendamt um Einweisung in ein Waisenhaus; Sorgerechtsentzug. —
Depressiv-gehemmtes Kind („äußerst zurückhaltend"), still und schüchtern („ihr Innenleben
und ihre wahre Einstellung bleiben undurchsichtig"). Überangepaßtheit, Enuresis, starke
Naschsucht, Weglaufen („schlief in Hausfluren"). „Elendsdepression."

Nachbeobachtungszeit 24;2 Jahre. War in mehreren Pflegestellen und Kinderheimen. Mit
19 Jahren geheiratet, 3 Kinder, ausgeglichene häusliche Atmosphäre. Häufig migräneartige
Kopfschmerzen, Stimmungsschwankungen „ohne rechten Grund". Ängstlich-gehemmt, manchmal unmotiviertes Weinen.

Fall 4: Edith L., 15;2 Jahre. Km chronisch krank, bettlägerig. Kind im Alter von 5 Jahren stumpfes Schädelhirntrauma, angeblich seitdem Weglaufen, Passivität, Schulschwänzen,
Bedrücktheit. — Depressives, überangepaßtes und gehemmtes Kind mit Weglauftendenzen
(bis nach Breslau, 1943), schämt sich vor leistungstüchtigen Geschwistern. Kein Interesse am
Spiel und an der Schule (zweimal sitzengeblieben), liegt am liebsten im Bett oder spielt mit
kleineren Kindern.

Nachbeobachtungszeit 23;5 Jahre. Verheiratet, ganztägig berufstätig. Psychiatrisch unauffällig.

Fall 5: Brigitte B., 13;3 Jahre. Km Hyperthyreose. Kv reizbar, jähzornig. Disharmonische
Elternehe. Zwei Geschwister der Gmv Suicid. Ein Bruder des Kv Epilepsie. — Als Kleinkind
auffallend still, seit dem 5.—6. Lj. lebhaft, unruhig und laut. Seit dem 12. Lj. starke Stimmungsschwankungen („Wechsel zwischen ängstlicher Apathie und übererregbarer Lustigkeit"),
jeweils für 1—3 Wochen. In den Intervallen gut ansprechbar und krankheitseinsichtig. Zunehmend Schlaf- und Appetitstörung. Abschlußdiagnose: Manisch-depressive Erkrankung.

Nachbeobachtungszeit 19;9 Jahre. Seit Entlassung neun Aufenthalte in psychiatrischen Kliniken, seit 8 Jahren Dauerunterbringung. Diagnose: Prozeßhaft verlaufende schizophrene
Psychose.

Fall 6: Jutta B., 10;10 Jahre. Km triebhaft, hwG. Km wurde im 10. Lj. des Kindes vor
seinen Augen von Russen ermordet. Gmm geisteskrank. Kv verstorben. Erzieherische Vernachlässigung, körperliche Mißhandlungen. — Depresiv-gehemmtes „Stilles Kind". Überangepaßtheit („läßt sich von kleinen Kindern kommandieren"), vitale Traurigkeit. Schlafstörungen,
Kopfschmerzen.

Nachbeobachtungszeit — Keine Katamnese.

Fall 7: Irene R., 11;11 Jahre. Uneheliches Kind. Km depressiv, Suicidversuch. — Depressiv-gehemmte Einzelgängerin, fügt sich überall widerspruchslos ein. „Stilles Kind, nie bockig;
spielt mit kleineren Kindern. Liest wahllos und viel. Starke Ängste vor der Km und einer
Lehrerin („kleinste Reibereien können sie zu untröstlichem Weinen bringen"), Weglaufen aus
Angst vor Strafe.

Nachbeobachtungszeit 19;6 Jahre. Mit 22 Jahren in einem psychiatrischen Krankenhaus: „Depressive Psychopathie." Mehrere Suicidversuche, gelegentliche Stimmungsschwankungen mit Mutismus. Ängstlich-kontaktschwache Einzelgängerin.

Fall 8: Gisela B., 11;5 Jahre. Kv streng und autoritär. Disharmonische Elternehe. — Ängstlich-gehemmtes „Stilles Kind". Läßt sich von Mitschülern erpressen, nimmt Süßigkeiten und Obst für sie mit. Spielhemmung („kein sinnvolles Einzelspiel"). „Als Kleinkind schon sehr wohlerzogen und brav, mit 10 Monaten sauber." Häufiges und starkes unmotiviertes Weinen. *Nachbeobachtungszeit 19;3 Jahre.* Kontaktsüchtig-hyperthyme Persönlichkeit mit hwG. 6 Kinder von 5 verschiedenen Vätern. Geschieden, erneut gravide. Kinder in öffentlicher Erziehung.

Fall 9: Heiderose M., 10;7 Jahre. Km reaktiv-depressiv, „vom Leben enttäuscht". Kv schwerer Zwangsneurotiker, im Kriege vermißt. Km autoritär-sadistisch: zwang Kinder, Erbrochenes wieder aufzuessen. („Ich bin ruhig, logisch und kalt in der Erziehung. Die Kinder müssen unbedingt parieren.") Km stellt Horoskope, lebt davon. — Depressiv-verschlossene Einzelgängerin („immer in-sich-gekehrt"), traurig-resigniert. Leichte Erschöpfbarkeit („still und teilnahmslos"), Daumenlutschen, Appetitstörungen, nächtliche Jactationen, Überangepaßtheit („willig-gleichgültig-passiv").
Nachbeobachtungszeit 18;5 Jahre. Ängstlich-gehemmt und kontaktschwach. Religiöser Fanatismus (Km: „Sie hat die ganze Familie, auch mich, zum katholischen Glauben bekehrt!").

Fall 10: Rosina T., 4;0 Jahre. Km depressiv (fraglich cyclothym), bei Schwester der Gmm bestand eine MDE, Schwester der Gmv wegen Schizophrenie in Anstalt. Kind nicht erwünscht, disharmonische Elternehe. Km ängstlich-überprotektiv. Kv: körperliche Mißhandlungen. — Depressive Grundstimmung, starke Stimmungsschwankungen („übermütig, dann plötzlich wieder verschlossen, bockig, häufig im Laufe eines Tages"). Pavor nocturnus mit Wein- und Schreikrämpfen. Bei Entlassung Verdacht auf beginnende manisch-depressive Erkrankung.
Nachbeobachtungszeit 18;5 Jahre. Stimmungsmäßig ausgeglichen, bisher keine psychiatrische Behandlung erforderlich. Psychopathologisch unauffällig.

Fall 11: Helga G., 17;7 Jahre. Lebhaftes, unruhiges Kleinkind. Zwanghaft-überfordernde Erziehung. Pedantischer, streng-religiöser Kv. — Mit 16 Jahren übermäßig lebhaft, sprach ständig; außerdem Angstzustände. Ein Jahr später depressiv, wortkarg und einsilbig; las bei der Klinikaufnahme in Bibel und Gesangbuch, saß weinend auf dem Stuhl. — Verdacht auf manisch-depressive Phasen („sprunghafter Wechsel zwischen mürrisch-depressiver Herabgestimmtheit und alberner Heiterkeit"). Sehr anlehnungsbedürftig, hilfsbereit. Im Arztbrief: „Keine Hinweise für eine Schizophrenie."
Nachbeobachtungszeit 17;9 Jahre. Daueraufenthalt in einer Anstalt. Diagnose: Paranoidhalluzinatorische Schizophrenie.

Fall 12: Helga B., 16;0 Jahre. Km depressiv, sechs Suicidversuche. Stiefschwester der Km endete durch Suicid. Tod der Km im 6. Lj. des Kindes. — Stilles, depressives Kind. Mit 3½ Jahren „mal einen Bock", Kv habe sie „dafür zusammengeschlagen". Km und Kv verlangen „sofortigen, gründlichen Gehorsam". Stm lehnt Kind ab. — Ängstlich-depressivgehemmtes Kind („muß dauernd geschoben und ermahnt werden"), „vergrübelt und verquält". Lernhemmung, Stimmungsschwankungen. Ein- und Durchschlafstörungen, schläft immer bei den Eltern. Unmotiviertes Weinen.
Nachbeobachtungszeit 13;0 Jahre. War in nervenärztlicher Behandlung wegen eines depressiven Verstimmungszustandes (starke Gewichtsabnahme, Schuldinhalte, Angst und Gehemmtheit, innere Unruhe, Schlafstörungen). Nach Behandlung mit Tofranil Besserung. Verdacht auf endogen-depressive Phase.

Fall 13: Marianne S., 11;4 Jahre. Km depressiv, leidet unter eigenbrötlerisch-egoistischem Kv, der auf seine Kinder eifersüchtig ist. Km muß ständig in seiner Nähe sein, hegt gegen ihn Todeswünsche. Kind ist Nachkömmling. Kv autoritär-lieblos, Km depressiv-verwöhnend. Km versucht Riesenansprüche des Kindes heimlich zu erfüllen. — Ängstlich-depressiv-gehemmtes

9*

Kind, antriebsschwach und hypochondrisch. Mutter: „Marianne weint, liegt oft stundenlang im Bett und markiert schwerkrank, weigert sich aufzustehen"). Konzentrationsschwäche, Unaufmerksamkeit, Lernhemmung (trotz normaler Intelligenz sitzengeblieben). Enuresis, motorische Stereotypien und Clownerien (strampelt liegend mit den Beinen, läuft auf allen Vieren). Wein- und Schreikrämpfe, selektiver Mutismus.

Nachbeobachtungszeit 18;1 Jahre. Nach Abitur Medizinstudium, nach Abbruch erfolglose Berufssuche. Depressiv-gehemmt mit Stimmungsschwankungen. Gelegentliches Einnässen, unmotiviertes Weinen. Mehrfache Suiciddrohungen, schließlich Tod infolge eines selbst verschuldeten (nach Km: von ihr beabsichtigten) Verkehrsunfalles.

Fall 14: Renate V., 7;8 Jahre. Km starb im 3. Lj. des Kindes an Tuberkulose. Erziehung bei verwöhnenden Ge, dann überforderndem Kv und Stm, die Kinder ablehnt. — Antriebsschwaches, depressives Kind („sitzt stundenlang herum und macht nichts"). Bereits als Kleinkind extrem ängstlich, weinte beim Kopfwaschen, Haarschneiden, Fotografieren; spielte nur mit kleineren Kindern. Selektiver Mutismus. Polyphagie (keine Fettsucht), Spiel- und Lernstörung. Überangepaßtes, stilles und schüchternes Kind. Starkes Zärtlichkeitsbedürfnis.

Nachbeobachtungszeit 19;9 Jahre. Ängstlich-kontaktschwach-gehemmtes Verhalten. Minderwertigkeitsgefühl, Selbstisolierungstendenzen, gelegentlich unmotiviertes Weinen.

Fall 15: Marlies R., 8;4 Jahre. Nicht erwünschtes Kind. Kv antriebsarmer Theatermaler. Km hysterisch, liest und raucht, kümmert sich nicht um ihre Kinder. Kinder laufen im Nachthemd in die Nachbarschaft und betteln um Brot. Ehescheidung. Eltern lebten gemeinsam mit neuen Partnern in der gleichen Wohnung, starke Spannungen. „Marlies spürt, daß niemand zu ihr steht." — Depressiv-kontaktsüchtiges Kind mit aggressiven Durchbrüchen. Dunkelangst, Nasenbohren, starkes Onanieren, unmotiviertes Weinen. Chronische Appetitstörung. Schulangst bei Schwachbegabung. Minderwertigkeitsgefühl (zeigt häßliche Negerpuppe: „das bin ich"), wird gegenüber neugeborenem Kind zurückgesetzt, „Aschenputtelsituation. Kongenitales Colobom („Thersites-Komplex", STUTTE). Psychologisches Gutachten: „ob die Ängstlichkeit und die depressive Grundstimmung aufgelöst werden können, muß die Zeit erweisen."

Nachbeobachtungszeit 13;7 Jahre. Gehemmt-kontaktschwach mit Stimmungsschwankungen. Anhaltende Migräneattacken (jährlich 6—8 Wochen, dadurch arbeitsunfähig), weibliche Homosexualität.

Fall 16: Liselotte R., 8;10 Jahre. Uneheliche Geburt. Km debil, Prostituierte, trägt Trachealkanüle, Alkoholmißbrauch. Kinder werden im Rausch wahllos geschlagen. — Depressiv-gehemmte Einzelgängerin, Enuresis, Nägelknabbern, Spielhemmung. Asthma bronchiale. Stilles, artiges und überangepaßtes Kind („willig — artig — gehorsam, ohne eigene Initiative"). „Enorm fleißig, schließt sich jedem Wunsch der Erwachsenen kritiklos an."

Nachbeobachtungszeit 12;1 Jahre. Stilles, bedrücktes und gehemmtes junges Mädchen, kontaktschwach und leicht erschöpfbar. Asthma bronchiale, gelegentliches Einnässen; starke sexuelle Triebhaftigkeit.

Fall 17: Irene S., 13;11 Jahre. Km debil. Kv psychisch labil. Emotional vernachlässigende und materiell verwöhnende Pendelerziehung. Ke bevorzugen ihre Söhne. — Ängstlich-depressives Kind. Schulangst, Suicidversuch mit Phanodorm-Tabletten. Überangepaßtheit, weich und gefügig. IQ 105 (Hawik).

Nachbeobachtungszeit 11;2 Jahre. Ängstlich-gehemmtes Verhalten, zeitweilige Verstimmungszustände. Asthma bronchiale. Keine erneute Klinikeinweisung erforderlich.

Fall 18: Marlis S., 13;5 Jahre. Voreheliche Geburt. Km zwei Suicidversuche, lehnt Kind ab. Zwanghaft-überfordernde Erziehung. Kv unbekannt. Km während der Gravidität sehr gehungert, mehrfach vergewaltigt. — Depressiv-ängstlich-gehemmtes Kind, überangepaßt, mit Minderwertigkeitsgefühlen. Extreme Tierliebe. Regressiv-infantile Züge und Zwangssymptome („ich möchte alles ordentlich machen"), Weglauftendenzen, Enuresis. Konzentrations- und Kontaktschwäche, Außenseiterposition („öfter Klassenkeile"). Strabismus convergens.

Nachbeobachtungszeit 11;0 Jahre. Bis 21. Lebensjahr in 16 verschiedenen Heimen. Dysphorisch-ängstliche Grundstimmung. Leichte Erschöpfbarkeit, Stimmungsschwankungen („dreht wie toll auf. Immer wieder depressive und affektiv gereizte Zustände"). Polyphagie. Sexuelle Verwahrlosung.

Fall 19: Christa P., 12;6 Jahre. Adoptiertes Kind. Stv Trinker, stark erotisch gefärbte Beziehung zu ihm. — Hypochondrisch-depressive Grundstimmung. Schulangst bei Schwachbegabung, ein Jahr im Bett gelegen, um enttäuschenden schulischen Niederlagen zu entgehen. Mit 9 Jahren Ulcus duodeni, röntgenologisch nachgewiesen. Extrem starke Tierliebe, Angst vor Verlassenwerden von Stv. Nägelknabbern, Naschsucht, Übelkeit und Schwächegefühle.
Nachbeobachtungszeit 10;5 Jahre. Hausbesuch: Stv wohnt weiterhin bei der inzwischen verheirateten Prob. Gehemmt-schüchternes Verhalten, seit Schulentlassung keine anhaltenden depressiven Verstimmungen.

Fall 20: Margot U., 13;1 Jahre. Uneheliche Geburt. Kind in Heimen und bei Pflegeeltern aufgewachsen. Km primitiv, lehnt Kind ab, Lues. Kv verstorben. Kind normalbegabt, aber Hilfsschule besucht. — Schlaf-Wach-Rhythmusstörung seit Kleinkindzeit („bleibt stundenlang vor dem Bett stehen, weigert sich schlafen zu gehen"). Starkes Anlehnungsbedürfnis, Aggressivität, Weglaufen. Nägelknabbern, excessive Onanie und „Blutigreiben der Handinnenflächen". Zeitweilig Schuldgefühle, verschlossen und depressiv („kann tagsüber stundenlang in unbeweglicher Haltung auf einem Platz stehenbleiben und ist nicht ansprechbar und muß in Ruhe gelassen werden"). Kontaktschwach, findet keine Freunde. Distanzlos-aggressives Zärtlichkeitsverlangen.
Nachbeobachtungszeit 6;8 Jahre. Langjährige stationäre Aufenthalte in psychiatrischen Kliniken. Häufige Suicidversuche, „hochgradige depressiv-dysphorische Verstimmungszustände". Homosexuelle Neigungen, lebt mit Mädchen zusammen. Extreme Tierliebe („liebt Tiere mehr als Menschen"), Polytoxikomanie einschließlich Haschisch und LSD. Tod durch Suicid. Diagnose: Depressive Psychopathie.

Fall 21: Christa Z., 13;6 Jahre. Uneheliche Geburt, Heimkind. Keine Besuche der Km, Kv unbekannt. Ab 3. Lj. erziehungsschwierig. — Depressiv-ängstliches Kind mit Jactatio capitis nocturna, mehrere Suicidversuche. Stimmungsschwankungen „zwischen den Polen: heiter, überströmend-freundlich und distanzlos-zärtlich, dann launisch-mürrisch-depressiv und mutistisch". Extremes Zärtlichkeitsbedürfnis, Kontaktschwäche, Tagträume.
Nachbeobachtungszeit 6;5 Jahre. Aufenthalte in psychiatrischen Kliniken: Wahnideen und Sinnestäuschungen. Ängstlich-gehemmt und zeitweilig depressiv, kontaktschwach-mutistisch. Diagnose: Schizophrene Psychose.

Fall 22: Brigitte S., 15;5 Jahre. Beide Eltern verstorben (Km im 8., Kv im 15. Lj. des Kindes). Kv krimineller Psychopath. Eltern: vernachlässigende Erziehung, Großeltern autoritärdominativ. — Depressiv-ängstlich-gehemmt. „Stilles Kind", lange mutistische Perioden, flüstert sonst. Vier Suicidversuche (Schlaftabletten, Halsschnittwunden, Öffnen der Pulsadern). Tagträume, Zwangssymptome („sehr korrekt, sehr sauber, sehr gewissenhaft"), fragliche sexuelle Spielereien des Gvv, die später zu einem Gerichtsverfahren führten.
Nachbeobachtungszeit 4;3 Jahre. Mehrfach in psychiatrischen Kliniken: Ängstlich-depressivgehemmte Grundstimmung. Kopf- und Leibschmerzen, Schlafstörungen. Später Wahnideen und Sinnestäuschungen, Schlafmittelsucht. Suicid (vor einen Zug geworfen). Diagnose: Schizophrene Psychose.

Fall 23: Christina D., 8;7 Jahre. Km Thyreotoxikose, Kv Lues. Zwanghaft-überfordernde Erziehung und körperliche Mißhandlungen (Schläge mit Rohrstock). Kind wird von Geschwistern und Eltern abgelehnt. — Geburt mens VII. Vorzeitiger Blasensprung, 1700 g, 3 Monate Brutkasten. 48 cm Kopfumfang. Als Säugling auffallend still. — Traurig-ängstliche Grundstimmung. Weglaufen, Nägelknabbern, Angst vor Strafen („meldet sich nicht, wenn sie Hunger hat"). Distanzlose Kontaktsucht, leichte Erschöpfbarkeit („schläft im Schulunterricht ein"), kann nicht spielen, überangepaßt-unsicher. IQ 85 (Binet-Simon-Kramer).

Nachbeobachtungszeit 5;0 Jahre. Daueraufenthalt in einer kinderpsychiatrischen Klinik. Stilles, schüchternes Kind. Antriebsschwache Außenseiterin mit Minderwertigkeitsgefühlen. Selektiver Mutismus, Appetitstörungen, Weglauftendenzen.

Fall 24: Christine S., 13;8 Jahre. Kv hirngeschädigt, blind, schizoforme Psychose. Führte seit der Kleinkindzeit mit Chr. sexuelle Spielereien aus. („Mit einem blinden Hund könnte ich Mitleid haben, nicht mit meinem Vater.") — Bereits als Kleinkind depressiv-mutistisch und kontaktschwach. Gelegentlich Wutanfälle. Angst vor Sexualität und dem sich wandelnden eigenen Körperschema, Außenseiterin. Schulangst, morgendliches Erbrechen. Stimmungs-schwankungen („vorwiegend traurig mit abrupten Heiterkeitsausbrüchen", Schulbericht). Selek-tiver Mutismus, stupor-ähnliche Zustände. Pathoplastische Pubertätsproblematik (weigert sich BH zu tragen, verschwieg Menarche; nach einem Film über die schmerzlose Geburt: „Das ist ja alles so gemein"), möchte am liebsten ein Junge sein.
Nachbeobachtungszeit 3;3 Jahre. Seit 6 Monaten in einer psychiatrischen Klinik: Wahn-vorstellungen, Denkstörungen, pathologische Ängste, Aggressionen. Negativistisch-mutistisches Verhalten. Diagnose: Schizophrene Psychose.

Fall 25: Inge H., 15;1 Jahre. Kv hirngeschädigt, verstorben. Km dissozial, verstorben. Innerhalb von 6 Jahren elfmal Wechsel des Aufenthaltsortes, wuchs in Baracken, Notunter-künften und möblierten Zimmern auf, wurde zum Betteln geschickt. Trunk- und medi-kamentensüchtiger Kv verbrannte im Rauschzustand im Bett. — Bei Beerdigung erstmalig ticartige Zuckungen im Kopf-Schulterbereich, bis zu 30 Minuten Dauer. Chronisch-depressiv verstimmtes Kind. Mutismus, Antriebsschwäche, Tagträume („starrt Löcher in die Luft"). Konzentrationsschwäche, leichte Erschöpfbarkeit („fängt alles an und läßt es dann liegen"). Kontaktschwäche, Grübeln, Bedrücktheit. Vitale Traurigkeit. IQ nicht ermittelt (Anfälle bei der Untersuchung), nicht schwachsinnig.
Nachbeobachtungszeit 2;11 Jahre. Antriebs- und kontaktschwach, bedrückt und gehemmt. Depressive Grundstimmung. Weiterhin psychogene Anfälle.

Fall 26: Marina E., 6;5 Jahre. Kv schizophren, mehrere Schübe und Suicidversuche. Km reaktiv-depressiv, mehrere Suicidversuche. Elternehe geschieden. Km berufstätig, vernachlässigt Kind. — Ängstlich-depressives und gehemmtes Kind. „Sie wünscht sich nie etwas, sie kann es nicht und weint dann zu Weihnachten." Kontaktschwäche, zerstört Spielzeug. Trotz- und Bockreaktionen, passiv und antriebsschwach. Naschsucht, Nägelknabbern. Enuresis. Zerreißt gern Bettwäsche. Aggressivität (näßt gezielt ins Bett jüngerer Geschwister), selektiver Mutis-mus, sonst „Babysprache". Schlaf-Wach-Rhythmusstörungen.
Nachbeobachtungszeit 3;5 Jahre. Ängstlich-gehemmt, kontaktschwach. Selektiver und situativer Mutismus, Durchschlafstörungen, unmotiviertes Weinen.

Fall 27: Christine P., 11;9 Jahre. Km debil, Thyreotoxikose. Kv krimineller Potator. Beide Eltern stammen aus dissozialem Milieu. Unerwünschtes Kind. Disharmonische Elternehe mit Mißhandlungen der Km. Mehrfache Ehetrennung. Kv übte mehrfach vor Kindern GV aus, einmal mit zwei Partnerinnen. — Starke Stimmungsschwankungen mit Suicidimpulsen und -drohungen (Abschiedsbriefe), dann albern-überdrehte Heiterkeit („Wechsel von tief depres-siver Traurigkeit und hysterischer Heiterkeit"), zeitweilig stuporös-mutistisch. Suiciddrohun-gen und -versuche („ich nehme E 605 oder trinke Benzin", hängt sich im II. Stock an die Regenrinne, macht „Probesprünge" von 3 m hoher Balustrade). IQ 74 (Hawik).
Nachbeobachtungszeit 2;6 Jahre. Dauerunterbringung in psychiatrischer Klinik. Starke Stimmungsschwankungen (manchmal mehrfache Stimmungsumschwünge während des Tages-ablaufes): depressiv-gehemmt mit Suiciddrohungen, dann hyperthym-kontaktsüchtig, aggres-siv und gereizt, Weglauftendenzen. Diagnose: Hirnorganische Psychose mit cycloiden Stim-mungsschwankungen.

Fall 28: Marina F., 6;0 Jahre. Uneheliche Geburt. Km sexuell triebhaft, Alkoholikerin. Kv polnischer Jude, Geschäftsführer einer Bar, verstorben. Vernachlässigende Erziehung, kulturarme häusliche Umgebung. Psychische und statische Entwicklung retardiert. — Depressiv-gehemmtes Kind mit Enuresis diurna et nocturna. Übermäßige Naschsucht, genitale Manipulationen, Wein- und Schreikrämpfe, Spielunfähigkeit, Kontaktschwäche. — Km zog in 6 Jahren viermal von West- nach Ost-Berlin (Flüchtlingslager, Wohnheime, Obdachlosenheime), jetzt bei einem 60jährigen „Onkel". IQ 104 (Binet-Simon-Kramer).

Nachbeobachtungszeit 2;10 Jahre. Ständiger Heimaufenthalt. Spiel- und Lernhemmung. Schulangst. Leicht erschöpfbar, innere Unruhe, Konzentrationsschwäche. Wein- und Schreikrämpfe, Naschsucht, Enuresis. „Schwerstgestörtes Kind" (Heimbericht).

Fall 29: Angelika O., 11;9 Jahre. Km ordinär-triebhaft, hwG. — Kind seit 4. Lebensjahr im Heim. Selektiver Mutismus, Enuresis. Seit Geburt achtmaliger Wechsel der Beziehungspersonen (1.—4. Lj. bei Km, dann Heim, Pflegeeltern Nr. 1, Pflegeeltern Nr. 2, Heim mit Wochenendpflegestelle, Landpflegestelle, Heim, Klinik). — Ängstlich-gehemmt-depressiv, Konzentrationsschwäche, starke Stimmungsschwankungen („zwischen depressiver Resignation und aggressivem Alleshabenwollen"), Suiciddrohungen. Unter Imipramin deutliche Symptombesserung.

Nachbeobachtungszeit 2;7 Jahre. Jetzt zweiter stationärer Aufenthalt in einer Nervenklinik. Zwei cerebrale Krampfanfälle. Seit Monaten Sinnestäuschungen, starke psychomotorische Unruhe, unmotiviertes Lachen, selektiver Mutismus. Verdacht auf schizophrene Psychose.

Fall 30: Christine W., 7;9 Jahre. Kv verstorben, war Potator. Km wünschte nur Knaben, gebar drei Mädchen. Unerwünschtes Kind. „Onkel" 65 Jahre, Rentner. — Schulphobie („ich will nicht weg von Dir, will zu Hause bleiben wie Du, ich hab Dich so lieb"), morgendliche Szenen vor der Haustür. Extrem tierlieb: nimmt streunende Hunde und Katzen mit, spielt am liebsten mit Säuglingen. Wird von der Km abgelehnt, „Aschenbrödel"-Situation. Km: „Sie quält mich dauernd, läßt mich nicht schlafen. Steht stundenlang an meinem Bett und weint, ohne was zu sagen. Ich kann sie ja nicht einfach ins Bett nehmen." Depressive Grundstimmung. Tagträume, wünscht Prinzessin zu sein. Nägelbeißen. Enuresis. Mutismus. Starke Naschsucht. Nächtliches Aufschreien. Wein- und Schreikrämpfe bei Tadel von der Mutter. Eczema infantum (5 Krankenhausaufenthalte), „ungeheures Zärtlichkeitsbedürfnis". Körpergewicht +15 kg über Ist-Länge. Legasthenie. IQ 116 (Hawik).

Nachbeobachtungszeit 2;8 Jahre. Kinderheim, wird weiterhin von der Km abgelehnt. Lernhemmung, Mutismus, Wein- und Schreikrämpfe. Aggressivität (Rasiermesser unter Kopfkissen versteckt).

Fall 31: Marina S., 5;7 Jahre. Kv Potator. Stm hysterisch: Kind mehrfach körperlich mißhandelt (Brillenhämatom). — Stilles, depressives Kind, starke Angst vor der Stm. Hundephobie. Aggressionen gegenüber kleineren Kindern. Kotschmieren (kleinere Schwester ebenfalls), Nägelknabbern, Pavor nocturnus, Störungen des Schlaf-Wach-Rhythmus. — Unter Imipramin deutliche Symptombesserung.

Nachbeobachtungszeit 1;9 Jahre. Durch Gerichtsbeschluß in ein Pflegenest eingewiesen. Befriedigende psychische Entwicklung. Noch Pavor nocturnus und temporäre Appetitstörungen. Keine eindeutige depressive Symptomatik.

Fall 32: Christiane R., 7;9 Jahre. Uneheliche Geburt, bei Km und Gmm allein. Km schizoid-hypochondrisch, liegt meistens im Bett, arbeitet nicht. Gmm dement. Km verläßt nur zu dringenden Besorgungen 1¹/₂-Zimmerwohnung. Kind kommt nicht ins Freie, hat keinen Kontakt zu anderen Kindern, bisher keine Infektionskrankheiten, keine Impfungen; Km versuchte Einschulung zu verhindern, forderte Hausunterricht. — „Stilles Kind", gehemmt-hypochondrisch-depressiv. Induziertes „Asthma" mit hysterischer Hyperventilation. Personensorgerecht wurde entzogen, Kind mit Gerichtsvollzieher in die Klinik gebracht.

Nachbeobachtungszeit 1;3 Jahre. Still und gehemmt, mutistisch-zurückhaltend. Kein „Asthma" mehr. Befindet sich in einer kinderpsychiatrischen Klinik.

Fall 33: Christine H., 10;6 Jahre. Eltern chronisch krank: Kv Wesensänderung nach Leber-Shunt-Op., Km depressiv, Migräne. Beide religiöse Fanatiker, starker Leistungsehrgeiz. Kind (IQ 96, Hawik) soll Medizin studieren. — Steißlage, Zangengeburt. Meprobamat-Intoxikation im 1. Lebensjahr, 12 Stunden bewußtlos; konnte 3 Monate nicht sprechen. Krampfpotentiale

im EEG. Leichter Hydrocephalus, Seitendifferenz im VS. — Vitale Traurigkeit, Stimmungsschwankungen, Überangepaßtheit, Minderwertigkeitsgefühl, leichte Erschöpfbarkeit, Ent-
fremdungserlebnisse, Angst und Bedrücktheit. Häufig Kopfschmerzen, unmotiviertes Weinen.
Nachbeobachtungszeit 1;4 Jahre. Keine stärkeren Stimmungsschwankungen unter Tegretal.
Gelegentlich ängstlich-bedrückt, manchmal unmotiviertes Weinen.

Fall 34: Hannelore K., 14;1 Jahre. Km zwangsneurotischer „Putzteufel", schlägt das Kind.
Kv verließ viermal Familie, verwöhnt das Kind. Scheidung und Wiederheirat der Ke. Km:
sadistisch-quälerische Erziehung (darf nur in einer bestimmten Körperhaltung einschlafen;
Husten verboten, Km nimmt Ausklopfer mit ans Bett. Bei jedem Hustenstoß Schläge). Wenn
Kind sich bei Kv beschwert, erhält Km von ihm Schläge, „aber am nächsten Tag kriege ich
alles doppelt von der Mutter wieder". Km beschimpft Kind im Beisein von Lehrern, darf
nicht an Ausflügen und Dampferfahrten teilnehmen. „Fälscht" Unterschriften, weil es zu Hause
keine bekommt, wird von der Mutter absichtlich zu spät in die Schule geschickt. — Starke
Stimmungsschwankungen („kann in Sekundenschnelle ihre Stimmungslage ändern. So ist sie
zunächst freundlich und vergnügt, dann plötzlich mißmutig, traurig, ablehnend und sogar
aggressiv." Ängstlich-gehemmte Außenseiterin. Sammelt Halsketten, Kosmetika u. a. IQ 101
(Hawik).
Nachbeobachtungszeit 2 Jahre. Nach vorübergehender Heimunterbringung jetzt Schwestern-
schülerin. Depressiv-dysphorische Stimmungslage, innere Unruhe, Minderwertigkeitsgefühl,
Antriebsschwäche.

Fall 35: Sigrid H., 13;5 Jahre. Kv hirnverletzt, reizbar und autoritär, körperliche Mißhandlungen des Kindes und der Km. Km depressiv, zwei „Nervenzusammenbrüche" mit Klinikaufenthalt. Ständige eheliche Auseinandersetzungen. — Suicidversuch mit Rivanol-Tabletten.
Ängstlich-gehemmt-depressives Kind. „Das Liebste was ich habe, ist mein Goldhamster."
Nachbeobachtungszeit 1;10 Jahre. Erneute Suicidversuche durch Tabletteneinnahme. Zer-
rüttete Elternehe. Kv will Familie verlassen, starke Vaterbindung des Kindes. Kind schreibt
„Romane im 30 Pfennig-Stil".

Fall 36: Marion G., 8;0 Jahre. Km Heimkind. Kv Potator. — Seit 6 Monaten Störungen
des Schlaf-Wach-Rhythmus mit Wein- und Schreikrämpfen („Das Kind schreit praktisch die
ganze Nacht"), außerdem Zähneknirschen, Spielhemmung, Nahrungsverweigerung und Ver-
dauungsstörung. — Unter Imipramin gute Besserung.
Nachbeobachtungszeit 1;1 Jahr. Nach Absetzen der antidepressiven Medikation: erneut
Einschlafstörungen, unmotiviertes Weinen, erneut Spielhemmung, verstärktes Zähneknirschen.

Fall 37: Undine K., 2;4 Jahre. Km war selbst Pflegekind; sexuell triebhaft, verließ viermal
für mehrere Monate mit dem Kind den Kv. Starke Vaterbindung des Kindes. — Störungen
des Schlaf-Wach-Rhythmus mit nächtlichen Wein- und Schreikrämpfen. Ängstlich-traurige
Grundstimmung. Spielhemmung und Kontaktschwäche. Unter Imipramin rasche Besserung:
kein Einnässen und Einkoten mehr.
Nachbeobachtungszeit 1;3 Jahre. Familie konsolidiert. Kind etwas ängstlich; Hundephobie. Gelegentliches Weglaufen, manchmal Einschlafstörungen.

Fall 38: Joachim W., 12;3 Jahre. Kv Schizophrenie, in Anstalt verstorben. Bei Km und
Stv. Disharmonische Ehe. — Hypochondrisch-depressives Kind („er ist überzeugt, ebenfalls
geisteskrank zu werden wie sein Vater und fürchtet sich vor der Sterilisation"). Gehemmter
Einzelgänger („hockt in der Stube, liest vorwiegend Märchen"). Überangepaßt, gehorsam und
übergefügig. Zwangssymptome („überpedantisch und übergewissenhaft"), geringe Frustrationstoleranz. Unmotiviertes Weinen bei kleinsten Anlässen.
Nachbeobachtungszeit 25;0 Jahre. Hilfsarbeiter, verheiratet. Hypochondrisch-gehemmt und
ängstlich. Klagen über Kopf- und Leibschmerzen. Gelegentlich unmotiviert depressiv-ver-
stimmt („ich möchte dann am liebsten nicht zur Arbeit gehen").

Fall 39: Horst B., 14;10 Jahre. Km depressiv. Eltern geschieden. — Depressiv-gehemmter
Einzelgänger („er ist ein rechter Sonderling, der wenig spricht"). Antriebs- und Affektschwäche,

starke Schulangst. („Nimmt Mahlzeiten in seinem Zimmer ein; läßt sich körperlich gehen.") Zeitweilig extrem traurig, sondert sich ab, unmotiviertes Weinen. Extreme Stimmungsschwankungen („zwischen heiter und traurig").

Nachbeobachtungszeit — Keine Katamnese (Anschrift nicht ermittelt).

Fall 40: Gerhard K., 14;11 Jahre. Geordnete Familienverhältnisse. — Depressiv-hypochondrischer Junge („es arbeitet immer irgend etwas in den Gliedern"; „in mir steckt was Schlimmes drin, vielleicht eine schwere Krankheit"). Leichte Erschöpfbarkeit, vitale Traurigkeit. Mißtrauen, Schuldgefühle, häufiges unmotiviertes Weinen. Kopfschmerzen, Schlafstörungen, allgemeine Körperschwäche. Abschlußdiagnose: „Pubertätshypochondrie."

Nachbeobachtungszeit 22;0 Jahre. Wanderte nach Kanada aus, verstärkte hypochondrische Beschwerden. Kehrte nach 2 Jahren zurück, massive Wahnideen und Sinnestäuschungen. Depressiv-hypochondrische Inhalte blieben in der schizophrenen Psychose vorherrschend. Seit 8 Jahren Anstalts-Dauerunterbringung.

Fall 41: Wolfgang P., 14;8 Jahre. Kv verstorben. Km depressiv, weint viel. Gvm ebenfalls depressiv, Cousine der Km geisteskrank. — Depressiv-ängstlicher Junge („Angstanfälle, sieht Schreckgestalten und Gespenster"), starkes Grübeln („Schuldgefühle wegen kleiner Diebstähle"), Minderwertigkeitsgefühl und Resignation („Mutter kann mich nicht leiden, keiner kann mich leiden, ich weiß nicht warum. Ich habe einen Eierkopf.") Stilles, überangepaßtes Kind. Tagträume („er dichtet Verse vorwiegend religiösen Inhaltes, deren Qualität in Erstaunen versetzt"). Transvestitische Neigungen („zieht sich gern wie ein Mädchen an"). Starkes Zärtlichkeitsbedürfnis („will noch mit 12 Jahren auf den Schoß genommen werden"), sehr tierlieb („füttert jeden Hund und weint, wenn ein Fisch gestorben ist"). Stiehlt einem Freund zuliebe („weil ich sonst keinen anderen bekomme"). Beginnende Fettsucht bei Nasch- und Freßsucht („das ganze Interesse hängt am Essen", stiehlt Nahrungsmittel). Schlafsucht, unmotiviertes Weinen.

Nachbeobachtungszeit — Keine Katamnese (Anschrift nicht ermittelt).

Fall 42: Dieter H., 12;2 Jahre. Km Suicidversuch. Kv hirnorganische Wesensänderung. Bei Pfm zwanghaft-verwöhnende Pendelerziehung (verfrühte Sauberkeitsdressur, gewalttätige Durchbrechung von Trotz- und Wutreaktionen). — Ängstlich-depressives Kind mit masochistischen Tendenzen („fordert andere Kinder auf, ihn zu verprügeln und zu quälen"), demonstrative Suicidversuche („Selbstmordspiele: versucht aus dem Fenster zu springen, setzt sich Messer an die Gurgel"). Schulschwänzen, Überangepaßtheit. Vitale Traurigkeit („die depressive Grundstimmung beherrscht den Jungen ganz"), starke Aggressivität. Sehr tier- und naturliebend.

Nachbeobachtungszeit 19;1 Jahre. Nach Entlassung in heilpädagogischen Heimen. Hilfsarbeiter, verheiratet. Vier Gefängnisstrafen (u. a. Kindesmißhandlung). Dysphorisch-gehemmt-depressiv (ernsthafter Suicidversuch, lebensbedrohliches Zustandsbild), Potator. Antriebsschwacher Einzelgänger.

Fall 43: Werner K., 13;4 Jahre. Km ängstlich-nervös. Kv Schizophrenie. — Antriebsschwacher, ängstlich-depressiver Einzelgänger („Eigenbrötler, wird gehänselt, zieht sich immer weiter zurück"). Spiel- und Lernhemmung („fürchtet sich vor kleinen Kindern, geht jeder Verantwortung aus dem Wege"). Schulangst, Überangepaßtheit („passive Gefügigkeit"), Unsicherheit („es fehlt ihm jedes Selbstbewußtsein"). Autoaggressionen („Blutigkratzen des Gesichtes als aggressive Durchbrüche bei starker Gehemmtheit gegenüber den Eltern").

Nachbeobachtungszeit 19;9 Jahre. Nach Entlassung ambulante und stationäre psychiatrische Behandlung wegen ängstlich-depressiver Verstimmungen. Hilfsarbeiter, ledig, lebt bei den Eltern.

Fall 44: Günter K., 10;8 Jahre. Km Hyperthyreose. Kv im Osten vermißt. Zwanghaft-verwöhnende Pendelerziehung („er wollte durchaus mit 6 Monaten schon aufs Töpfchen; er war immer still und artig"). — Ängstlich-depressiver Einzelgänger („sondert sich ab, hat keine Freunde") mit starkem Zärtlichkeitsbedürfnis, Kontaktsucht. Diffuse Ängste, besonders vor der Schule („fürchtet sich entsetzlich vor dem Rektor"). Unsicherheit und Minderwertigkeitsgefühle. Mehrfach weggelaufen.

Nachbeobachtungszeit 19;2 Jahre. Vorübergehend in einem heilpädagogischen Heim (Weglaufen). Chemischer Reiniger, verheiratet. Rezidivierendes Ulcus ventriculi. Ernste, stille Persönlichkeit, gelegentlich unzureichend motivierte depressive Reaktionen („ich bin manchmal grundlos traurig").

Fall 45: Lothar E., 15;2 Jahre. Unerwünschte Geburt, allenfalls als Mädchen erwünscht. Km depressiv mit „Nervenzusammenbrüchen". Zwanghaft-ehrgeizige Erziehung. — Depressiv-gehemmter Junge mit aggressiven Tendenzen gegenüber den Eltern („Hunde sollen mir die Eltern vom Halse halten"). Extreme Tierliebe („ich will keine Menschen, nur Tiere um mich haben"), kann stundenlang grübeln („sitzt stumm und brütend da"). Mehrere Suicidversuche (mit 9 Jahren versucht aus dem Fenster zu stürzen, mit 14 und 15 Jahren dreimal Schlafmittelvergiftungen, die stationäre Einweisung erforderten). Tagträume („möchte Dompteur werden, irgendwo allein im Walde mit Tieren leben"). Depressive Grundstimmung („ich will nicht mehr sein, ich will nicht mehr leben. Ich finde schon die Möglichkeit, mich umzubringen").
Nachbeobachtungszeit — Keine Anamnese (Anschrift nicht ermittelt).

Fall 46: Hansjörg R., 11;9 Jahre. Kv verstorben. Km autoritär mit körperlichen Mißhandlungen. — Ängstlich-depressiv-gehemmtes Kind. Einzelgänger („spielt allein, hat keinen Freund"), Tagträumen mit Flucht in die Märchenwelt („Pseudologia phantastica"), starke Ehrgeizhaltung bei Schulangst. Häufiges Weglaufen („um Strafen zu entgehen"). Wird von Kindern wegen schmaler Lidspalten „Schlitzauge" genannt, geneckt und geärgert. Starke Tierliebe.
Nachbeobachtungszeit 19;4 Jahre. Wegen zunehmender Dissozialität (Weglaufen, Schulschwänzen) mehrere Aufenthalte in heilpädagogischen Heimen, Fürsorgeerziehung. Jugendarreste und Gefängnisstrafen. Dysphorisch-ängstliche Grundstimmung, weiterhin kontakt- und antriebsschwach, Außenseiter. Seit einigen Jahren Gartenarbeiter, lebt bei der Km.

Fall 47: Wolfgang B., 13;1 Jahre. Km Thyreotoxikose, berufstätig. Vernachlässigende Erziehung, seit 12. Lj. in Kinderheim. — Ängstlich-depressives Kind, Einzelgänger („keine Freunde, wird abgelehnt, obgleich er sehr höflich und zuvorkommend ist"), unsicher und gehemmt („mädchenhaft feige, möchte selbst lieber ein Mädchen sein"), starkes Zärtlichkeitsbedürfnis. Dunkelangst, Kontakt- und Konzentrationsschwäche. Enuresis, Stottern. Nägelknabbern. Angeborener Nystagmus.
Nachbeobachtungszeit 18;2 Jahre. Hilfsarbeiter, ledig. Ambulante und stationäre psychiatrische Behandlung wegen depressiver Verstimmungszustände mit Suicidneigung. Seit 3 Jahren Dauerunterbringung in einer Anstalt wegen chronischer depressiver Verstimmung mit Suicidgefährdung.

Fall 48: Klaus-Dieter S., 15;4 Jahre. Km Thyreotoxikose, depressiv, „Nervenzusammenbrüche". Kv. verstorben. Verwöhnend-vernachlässigende Erziehung. — Extrem ängstlich-hypochondrisches Kind (Dunkelängste, Krebsfurcht; „wenn ich keinen Stuhlgang habe, denke ich, es ist eine Darmverschlingung"; „im Kopf ist Eiter, der sich in die Stirnhöhle und in den Kopf hineinfrißt, Geräusche im Kopf, als ob Blasen zerplatzen"). Klagen über Herz- und Kopfschmerzen, psychogene Anfälle („greift sich dramatisch ans Herz"; „ich habe das Gefühl, als ob Hände und Füße absterben"). Einschlafstörungen („liegt stundenlang wach"). Kontaktschwacher Außenseiter („isoliert sich, liest viel und fühlt sich anderen überlegen"), starkes Zärtlichkeits- und Anlehnungsbedürfnis. Stimmungsschwankungen („abrupter Wechsel zwischen Ausgelassenheit und Depression"; „häufig depressiv, dann wieder fast manische Heiterkeit und Lebhaftigkeit"). Zwanghaft sauber und ordentlich. Abschlußdiagnose: Verdacht auf manisch-depressive Erkrankung.
Nachbeobachtungszeit 18;3 Jahre. Abgeschlossene Berufsausbildung als Kaufmann, jetzt Angestellter; ledig, drei Verlobungen gescheitert. Nervenärztliche Behandlung wegen Herz- und Kopfschmerzen, auch Ein- und Durchlaufstörungen (seit der Kindheit). Starke Selbstisolierungstendenzen („wenn jemand anruft, nehme ich gar nicht auf, ich bleibe lieber allein"). Zwangssymptomatik (Waschzwang, Ankleideritual). Dysphorische Grundstimmung.

Fall 49: Klaus-Günter W., 13;8 Jahre. Kv verstorben. Bei Km allein. Schwester des Prob. geisteskrank. Km „herrisch, rechthaberisch, erdrückt den Jungen durch ihr Wesen". —

Ängstlich-depressiver und kontaktschwacher Einzelgänger („er war ein auffallend ruhiges Baby, er hatte nie Freunde"), starke Stimmungsschwankungen („schnoddrig-überheblich, dann wieder niedergeschlagen und traurig"), Minderwertigkeitsgefühl („verkrampfte Selbstsicherheit"), starke Aggressionen („stieß die Mutter mit Füßen"), zeitweilig Nahrungsverweigerung und Mutismus. Störungen des Schlaf-Wach-Rhythmus („spontanes Schlafbedürfnis am Nachmittag"). Entlassungsdiagnose: Verdacht auf manisch-depressive Erkrankung.

Nachbeobachtungszeit 11;10 Jahre. Seit Entlassung 10 stationäre Aufenthalte in psychiatrischen Kliniken wegen schizophrener Psychose. Mit 25 Jahren an „perniziöser Katatonie mit Herz- und Kreislaufschwäche" verstorben.

Fall 50: Hans-Dieter S., 7;11 Jahre. Km depressiv, wurde in Gegenwart des Kindes mehrfach vergewaltigt, Aborte, ständige wechselnde Aufenthaltsorte. Kv bis 3. Lj. in Kriegsgefangenschaft, zweifelte Ehelichkeit des Kindes an. Disharmonische Ehe. — Depressivgehemmt-ängstliches Kind, möchte am liebsten ein Mädchen sein. Sehr zärtlichkeitsbedürftig und anschmiegsam; spielt nur mit kleineren Kindern. Schüchtern-unsicher. Enkopresis, exzessive genitale Manipulationen, starke Naschsucht.

Nachbeobachtungszeit 18;6 Jahre. Maurerpolier, verheiratet. Psychiatrisch unauffällig.

Fall 51: Hans M., 8;9 Jahre. Außereheliches Kind. Km depressiv. Gesetzlicher Vater verstorben, Erzeuger sieht er als „Onkel" zeitweilig in Ost-Berlin. Aufklärung über seine Herkunft auf dem Totenbett des leiblichen Kv. — Depressiv-ängstlich-gehemmtes, leicht erschöpfbares, schüchternes Kind. Verwöhnende Erziehung der Km. Tagträume („während des Unterrichtes ist er vollkommen abwesend"), Enuresis, Nägelknabbern, Blinzeltic.

Nachbeobachtungszeit 15;9 Jahre. Aufenthalt in einem heilpädagogischen Heim. Gerichtsverfahren wegen Vergehen gegen § 175.

Fall 52: Dieter B., 12;1 Jahre. Km Hyperthyreose. Zwanghaft-ehrgeizige Erziehung. („Schlägt leicht, wenn er nicht spurt.") — Depressiv-ängstlich-gehemmtes Kind. Einzelgänger („wird auch von der Mutter abgehalten mit anderen Kindern zu spielen, um keine Dummheiten zu lernen"). Intellektuell schwachbegabt, leistungsmäßig weit überfordert (IQ 74). Hypochondrische und vegetative Symptomatik (Kopf- und Leibschmerzen, Fingertremor, enorme Empfindsamkeit), häufig unmotiviertes Weinen. Kontaktschwach-schüchtern, leichte Erschöpfbarkeit.

Nachbeobachtungszeit 18;5 Jahre. Seit dem 17. Lj. cerebrales Anfallsleiden (GM), antikonvulsive Dauertherapie. Weiterhin (seit der Kindheit) Kopfschmerzen. Ängstlich-gehemmt und kontaktschwach, unzureichend motivierte depressive Verstimmungen („bei Regenwetter"), Einzelgänger.

Fall 53: Klaus P., 14;9 Jahre. Kv im Kriege gefallen. Ehe der Km mit Stv disharmonisch. — Depressiv-ängstlicher, leicht lenkbarer Junge. Hang zur Selbstisolierung (Einzelgänger). Grübelt viel („macht sich Sorgen um die Zukunft"), überangepaßt („gefügig, weich"), Selbstunsicherheit. Weglaufen („aus Furcht vor Strafe"), häufiges unmotiviertes Weinen. Prob.: „Seitdem mein Vater tot ist, bin ich nicht mehr froh gewesen."

Nachbeobachtungszeit — Keine Katamnese (Anschrift nicht ermittelt).

Fall 54: August S., 11;0 Jahre. Km schwachsinnig. Kv Ulcus duodeni (früher Wegläufer), Elternehe geschieden. Bei Kv und Stm. — Depressiv-gehemmter und affektarmer („Affektblässe") Junge, kontaktschwach und schüchtern. Überangepaßtheit und unsicher („von debiler Km zum Stehlen angehalten"). Enuresis, gelegentliches Weglaufen.

Nachbeobachtungszeit 18;11 Jahre. Nach Entlassung Heimaufenthalte. Bäckerlehre, jetzt Facharbeiter; verheiratet, einmal geschieden. Dysphorisch-kontaktschwach („ich bin ein Einsiedler"), mit vagen Suicidideen. Chronische Einschlafstörungen, häufige Leibschmerzen (Ulcus?), Nikotinabusus (45 Zigaretten täglich).

Fall 55: Manfred J., 7;4 Jahre. Km schwachsinnig, Luespsychose. Eltern geschieden. Gmm abnorme Persönlichkeit, „kulturarme Umgebung". — Depressiv-ängstlicher Junge mit starker Selbstisolierung („hatte schon im Kindergarten keinen Freund"). Als Kleinkind spielunfähig, „dafür geht er mit Tieren und Blumen besonders liebevoll um". Suicidimpulse („versuchte

sich die Pulsadern aufzuschneiden"). Zeitweilig starke Aggressionen („Wutanfälle, zerstört sein Spielzeug"; „sticht mit seiner Gabel um sich"). Seit dem 3. Lj. Störungen des Schlaf-Wach-Rhythmus. Häufiges Weglaufen („ganze Tage unterwegs"), unmotiviertes Weinen.
Nachbeobachtungszeit — Keine Katamnese (Anschrift nicht ermittelt).

Fall 56: Joachim S., 8;0 Jahre. Uneheliche Geburt. Km verstorben. Kv unbekannt. Heimkind (bis zum 8. Lj. 7 Heime und 3 Pflegestellen; 2 Pflegemütter verstorben). — Ängstlich-depressiver und gehemmter Junge, zeitweilig gereizt-agitiert. Schulangst. Exzessive genitale Manipulationen, starke Naschsucht. Wein- und Schreikrämpfe. Autoaggressionen („Ohrläppchen und Mundwinkel eingerissen"), gelegentliche Diebstähle.
Nachbeobachtungszeit 12;8 Jahre. Aufenthalte in einer kinderpsychiatrischen Klinik und einem heilpädagogischen Heim. Jugendstrafe wegen Sachbeschädigung. Kontaktschwach-gehemmter junger Mann, sonst psychiatrisch unauffällig.

Fall 57: Wolfgang F., 11;1 Jahre. Uneheliches Kind. Km Thyreotoxikose. Kv verstorben. Lebt bei Km und Stv, körperliche Mißhandlungen; gleichgültig-lieblose Erziehung. — Antriebsschwacher dysphorisch-gehemmter Junge mit diffusen Ängsten. Kontaktschwäche („sehr mißtrauisch zu Erwachsenen"), Lernhemmung mit Schulschwänzen. Überangepaßtheit. Häufiges Weglaufen („er läuft weg oder kommt nicht nach Hause, weil ihn seine Mutter nicht versteht, keine Zeit und kein Interesse für ihn hat"). Häufig unmotiviertes Weinen.
Nachbeobachtungszeit 14;5 Jahre. Heim-Daueraufenthalte. Wegen Eigentumsdelikte und Brandstiftungen mehrere Jugendstrafen und Gefängnisaufenthalte. Dysphorisch-gereizt und kontaktschwach. Starke Minderwertigkeitsgefühle. Klagen über Konzentrations- und Kontaktschwäche.

Fall 58: Fred T., 12;10 Jahre. Km verwahrloster Fürsorgezögling. Kv vermißt. Erziehung bei dementer Gmm („sie trank Urin des Pat. zur Stärkung ihrer Gesundheit, was er angeekelt mit ansah"). Nach Tod der Gmm bei verwahrlosten Untermietern, dann zu Pflegeeltern in Westdeutschland (extreme Onanie, zweimal Feuer in Scheune und Stall gelegt, außerdem Enuresis und Enkopresis), mehrere Heime. — Dysphorisch-depressiv-gehemmter Einzelgänger („er hat keine Freunde, er lächelt nie, er ist immer sehr traurig"). Bedrückt und unsicher („stark getrübte Lebensgrundstimmung, fehlende Durchsetzungsfähigkeit"; „stumpfsinnig, verschlossen, liest viel"). „Stilles Kind" („träge und still, er macht keine Erziehungsschwierigkeiten"), Minderwertigkeitsgefühle („er hat kein Selbstvertrauen"), selektiver Mutismus.
Nachbeobachtungszeit 14;0 Jahre. Lehnte Rückkehr zur Km ab. Lebt in einer Landpflegestelle, „neigt zur Schwermut, hat Krisen von Lebensunlust und bedarf dann einiger Tage Schonung" (Bericht des Heimleiters). Weiterhin „absoluter Einzelgänger; er kann nicht frei und herzhaft lachen". „Während einer depressiven Verstimmung entwendete er ein abgestelltes Damenrad und verließ das Heim. Dafür erhielt er 4 Wochen Dauerarrest."

Fall 59: Bernd S., 12;10 Jahre. Kv im Kriege gefallen. Bei Km allein. — Depressiv-agitiert-kontaktsüchtig („will den Lehrer ganz für sich allein haben"). Starke innere Unruhe und leichte Erschöpfbarkeit. Suicidimpulse („läuft barfuß in den Schnee, um sich eine Lungenentzündung zu holen; wollte aus dem Fenster springen"). Autoaggressionen („beißt sich in die Hand bis sie blutet"). Enuresis, Nägelknabbern, starke Naschsucht. Schulschwierigkeiten bei Schwachbegabung, starker Leistungsehrgeiz.
Nachbeobachtungszeit 14;6 Jahre. Nach Entlassung Aufenthalt in einer jugendpsychiatrischen Klinik, 4 stationäre Aufenthalte in einer psychiatrischen Klinik und mehrere Klinikaufenthalte wegen Ulcus duodeni. „Sehr labile Stimmungslage, teils depressiv, teils reizbar-aggressiv" bei Dystrophia adiposo-genitalis.

Fall 60: Norbert B., 9;2 Jahre. Nicht erwünschtes Kind, allenfalls als Mädchen. Km depressiv mit Suicidideen. Kv war Pflegekind. Disharmonische Elternehe („alles schreit sich an"). Sadistisch-quälerische Erziehung mit körperlichen Mißhandlungen („Kv reißt sich aus Kinderbüchern und Comics Blätter zum Pfeifenreinigen heraus"). — Depressiv-bedrückt-gehemmter Einzelgänger („passive Natur") mit starkem Zärtlichkeitsbedürfnis, Tagträumen („liest ständig, besonders religiöse Bücher"), Mutismus bzw. leises Sprechen: erzählt traurige Geschichten.

Selbstunsicherheit („ich schaffe es doch nicht"), Schulangst (Legasthenie, wird in der Klasse nicht anerkannt), Kontaktschwäche. Starke Geschwisterrivalität.

Nachbeobachtungszeit 13;11 Jahre. Bäcker gelernt, als Disk-Jockei in einer Stadt im Ruhrgebiet tätig. Eigene Angaben auf dem Fragebogen: „Ich fühle mich pudelwohl."

Fall 61: Gerd S., 9;2 Jahre. Geordnete häusliche Verhältnisse. Verwöhnende Erziehung („G. war Mittelpunkt der Familie"), Geburt von zwei jüngeren Geschwistern löste schwere Versagensreaktionen aus. — Depressiv-antriebsschwach-gehemmter Einzelgänger („war bereits als Kleinkind kontaktschwach und spielte immer allein"), regressive Tendenzen („benimmt sich wie ein 3jähriger"). Schüchtern, kontaktschwach, unsicher. IQ 102 (Binet-Simon-Kramer).

Nachbeobachtungszeit 14;7 Jahre. Handwerker, ledig. Weiterhin schüchtern-gehemmter Außenseiter („ich möchte gern Kunstmaler oder Raketenforscher sein"), sonst psychiatrisch unauffällig.

Fall 62: Udo H., 13;3 Jahre. Kv hirnorganische Wesensänderung, körperliche Mißhandlungen („wird mit der Pferdepeitsche geschlagen"). Disharmonische Elternehe, überfordernde Erziehung. — Intellektuelle Schwachbegabung (IQ 88). — Hypochondrisch-depressives Kind mit diffusen Ängsten. Wird von drei begabten Geschwistern gehänselt, verspottet und ausgelacht. Starke Schulangst („täuscht morgens Kopfschmerzen vor"), mehrere Suicidversuche („versuchte sich mit einem Schnürsenkel zu erwürgen"), stärkere Stimmungsschwankungen („seine Stimmung ist schwankend, zeitweise traurig und weinerlich, dann wieder plötzlich heiter und ausgelassen"). Unsicher-überangepaßt („willig, läuft sich für andere die Hacken ab"). Zwangssymptomatik („überkorrekt, sauber und überordentlich"). Enuresis, Enkopresis mit Kotschmieren („schmiert im Schlaf an die Wände"), Weglaufen. Klagt Kopf- und Herzschmerzen. Im PEG leichte hydrocephale Erweiterung.

Nachbeobachtungszeit 13;4 Jahre. Facharbeiter, verheiratet. Dysphorisch-gehemmt und antriebsschwach (Ehefrau: „Du bist ein Opa"). Rezidivierende Ulcera duodeni et ventriculi (mehrfache stationäre Aufenthalte). Starke tageszeitliche Stimmungsschwankungen („2 bis 3 Stunden muß ich Ruhe haben, dann ist es wieder gut"). Gelegentliche aggressive Durchbrüche zu Hause und am Arbeitsplatz.

Fall 63: Wolfgang B., 12;3 Jahre. Kv Potator. Disharmonische Elternehe. — Dysphorisch-kontaktschwaches Kind mit starken Minderwertigkeitsgefühlen (Gesichtsmißbildung; „Thersites-Komplex"), vernachlässigende Erziehung. Lernhemmung, allgemeine Unsicherheit. Reaktive Diebstähle. Appetitmangel, Nägelknabbern, starke Naschsucht. (Wird von Kindern gehänselt und gequält wegen seiner Gesichtsmißbildung.)

Nachbeobachtungszeit 9;9 Jahre. Heim-Daueraufenthalt. Bedrohte nach Entlassung seine Familie, lehnt jede Arbeit ab. Hebephren-versandeter Gesamteindruck. Trägt lange Haare, körperlich ungepflegt und vernachlässigt. Potator. (Einweisung in psychiatrische Klinik vorgesehen.)

Fall 64: Peter G., 11;5 Jahre. Uneheliche Geburt, als Mädchen erwünscht. Km 17 Jahre alt, anankastisch. — Ängstlich-depressiver Einzelgänger („isoliert sich von Kindern, spielt für sich"), verzweifelt und resigniert („Mutter hat mich im Stich gelassen"; „der Junge leidet unter dem Gefühl, von Hause verlassen zu sein"). Zeitweilig gereizt und aggressiv („legte Feuer in einem Schuppen und rief um Hilfe, als es brannte"; „zerreißt seine Bücher"). Tagträume („der 11jährige befindet sich noch im Märchenalter"). Ernsthafte Suicidversuche („sprang aus dem I. Stock"). Enuresis, Enkopresis mit Kotschmieren, Nägelknabbern, Pavor nocturnus, Weglaufen, Facialistic, Einschlafstörungen (dabei angeblich Stimmenhören).

Nachbeobachtungszeit 12;10 Jahre. Mehrere Heim- und Anstaltsaufenthalte („gerät immer wieder in tiefe Depressionen"). 5 Gefängnisstrafen (Einbrüche). Häufiger Wechsel der Arbeitsplätze. — Depressiv-gehemmt und kontaktschwach (keine akustischen Halluzinationen). Leidet unter starken Kopfschmerzen. Zeitweilig Strichjunge, Potator. Wird jetzt von einer 68jährigen Frau ausgehalten.

Fall 65: Hartmut G., 14;1 Jahre. Außereheliches Kind. Heimkind (4 Heime und Pflegeeltern). Jetzt bei Km, die mit „Onkel" lebt. — Ängstlich-depressiv-gehemmter Junge („inaktiv und freudelos"), kontaktschwach, Spiel- und Lernhemmung („spielt monoton stundenlang mit einfachstem Spielzeug; beteiligt sich nicht am Unterricht"), Schulschwänzen. Überangepaßtheit („ordnet sich willenlos unter"), spielt nur mit kleineren Kindern. Genitale Manipulationen, Polyphagie. Motorische Stereotypien („Faxensyndrom"). Unmotiviertes Weinen („seine Stimmung ist überwiegend traurig").

Nachbeobachtungszeit 12;6 Jahre. Längere Zeit in einem heilpädagogischen Heim, 8 Monate Gefängnis wegen Mopeddiebstahl. Facharbeiter. Wirkt ausgeglichen, psychiatrisch unauffällig.

Fall 66: Bernd S., 8;6 Jahre. Km Thyreotoxikose. Kv Krankenpfleger; zwangsneurotischer Leistungsehrgeiz. — Depressiv-gereizter Einzelgänger („meidet phobisch den Kontakt"). Induzierter Leistungsehrgeiz („steht in der Schule auf und verlangt doppelte Schularbeiten"); greift Kinder an, die mehr in der Klasse leisten. Schulbericht: „Er ist ein Sorgenkind, sitzt allein auf dem Schulhof, spielt nicht mit. Läuft während des Unterrichtes umher und stört Kinder beim Arbeiten. Wird von der ganzen Klasse verachtet und geschlagen." Enuresis.

Nachbeobachtungszeit 10;9 Jahre. Mehrere heilpädagogische Heime durchlaufen, zuletzt Heim für Schwersterziehbare. „Emotional unausgeglichen, wenig ansprechbar und depressiv. Mißtrauisch und verschlossen, bleibt wortkarg und zeigt wenig Kontaktbereitschaft." Dissozialität, Verwahrlosung („hoffnungsloser Fall").

Fall 67: Rolf G., 12;6 Jahre. Kv in Rußland vermißt. Pfm und Pfv „kränkeln", hypochondrisch. Überprotektiv-verweichlichende Erziehung (tatsächlich „unterdrückend": „Mißbrauch zu eigenen Zwecken bei Nichtbeachtung der individuellen Persönlichkeitsanlagen des Kindes"). — Hypochondrisch-depressives Kind mit Pseudo-Asthma, Kopfschmerzen, Schwindelgefühlen. Schulschwänzen („mit Einwilligung der Pfm, gegen ärztlichen Rat", in 6 Monaten nur 20 Tage in der Schule). Demonstrative Suiciddrohungen („kratzte sich Haut an der Pulsader auf"). Kind lebt in der Angst, daß leibliche Km es zurückholen könne. — Häufige Weinanfälle.

Nachbeobachtungszeit — Keine Katamnese (Anschrift nicht ermittelt).

Fall 68: Günter G., 12;11 Jahre. Uneheliche Geburt. Km selbst Pflegekind, Kv verstorben. — „Äußerst" depressiv-mißmutiger Junge, kontaktschwach und unsicher. Minderwertigkeitsgefühle („erkauft sich Freundschaften durch Geschenke"). Starke Angstsymptomatik („erlebt die Welt voller Aggressionen und Bedrohlichkeiten"). „Ein mürrisch-verdrossener Junge, schnell zur Resignation bereit, schmollend, verkniffen, mutlos, traurig und bedrückt." Schulangst. Wutausbrüche. Daumenlutschen, Kopfschmerzen, Pavor nocturnus („steht nachts auf und läuft umher"). Häufiges unmotiviertes Weinen.

Nachbeobachtungszeit — Keine Katamnese (Anschrift nicht ermittelt).

Fall 69: Rolf-Klaus A., 2;6 Jahre. Uneheliches Kind. Heimkind. — Depressiv-„affektarmes Einzelkind" („es lacht nie, keine emotionale Kontaktnahme möglich"), starke Angstsymptomatik („verkriecht sich unter das Bett"), kein Zärtlichkeitsbedürfnis („er privatisiert"). Spielhemmung („er spielt nur mit einem Löffel"). Haarausreißen, motorische Stereotypien und Jactationen. Unmotivierte Wein- und Schreikrämpfe. Wegen „Idiotie" aus den Adoptionslisten gestrichen.

Nachbeobachtungszeit 9;6 Jahre. Befindet sich bei der Km, besucht 5. Grundschulklasse (IQ 102, Hawik). Ängstlich und kontaktschwach, manchmal gereizt-aggressiv. Schulangst, nächtliche Jactationen. Legasthenie!

Fall 70: Fritz Z., 12;6 Jahre. Als Mädchen erwünscht. Lieblos-überfordernde Erziehung („Eltern empfinden Schwachbegabung als ehrenrührig"). — Depressiv-gehemmtes Kind (3 Wünsche im Test: „daß ich was kann"). Schulangst („weigert sich Schularbeiten zu machen"). Bummelt auf Schulweg"). Überangepaßt-unsicher („dressiert, passiv, ernst und übergehorsam, schwunglos"). Starke Aggressionen („beißt und spuckt"), Daumenlutschen, starke Naschsucht (mit Diebstählen). Im PEG leichter Hydrocephalus. IQ 73 (Binet-Simon-Kramer).

Nachbeobachtungszeit 11;4 Jahre. Intellektuell schwachbegabt. Ängstlich-gehemmt und dysphorisch. Sonderschule bis zum Abschluß. Gartenarbeiter, lebt bei den Eltern.

Fall 71: Carsten-Michael W., 12;1 Jahre. Km 24 Jahre, autoritär; Kv 51 Jahre, nachgiebig, Pendelerziehung. — Depressiv-eigenbrötlerisch-verkrampfter Einzelgänger mit „schwarzseherischer Grundhaltung". Kontakt- und konzentrationsschwach, reduziertes Selbstwertgefühl. Tagträume. Zwangssymptome („betonte Sauberkeit, korrekte Kleidung, Ordnungszwang, Pedanterie und Skrupelhaftigkeit"). Aggressionen gegen kleinere Kinder, Appetitmangel, Nägelknabbern. „Klassenclown, um sich bei anderen Kindern beliebt zu machen."

Nachbeobachtungszeit 11;10 Jahre. Nach Angaben des Kv „fröhlich und ausgeglichen", sei verlobt, von Beruf Verkäufer. Wohnt in einer westdeutschen Großstadt.

Fall 72: Rudi R., 7;1 Jahre. Unerwünschte, uneheliche Geburt. Eltern getrennt. Km debil, ließ ihn total verwahrlosen, körperliche Mißhandlungen („kniff, biß und schlug ihn in der Besuchszeit wegen seines Einnässens. Kind zitterte vor Angst.") Retardierte psychische Entwicklung, mit 1½ Jahren Schädelfraktur. — Ängstlich-dysphorisches und kontaktschwaches Kind. Selektiver Mutismus bzw. Flüstern („spricht auch mit Kindern nur, wenn er nicht beobachtet wird"). Starke Spielhemmung („steht schüchtern abseits") und Überangepaßtheit („ordnet sich bedingungslos unter"). Enuresis. Starke genitale Manipulationen. Nach PEG (leichte Ventrikelerweiterung), EEG (leichte Allgemeinschädigung) und Anamnese Verdacht auf frühkindliche Hirnschädigung.

Nachbeobachtungszeit 9;0 Jahre. Dauerpflegefall in einer psychiatrischen Anstalt. Dysphorisch-antriebsschwacher Jugendlicher mit dominierender depressiver Symptomatik. Intellektuelle Schwachbegabung (IQ 74, Binet-Simon-Kramer).

Fall 73: Dieter M., 12;3 Jahre. Km verstorben. Von Gmv verwöhnt (bis 10. Lj.), danach von Stm und Kv vernachlässigt. — Depressiv-gehemmtes Kind, verschlossen und kontaktschwach. Leichte Erschöpfbarkeit und Konzentrationsschwäche (führt keine Sache zu Ende), kann sich nicht durchsetzen. Starkes Minderwertigkeitsgefühl. Exzessive Masturbationen („oniert nachts stundenlang"), Wutanfälle, Enuresis, Nägelknabbern („Nagelbett ist mißbildet und bereits vernarbt"). Weglaufen. Homosexuelle Attentate auf andere Kinder.

Nachbeobachtungszeit 10;8 Jahre. Psychiatrisch unauffällig. Verheiratet, Kraftfahrzeugschlosser.

Fall 74: Roger D., 10;3 Jahre. Km Suicidversuch, Kv Potator. Gmm Schizophrenie. — Ängstlich-depressiver Einzelgänger („kapselt sich ab, hat keinen Freund, aber auch keinen Feind"), starke Stimmungsschwankungen („oft depressiv, dann wieder kleinkindhaft fröhlich"). Kontakt- und Konzentrationsschwäche, Schulangst. Tagträume, wandert stundenlang unmotiviert durch die Klinik. Spielt nur mit kleineren Kindern. Enuresis, Nägelknabbern, Mutismus („bricht mitten im Vorlesen ab, starrt vor sich hin oder verweigert stundenlang die Mitarbeit in der Klasse").

Nachbeobachtungszeit 5;11 Jahre. Durchsetzungsschwacher, kontaktarmer, ängstlicher und gehemmter Junge mit starken Minderwertigkeitsgefühlen und Einordnungsschwierigkeiten.

Fall 75: Hans-Joachim K., 9;10 Jahre. Km hypochondrisch-nervös, 5 Kinder. Kv introvertiert und kontaktarm („er haßt mich"). Gmm Schizophrenie, Gvm Potator. — Dysphorisch-kontaktschwacher und unsicherer Junge („hat keinen Freund, getraut sich nichts") mit starken Minderwertigkeitsgefühlen („kritisiert sich ständig selbst, leidet unter seinen schlechten Leistungen"). Konzentrationsschwach, langsames psychisches Tempo. Suicidimpulse. Daumenlutschen, Nägelknabbern, häufiges unmotiviertes Weinen.

Nachbeobachtungszeit 7;9 Jahre. Antriebs- und kontaktschwacher Einzelgänger mit gelegentlichen depressiven Stimmungsschwankungen („es gibt mal so Tage"), Nägelknabbern.

Fall 76: Detlef B., 9;8 Jahre. Km Thyreotoxikose, war selbst seit 1. Lj. Pflegekind. Kv hirnatrophischer Prozeß, verstorben. Disharmonische Elternehe. — Depressiv-kontaktschwaches Kind („kein Freund"), bedrückt, überangepaßt-unsicher. Lern- und Spielhemmung, Konzentrationsschwäche und leichte Erschöpfbarkeit. Auffallende Tierliebe. Trotz- und Bockreaktionen, Stottern („hält dabei die Luft an und verdreht die Augen"), „Nabelkoliken", unmotiviertes „stundenlanges Weinen". Legasthenie.

Nachbeobachtungszeit 6;0 Jahre. Daueraufenthalt in kinderpsychiatrischer Klinik. Gehemmter, kontaktschwacher Außenseiter mit gelegentlichen Stimmungsschwankungen, außer Einschlafstörungen keine psychosomatische Symptomatik mehr. Nach häuslichen Urlauben niedergeschlagen-bedrückt („weint häufig mehrere Stunden und ist von großer Traurigkeit erfüllt").

Fall 77: Hans P., 7;8 Jahre. Heimkind. Kv antriebsschwacher Psychopath, Potator. Sorgerechtsentzug wegen totaler körperlicher Vernachlässigung. Km asozial. — Affektschwach, traurig-ängstliches Kind („Elendsdepression"). Anfangs totaler Mutismus, in vertrauter Umgebung später Flüstern einzelner Wörter. Hochgradige Kontaktsperre, unmotivierte Weinanfälle und Wutausbrüche. Starke Schulangst, in der Klasse überangepaßt-unsicher.
Nachbeobachtungszeit 5;9 Jahre. Daueraufenthalt in kinderpsychiatrischer Klinik. Deutliche Symptombesserung, keine psychosomatische Symptomatik. Ängstlich-gehemmtes und durchsetzungsschwaches Kind mit Selbstisolierungstendenzen.

Fall 78: Hans-Jürgen S., 7;2 Jahre. Häusliche Situation geordnet. — Hypochondrisch-depressiver Außenseiter, selektiver Mutismus bzw. Flüstern (besonders in Leistungssituationen), Schulangst bei intellektueller Mangelbegabung (IQ 73, Hawik). Ausweichreaktionen (Kopfschmerzen, Übelkeit). Einschlafstörungen, nächtliches Kopfschaukeln. Einkoten mit Kotschmieren. Überangepaßtheit mit aggressiven Durchbrüchen.
Nachbeobachtungszeit 2;11 Jahre. Daueraufenthalt kinderpsychiatrische Klinik. Dysphorisch-gehemmt-hypochondrischer Junge, weiterhin Störungen des Schlaf-Wach-Rhythmus. Selektiver Mutismus und Aphonie, nächtliche Jactationen, genitale Manipulationen und aggressive Durchbrüche. Leichte Symptombesserung.

Fall 79: Peter Z., 12;11 Jahre. Km hyperthyme Persönlichkeit mit überwertigen religiösen Ideen. Schwester der Km „Nervenzusammenbruch". Moralisierend. Hyperreligiös-strenge Erziehung mit viel Prügelstrafen. — Depressiver Außenseiter mit demonstrativen Suicidversuchen und starken Aggressionen gegen die Mutter und eine bevorzugte Schwester. Kontaktschwäche, Schulschwänzen. Ständige Einschlafstörungen, häufig Kopfschmerzen, gelegentliches Weglaufen und Wutanfälle.
Nachbeobachtungszeit 4;5 Jahre. Dauer-Heimaufenthalt. Weiterhin bedrückt-depressiv und leistungsgehemmt; vage Suicidideen und starke Aggressivität. Chronische Einschlafstörung, beginnende Verwahrlosung.

Fall 80: Herbert N., 11;7 Jahre. Zwillingskind, Zwillingsschwester in Anstalt wegen frühkindlicher Hirnschädigung. Eltern überfordernd, Legasthenie. — Depressives, sehr ängstliches Kind („geht nicht allein auf die Straße"). Schulangst wegen intellektueller Leistungsschwäche: schmust vor Schularbeiten mit Km, sie sei seine „Süße, Allerliebste". Wenn Schularbeiten gefordert: Schreien, Hinwerfen, Toben. Geringe Frustrationstoleranz, Wutanfälle. Angst vor anderen Kindern. Spielt am liebsten mit Puppen und Mädchenspielzeug, kauft gern ein. Liebebedürftig und anschmiegsam, „unglaublich verschüchtert". Mutismus bzw. „flüstert mit ganz leiser Stimme".
Nachbeobachtungszeit 3;8 Jahre. Klinik-Daueraufenthalt. Depressiv-antriebsschwacher Junge mit Kontakt- und Einordnungsschwierigkeiten, Minderwertigkeitsgefühl und Leistungshemmung.

Fall 81: Peter M., 13;0 Jahre. Km depressiv-resigniert, berufstätig. Elternehe geschieden. — Depressiv-kontaktschwaches Kind mit Minderwertigkeitsgefühlen und starker Schulangst (wird von Mitschülern gehänselt und verspottet). Überangepaßtheit, Unsicherheit, Minderwertigkeitsgefühl, Bedrücktheit. Enuresis, Weglauftendenzen.
Nachbeobachtungszeit 3;2 Jahre. Antriebsschwaches, ängstlich-bedrücktes Kind, kontaktschwach und überangepaßt.

Fall 82: Rainer G., 10;8 Jahre. Unerwünschtes Kind. Km und Bruder der Km Schizophrenie, Gmm depressiv. Ängstlich-überprotektive Erziehung. — Depressiv-hypochondrischer Außenseiter (bleibt morgens im Bett liegen, ißt nicht, Erbrechen und Kopfschmerzen), Spielhemmung, Schüchternheit. Starkes Nägelknabbern. IQ 125, besucht Volksschule. Nach Anamnese und Befund Hinweise für frühkindliche Hirnschädigung.

Nachbeobachtungszeit 2;10 Jahre. Ernstes und stilles Kind mit Neigung zu unzureichend motivierten depressiven Verstimmungen. Chronische Einschlafstörung, in unregelmäßigen Intervallen heftige migräneartige Kopfschmerzen.

Fall 83: Dieter Z., 14;2 Jahre. Eltern berufstätig, Km chronisch kränkelnd. Geburt gestört, Hydrocephalus (PEG). — Depressiv-zwanghafter Außenseiter (sammelt Ostereier und -hasen, Weihnachtsmänner; zeremonielle Faxen, motorische Stereotypien). Diffuse Ängste mit unmotivierten Schreikrämpfen („schreit stundenlang: Mama, Mama"), Schulangst, kommt täglich 20—30 min zu spät zur Schule. Hypochondrische Symptomatik („entdeckt überall an sich Schmerzen, kann plötzlich nicht die Hand bewegen"). Suiciddrohungen („ich springe aus dem Fenster, werfe mich vor den Bus"), Enuresis. Starke Naschsucht, vereinzelte psychogene Anfälle.

Nachbeobachtungszeit 4;9 Jahre. Daueraufenthalt psychiatrische Klinik. „Die Stimmung ist depressiv", antriebs- und kontaktschwach, Autoaggressionen („schlägt sich mit der Hand gegen den Kopf").

Fall 84: Thomas M., 3;1 Jahre. Uneheliches Kind. Km Schizophrenie; während mehrfacher Klinikaufenthalte Kind in Heim und Pflegestellen. „Wohnung völlig verwahrlost, wildes Durcheinander von Kleidungsstücken und Geschirr, alles beschmutzt. Kind stand mitten im Zimmer, ungewaschene Kinderwäsche, übler Geruch. Kind mußte wegen Auszehrung in Klinik." — Depressiv-ängstliches und gehemmtes Kind. „Kontaktschwacher Einzelgänger", spielt nur allein. „Maßlos traurig und elend sieht er aus." Anhaltende Obstipation mit Hämorrhoiden. Motorische Stereotypien, Wein- und Schreikrämpfe.

Nachbeobachtungszeit 4;6 Jahre. Ängstlich-gehemmtes- schüchternes und stilles Kind. Gute Schulleistungen, deutliche Symptombesserung.

Fall 85: Peter S., 8;10 Jahre. Unerwünschtes uneheliches Kind. Kv verstorben. Km alleinstehend und berufstätig, vernachlässigende Erziehung mit körperlichen Mißhandlungen. Km ließ Kind stundenlang barfuß im Nachthemd vor dem verschlossenen Haus stehen. — Trauriggehemmtes und kontaktschwaches Kind mit Spiel- und Lernhemmung. Starke innere Unruhe, Tendenz zu aggressiven Durchbrüchen (Wutanfälle). Enuresis, Kotschmieren, selektiver Mutismus. Ein- und Durchschlafstörungen, Wein- und Schreikrämpfe.

Nachbeobachtungszeit 4;3 Jahre. Dauer-Heimaufenthalt, keine Beziehungen zur Km. Kind gehemmt und überangepaßt, konzentrationsschwach und vorzeitig erschöpfbar. Starke Schulangst. Stiller Einzelgänger.

Fall 86: Michael P., 9;0 Jahre. Uneheliche Geburt. Km „schenkte" Kind ohne Mitwirkung des Jugendamtes den Pflegeeltern. Kv war Potator. — Depressiv-ängstliches Kind mit verminderter Frustrationstoleranz, starke innere Unsicherheit. Spiel- und Lernhemmung, Schulschwänzen. Starke Aggressivität (kratzt, beißt und bespuckt andere Kinder). Extreme genitale Manipulationen, Nägelknabbern bis aufs Nagelbett, häufig Nagelbettvereiterung. Naschsucht („wie versessen auf Süßigkeiten"). Einschlafstörungen („liegt bis 2 Std vor dem Einschlafen wach im Bett"). Kind war bis zum 9. Lj. nicht über seine Herkunft aufgeklärt.

Nachbeobachtungszeit 2;3 Jahre. Still-gehemmtes Kind mit starker Schulangst und Selbstisolierungstendenzen, weiterhin Nägelknabbern, Ein- und Durchschlafstörungen.

Fall 87: Michael L., 9;11 Jahre. Km chronisch herzleidend, überläßt Kinder sich selbst. Kv hirngeschädigt, mißhandelnd. — Depressiv-ängstliches, „Stilles Kind". Isolierungstendenzen und Zwangssymptome (pedantische Ordnungsliebe), Bedrücktheit und Gehemmtheit, Legasthenie.

Nachbeobachtungszeit 2;4 Jahre. Ängstlich-gehemmtes und überangepaßtes Kind. Klagen über Apptetitmangel und häufige Kopfschmerzen.

Fall 88: Christian S., 13;9 Jahre. Km war früher älteste Stieftochter des Kv. Kv chronisch krank, Potator, Suicidversuche. Disharmonische Ehe. Km: „Kind mußte schon mit 3 Jahren schwere seelische Depressionen durchmachen." Kv drohte, Kind umzubringen. — Depressiv-gehemmter Junge mit Todeswünschen gegen Km und Kv. Legte mehrfach Feuer im Keller des Hauses. Extreme Tierliebe, kannte mit 3 Jahren fast alle Hunderassen. Einkoten und Ein-nässen. Starke Aggressionen, zerreißt Schulhefte und Bücher. Hoffnungslosigkeit, Minder-wertigkeitsgefühle, unmotiviertes Weinen. Exzessive Gewichtszunahme seit dem 7. Lj. (99,5 kg), „frißt alles in sich hinein". Stiehlt Geld, um Eßwaren zu kaufen. Keine Freunde, extremer Einzelgänger.

Nachbeobachtungszeit 2;6 Jahre. Dauer-Heimaufenthalt. Keine Fettsucht (70 kg bei 175 cm). Weiterhin antriebs- und kontaktschwach, schüchtern und gehemmt.

Fall 89: Lutz F., 8;7 Jahre. Km ängstlich-überprotektiv, Kv autoritär-mißhandelnd. Kind wird im Haushalt überbeansprucht; IQ 128, besucht aber Hilfsschule. Legasthenie. — Depres-siv-ängstliches Kind, gereizt und kontaktschwach. Spiel- und Lernhemmung. Frustrations-intoleranz, stört Schulunterricht, schlägt kleinere Geschwister. Starke Naschsucht, Daumen-lutschen. Wein- und Schreikrämpfe, Enuresis. „Starkes Bedürfnis nach affektiver Geborgenheit und Zuwendung. Bindungen nur sehr oberflächlich aus Furcht vor Liebesverlust, Scheinanpas-sung" (Rorschach-Test).

Nachbeobachtungszeit 2;9 Jahre. Daueraufenthalt in einem heilpädagogischen Heim. Weiterhin episodische Verstimmungen mit trauriger Bedrücktheit. Enuresis und Naschsucht unverändert. Unter Imipramin deutliche Symptombesserung.

Fall 90: Johann F., 12;10 Jahre. Kv und Km streng und kühl. Massive emotionale Ent-behrungen. — Ängstlich-depressives Kind, starke innere Unruhe und Gereiztheit. Demon-strative Suicidversuche (Knöpfe abgerissen, Schuhe aus dem Fenster geworfen und versucht herauszustürzen). Stundenlang unmotiviert depressiv, igelt sich ein. Aggressionen (Schrauben-zieher zu Weihnachten so in Kronleuchter geworfen, daß Scherben auf das Baby regneten). Enuresis, Leibschmerzen, Mutismus. Nahrungsverweigerung, Schlafwandeln. Starker Leistungs-ehrgeiz (schleppt ständig 5—6 Bücher mit sich herum). Zwangssymptomatik (schneidet Hefte in Streifen und stapelt sie, schneidet Pappkreise aus).

Nachbeobachtungszeit 2;5 Jahre. Trägt schulterlanges Haupthaar, wirkt ungepflegt. Nach Angaben der Km verstärkt depressive Verstimmungen mit Grübeln, Bedrücktheit und Rat-losigkeit. Ein- und Durchschlafstörungen. Beginnende Verwahrlosung.

Fall 91: Rainer G., 8;2 Jahre. Uneheliche Geburt, anschließend geordnete Verhältnisse. — Depressiv-kontaktschwaches Kind („Bindungsfähigkeit eingeschränkt. Hat keinen Freund"). Ambivalenz zur Mutter („haßt und liebt sie"), läßt sich von kleinen Kindern schlagen, wehrt sich nicht. Geht Tagträumen nach, in der Schule sehr ehrgeizig. Daumenlutschen, Einnässen und Einkoten. Starkes Nägelbeißen („bis zum Nagelbett abgeknabbert"). Häufig unmotivier-tes Weinen.

Nachbeobachtungszeit 3;0 Jahre. Dauer-Heimaufenthalt. „Frustrationsintoleranter, stiller und ernster Junge", ängstlich-kontaktschwach. Tendenzen zur Selbstisolierung, Durchsetzungs-schwäche. Enkopresis und Enuresis, häufiger Leibschmerzen, respiratorischer Tic. Polydipsie.

Fall 92: Brian B., 14;5 Jahre. Unerwünschtes, uneheliches Kind. Muß kleinere Geschwister beaufsichtigen, einkaufen und saubermachen, während Km schläft oder mit Nachbarinnen schwatzt. — Depressiv-kontaktschwaches Kind mit Schulphobie („ich bleibe lieber bei der Mutter"), Suicidimpulse (Drohungen, ins Wasser zu gehen; Gashahn aufzudrehen; aus dem Fenster zu springen). Sexuelle Attacken auf Km (faßt sie an Brust und Genitale). Wutanfälle, wenn er nicht seinen Willen bekommt. Facialistic. Aggressiv-gereizt-dysphorisch. Im EEG Krampfpotentiale.

Nachbeobachtungszeit 2;6 Jahre. Lehre als Tankwart. Weiterhin ängstlich-kontaktschwach, leicht depressiv.

Fall 93: Thomas M., 14;4 Jahre. Unerwünschtes Kind. Km autoritär-liebesarm, berufstätig. Kv willensschwach. — Als Kleinkind starke Trotzreaktionen, bekam Schlaftabletten. Starke Tierliebe, spielt gern mit kleineren Kindern. Passivität und Antriebsschwäche („Totstellreflex bei Leistungsforderung"). Freß- und Naschsucht (94,6 kg bei 169 cm). 120 Std ambulante

Psychotherapie, Abbruch auf Wunsch der Km. Km: „Ich häng mich auf oder schlag den Jungen tot. Wir könnten uns 2 Kinder leisten, was für den Nahrung und Kleidung kosten." Kind: „Meine Eltern lieben mich nicht." — Depressiv, ängstlich und weinerlich. Kontaktschwäche, Schulschwänzen, Aggressionen. Enkopresis mit Kotschmieren.

Nachbeobachtungszeit 3;1 Jahre. Dauer-Heimaufenthalt. Depressive Grundstimmung mit Antriebs- und Kontaktschwäche, Schul- und Arbeitsschwänzen. Selbstisolierung. Weiterhin Enkopresis und Enuresis, Naschsucht, Stammfettsucht.

Fall 94: Uwe J., 12;6 Jahre. Uneheliche Geburt. Km 33 Jahre, Kv 65 Jahre alt. Kind lebt bei 77jähriger Gmm, die dement, blind, schwerhörig und erziehungsunfähig. — Depressives, menschenscheues Kind ohne Freunde, „gehemmt und sonderbar". Lehrerin: „Vollkommen kontaktgestört. Spricht überhaupt mit keinem Kind. Stolziert mit todernstem Gesicht in der Pause durch die Gegend." Antriebs- und affektschwach. Suiciddrohungen, selektiver Mutismus, Weglauftendenzen.

Nachbeobachtungszeit 3;0 Jahre. Heim-Daueraufenthalt. Guter Schüler. Weiterhin ängstlich-gehemmt und kontaktschwach. Selbstisolierung, gelegentlich Suiciddrohungen.

Fall 95: Stephan V., 5;1 Jahre. Km und Gmm endogen-depressiv, beide klinisch behandelt. Km gleichgültig, interesselos, ratlos und starr. Kv grobschlächtig-primitiv. — Gedrückt-depressive Grundstimmung. Kontaktsucht, Spielhemmung („er macht alles kaputt"). Starke Aggressionen, schlägt andere Kinder, wirft mit Gegenständen nach Erwachsenen. Kind zittert am ganzen Körper, stellt Aggressionen aber nicht ein.

Nachbeobachtungszeit 2;11 Jahre. Heim-Daueraufenthalt. Weiterhin ängstlich und depressiv, zeitweilig aggressiv. Ein- und Durchschlafstörungen, unmotiviertes Weinen. Spiel- und Lernhemmung.

Fall 96: Udo J., 2;10 Jahre. Unerwünschtes Kind, häufig wechselnde Beziehungspersonen. Retardierte psychische und statomotorische Entwicklung. Großer, fast hydrocephaler Schädel. Im EEG Dysrhythmie; PEG: mäßige Erweiterung des VS. — Ängstlich-weinerlich-depressiv. Kontaktabwehr durch Protestgeschrei, Antriebsschwäche. Zitternde Ängstlichkeit, Unruhe, Abwehr, Schreien und Weinen. Verbale Stereotypien; Enkopresis und Enuresis.

Nachbeobachtungszeit 3;0 Jahre. Kind weiterhin ängstlich-depressiv und agitiert, häufig unmotiviertes Weinen.

Fall 97: Jörg K., 13;4 Jahre. Km hwG, Kv unordentlich, ungepflegt. Disharmonische Elternehe. Emotionale Überforderung des Kindes, Kind hat „volles Vertrauen der Mutter" (Lehrerin vermutete, daß Prob. „an Stimmungsschwankungen der Mutter teilnehme"). Schulschwänzen 147, 141, 65, 257 Tage jährlich. — Depressives, antriebsschwaches Kind, bleibt einfach im Bett liegen. Leichte Erschöpfbarkeit, Konzentrationsschwäche. Gesichtstic, Daumenlutschen; beißt sich Nagelbett blutig, auch Fußnägel. Einschlafstörungen, liegt 3—4 Stunden wach. Übelkeit und Erbrechen. Extreme Tierliebe, eigener Goldhamster und Katze, wünscht sich einen Hund; liest nur Tiergeschichten. Aus der Klinik weggelaufen.

Nachbeobachtungszeit 3;0 Jahre. Heim-Daueraufenthalt, starke Schulangst, noch vorwiegend ängstlich-depressiv.

Fall 98: Knut B., 8;1 Jahre. Unerwünschtes, uneheliches Kind. Kv unbekannt. Nach Geburt Säuglingsheim, psychischer Hospitalismus mit psychophysischer Retardierung. Mit 4 Jahren zu Km und Stv (spielt mit Feuer, trinkt Blumenwasser, Einkoten, Einnässen), mit 7 Jahren „unkindlich ernst", Mißhandlungsspuren. — „Emotional völlig erstarrt. Gesichtsausdruck greisenhaft und ohne Leben. Kontakt- und Zärtlichkeitssucht, Wutausbrüche bei kleinsten Versagungen." Mit 7 Jahren Opticusatrophie ungeklärter Ursache, gehäufte Absencen. Mit 9 Jahren Eltern wegen Kindesmißhandlung verhaftet, Kind wurde mit Handfeger, Kleiderbügel u. a. geschlagen. Wenn Km Wohnung verließ, an Stuhl gefesselt, mußte bis zur Erschöpfung in einer Ecke stehen. Stv stellte Jungen so vor geöffnete Feuerklappe des Ofens, daß Haut auf der Brust verbrannte; nackte Beine wurden über Steinkohlenglut gehalten. Km 3 Monate, Stv 1;8 Jahre Gefängnis. Kind weist zahlreiche Narben im Gesicht und ausgedehnte Verbrennungsnarben am Brustkorb auf. — Depressive Grundstimmung mit Verlassenheitsgefühl, Tendenz zu exzessiven Wut- und Protestausbrüchen, Erregungszuständen und Aggressivität. Angst vor den Eltern, Isolierungstendenzen. Distanzloses Zärtlichkeitsstreben, umarmt fremde Besucher in der Klinik. Spielhemmung. Pathologische Ornungsliebe.

Nachbeobachtungszeit 3;0 Jahre. Heim-Dauerunterbringung. Weiterhin depressive Stimmungsschwankungen mit Kontaktsucht, Frustrationsintoleranz, Angst und Gereiztheit. Enuresis, Wein- und Schreikrämpfe.

Fall 99: Hermann B., 13;2 Jahre. Kv endogen-depressiv, endete durch Suicid. Schwester des Kv depressiv. Cousine des Kv Suicid. Km berufstätig. — Seit dem 11. Lj. abrupt auftretende depressive Verstimmungszustände: „Das Leben macht keine Freude mehr." Bei anderer Gelegenheit: Er wolle sich vom Berg herabstürzen; er wolle keinen Menschen mehr sehen, allein für sich wohnen. Bedrückt-vitale Traurigkeit, Suicidimpulse, Lernhemmung, Grübeln, Gehemmtheit, Appetitmangel. Kopfschmerzen, Heuschnupfen, unmotiviertes Weinen. Verdacht auf beginnende cyclothyme Erkrankung.

Nachbeobachtungszeit 3;0 Jahre. Ernste Grundstimmung; über Tage anhaltende depressive Verstimmungen mit unmotiviertem Weinen, Ängsten und vagen Suicidimpulsen. Unter Imipramin Symptombesserung.

Fall 100: Michael M., 4;9 Jahre. Kv abnorme Persönlichkeit. Km stürzte von einer Leiter, blutete stark, starb danach. Gmm ging wöchentlich mit Kind ans Grab der Km und betonte, Kv sei schuld am Tod. — Seit 4 Jahren (Tod Km) insgesamt 5 Pflegestellen, in einer u. a. mit Bier und Schnaps gefüttert. Depressiv-negativistisches Kind, ißt Papier und Kot, trinkt Urin, will nur Flaschennahrung. Wut- und Trotzanfälle, reißt Kindern in den Haaren. Schwere Appetitlosigkeit, Mutismus oder Flüstern. Schwere Schlaf-Wach-Rhythmusstörung, morgens um 4 Uhr wach. Weglaufen. Nach Tod der Km 1½ Jahre nicht gespielt. Kontaktschwach, ängstlich-ablehnend. Kind schreit, Kv werde kommen und Km umbringen; es habe gesehen, wie Kv Km auf den Bauch geschlagen habe und Blut herauslief. Angstträume mit Ermordungsszenen. Unter Imipramin deutliche Symptombesserung.

Nachbeobachtungszeit 1;6 Jahre. Stilles, etwas ängstliches Kind, gelegentlich Durchschlafstörungen. Zeitlich befristeter selektiver Mutismus. Gelegentlich unmotiviertes Weinen.

Fall 101: Gerald F., 3;4 Jahre. Unerwünschtes Kind. Disharmonische Elternehe. Eltern chronisch krank: Kv schizophren, Km Trinkerin. Gmm endogene Depression. — Kind meistens im Bett, weil Km „Spiellärm" nicht ertragen kann. Kv verwöhnt kritiklos, Km vernachlässigt Kind. — Traurig-schüchtern-gehemmtes Kind mit Spielunfähigkeit („sehr artig und einsatzwillig"). Appetitstörungen. Enkopresis. Einschlafstörungen, unmotiviertes Weinen.

Nachbeobachtungszeit 1;9 Jahre. Heimdaueraufenthalt. Weiterhin gehemmt-depressiv; Appetit- und Einschlafstörungen, unmotiviertes Weinen.

Fall 102: Andreas S., 10;6 Jahre. Uneheliche Geburt. Kv lehnt Vaterschaft ab. 1. Stv wesentlich älter, sadistisch-mißhandelnd; 2. Stv ablehnend-autoritär. Km berufstätig. — Depressiver Außenseiter mit starkem Minderwertigkeitsgefühl, unsicher-überangepaßt. Ängstlich mit aggressiven Durchbrüchen. Schlafstörungen, Kopfschmerzen. Im EEG Krampfpotentiale.

Nachbeobachtungszeit 1;4 Jahre. Kontaktschwach und ängstlich („ich habe Angst vor dem Sterben"), Schulangst, vitale Traurigkeit (starke Kopfschmerzen mit Brechreiz, 2—3mal wöchentlich), Ein- und Durchschlafstörungen. Häufiger unmotiviertes Weinen.

Fall 103: Axel W., 7;6 Jahre. Kv hirnorganische Wesensänderung. Eltern geschieden, bei Pflegemutter allein. Pfm 60 Jahre alt. — Depressiver Außenseiter, von Kindern abgelehnt, bedrückt, gehemmt, leicht reizbar. Schulangst, Überangepaßtheit, Frustrationsintoleranz. Ständige Aggressionen („macht ständig Unsinn, macht immer was kaputt"). Spielt mit Feuer. Daumenlutschen, Enuresis, unmäßiges Naschen. IQ 101.

Nachbeobachtungszeit 1;2 Jahre. Heimaufenthalt wegen zunehmender häuslicher Schwierigkeiten. Weiterhin depressiv-aggressiv, beginnende Verwahrlosung.

Fall 104: Thomas W., 12;6 Jahre. Unerwünschtes Kind. Km: „9 Monate gestohlenes Leben." Kv 31 Jahre älter als Km. Elternehe geschieden. Stv 11 Jahre jünger als Km. Kind war nur

6 Monate bei Km, die es regelmäßig Kindermädchen übers Wochenende mit nach Hause gab. Bis zum 11. Lj. in Heimen, bei der Gmm, in Internaten u. a. Stv früherer Fremdenlegionär: schlägt Jungen auf Schläfen und Halsschlagader, läßt ihn auf Betonfußboden stehen mit erhobenen Armen oder knien, nach Schlägen kaltes Wasser über den Kopf. — Depressiver Einzelgänger, extremes Zärtlichkeitsbedürfnis, Angst, Kontakt- und Konzentrationsschwäche, Lernhemmung, Überangepaßtheit und Unsicherheit. Haß und Todeswünsche gegen die Mutter und den Stv. Enuresis, Kotschmieren (versteckt eingekotete Hose in sauberer Wäsche der Km), Naschsucht. IQ 124 (Hawik).

Nachbeobachtungszeit 1;8 Jahre. Depressiver, stiller, gehemmter und kontaktschwacher Junge; weiterhin Enkopresis, selektiver Mutismus, Naschsucht, Einschlafstörungen, suchtartiges Lesen, Kopfschmerzen.

Fall 105: Andreas B., 4;1 Jahre. Km schwachbegabt, Kv Potator. Unerwünschtes Kind. Km: Als Kind 1 Jahr alt war, habe sie es am liebsten umbringen wollen, habe schon als Kleinkind einen „ganz falschen Charakter" gehabt. — Antriebs- und kontaktschwacher depressiver Junge mit schwerer Spielhemmung. Aggressionen gegen jüngeren Bruder (steckt ihm Finger in Augen und Mund, zerstört sein Spielzeug). Enkopresis (Km: aus Eigensinn). Liegt abends stundenlang im Bett wach (Km: er ist nur böse), häufig unmotiviertes Weinen. Unter Behandlung mit Imipramin deutliche Symptombesserung: keine Schlafstörungen, kein Einnässen, kein Einkoten.

Nachbeobachtungszeit 1;7 Jahre. Fortgesetzte Kindesmißhandlungen durch Km (mit Säbelscheide geschlagen, Kopf in kaltes Wasser gesteckt), Km: Gefängnisstrafe von 1 Monat. Kind seit einem Jahr in einem Heim, psychopathologisch unauffällig.

9. Diskussion der Ergebnisse und Zusammenfassung

In der vorliegenden Untersuchung werden depressive Verstimmungszustände unter einem entwicklungsgeschichtlichen Aspekt, dem der Kindheit und Jugend, dargestellt. Diese altersbezogene Sicht psychopathologischer Syndrome hat die Psychiatrie des Kindes- wie des Erwachsenenalters gleichermaßen bereichert. Unter Einbeziehung katamnestischer Untersuchungen dient sie der Überprüfung der Prognose ebenso wie der Erhellung der Anamnese und Klärung der Genese, damit aber auch der Prophylaxe und der Therapie psychischer Fehlentwicklungen und Erkrankungen.

In der vorliegenden Untersuchung wird auf dem Boden einer kinderpsychiatrisch orientierten Entwicklungspsychologie eine Darstellung der

1. *Symptomatik* depressiver Verstimmungen in verschiedenen Alters- und Entwicklungsstufen gegeben und versucht, Erkenntnisse über

2. die *Genese* depressiver Verstimmungszustände anhand milieureaktiver, konstitutioneller, somatischer und endogener Faktoren zu gewinnen und schließlich durch Erhebung von Katamnesen

3. die *Prognose* dahingehend zu klären versucht, ob und in welchem Umfang depressive Syndrome im Kindesalter Früh- oder Vorstufen depressiver oder anderer psychiatrischer Erkrankungen des späten Lebensalters darstellen.

Noch stärker als in der Psychologie und Psychopathologie des Erwachsenen mit seinen lebensgeschichtlichen und generationsspezifischen Konflikten und Erkrankungen kommt dem alters- und entwicklungspsychologisch bedingten „Zeitfaktor" (TRAMER, 1949) bei Kindern für die Entstehung und Ausgestaltung psychopathologischer Symptome eine formal und inhaltlich prägende Rolle und eine besondere prognostische Bedeutung zu. Bei der Vielzahl entwicklungspsychologischer Hypothesen und Systeme erschien es aus praktischen Gründen zweckmäßig, der Untersuchung eine geraffte Darstellung der psychischen Entwicklung des Kindes voranzustellen, wie sie sich aus kinderpsychiatrisch-biologischer Sicht unter besonderer Berücksichtigung psychoanalytischer und entwicklungspsychologischer Denkmodelle ergibt.

Für die *Entstehung* depressiver Erkrankungen räumen alle psychoanalytischen Schulen besonders dem *1.* Lebensjahr einen entscheidenden, Rang ein. MAHLER (1961) ist der Überzeugung, daß der Depression im Erwachsenenalter regelmäßig eine frühkindliche Depression vorausgeht, die von anderen Autoren als „primäre Parathymie" oder „Ur-Depression" (ABRAHAM, 1924) oder als „depressive Position" (KLEIN, 1935) bzw. „anaklitische Depression" (SPITZ, 1946) bezeichnet wird.

Im *2. und 3.* Lebensjahr erreichten Furcht und Angst mit flüchtigen oder anhaltenden depressiven Reaktionen ihren ersten Höhepunkt. Die bei Erwachsenen fruchtbare Furcht-Angst-Differenzierung läßt sich bei Kindern nur selten durchführen, da das Kind infolge seiner biographischen Geschichtslosigkeit meist noch nicht die Fähigkeit hat, zwischen realen und phantasierten Gefahren zu unterscheiden. In Angstanfällen, wie dem „Pavor nocturnus", können aktuelle Umweltkonflikte ihren reaktiven Ausdruck finden. In diesen Angstparoxysmen verdichten sich manchmal ohnmächtige Trauer, Protest und Resignation gegen die übermächtige Welt der Erwachsenen mit ihren Methoden und ihren Erziehungszielen.

Im *4. und 5.* Lebensjahr tritt das bisher vorherrschende Gefühl einer magischen Allmacht zugunsten einer kritischeren Realitätsprüfung zurück. Depressive Reaktionen ergeben sich einerseits aus der gesteigerten Aggressivität der physiologischen „kleinen Pubertät", die von Auseinandersetzungen mit der Umwelt begleitet sind und zu krisenhaften Zuspitzungen in der „Trotzphase" führen können. Durch die Etablierung von Über-Ich-Funktionen und aus der Entfaltung subjektiver Denkvollzüge, die im Widerspruch zu den introjizierten Elternimagines stehen, kommt es von nun an unwiderruflich zu Auseinandersetzungen mit dem eigenen Gewissen und damit zu den Erlebnissen der Ambivalenz, der Schuld und der Depression.

Das *6.—11.* Lebensjahr stellt wachsende Anforderungen an die psychosoziale Integration: Einordnung in die Schulgemeinschaft, Akzeptierung der Lehrer. Der allmähliche Fortfall spielerischer Beschäftigungen und die zunehmende Auseinandersetzung mit den täglichen Pflichten geben Anlaß zu ernsten Kollisionen zwischen Pflicht und Neigung, die lebenslang bestehen bleiben können. Kinder, die eine der drei Formen der Schulverweigerung (Schulphobie, Schulangst, Schulschwänzen) aufweisen, leiden häufig unter depressiven Verstimmungszuständen.

Im *12.—18.* Lebensjahr, in der Pubertät und Adoleszenz, findet eine umfassende psychosoziale und psychosexuelle Neuorientierung statt, die mit einer Umwertung bisher gültiger Werte und dem Verlust der prästabilen infantilen Harmonie einhergeht. Der Jugendliche ist oft ein einsames Wesen, der sich erstmals seiner Singularität durch Geburt und Konstitution, seines Milieus und seiner Individualität bewußt wird. Schwierigkeiten bei der Lösung der drei wichtigsten puberalen Aufgaben: Auseinandersetzung mit den Autoritäten, Individuation und Beherrschung der Rollen in der Sozietät und Integration genitaler Sexualität führen häufig in kürzer- oder längerdauernde depressive Verstimmungszustände oder zu scheinbar motivlosen Suiciden.

Das *Krankengut* umfaßt 105 depressive Kinder und Jugendliche, die in der Zeit vom 1. 1. 1942 bis 31. 12. 1968 stationär in der Städt. Klinik für Kinder- und Jugendpsychiatrie in Berlin West untersucht wurden und 1,805% des Gesamtkrankengutes (von insgesamt 5818 Kindern und Jugendlichen) dieses Zeitraumes ausmachen.

Zur Gewinnung eines möglichst homogenen Untersuchungsmaterials wurden nur *mittel- und schwergradige* depressive Verstimmungszustände und Stimmungsschwankungen berücksichtigt, die bei Säuglingen, Klein- und Vorschulkindern bei der stationären Aufnahme mindestens 2—4 Monate, bei Schulkindern und Jugendlichen mindestens 8—12 Monate bestanden hatten.

Von der Auswertung *ausgeschlossen* wurden: a) kurzdauernde depressive Reaktionen, b) depressive Verstimmungen bei dominierender Verwahrlosungsstruktur, c) depressive Verstimmungen bei kindlichem Autismus oder im Vorfeld schizophrener Psychosen, d) depressive Verstimmungen bei cerebralen Anfallsleiden, e) depressive Verstimmungen bei endokrinen Störungen und f) depressive Verstimmungen, die sich nicht eindeutig von andersartigen neurotischen Fehlentwicklungen abgrenzen ließen.

1. Das mittlere *Einweisungsalter* war bei Mädchen und Jungen annähernd gleich, es betrug bei beiden $10,7 \pm 3,6$ Jahre. Es ergab sich ein deutlicher Gipfel der Ein-

weisungen depressiver Kinder im Alter vom 11.—14. Lebensjahr mit 49,5%, während 26,7% zwischen dem 7. und 10. Lebensjahr aufgenommen wurden.

2. Die *Geschlechterrelation* von 32,04% : 67,96% entspricht der in der Kinder- und Jugendpsychiatrie bekannten Zahlenrelation von etwa $^1/_3$ Mädchen : $^2/_3$ Jungen.

3. Bei den *Einweisungs-Diagnosen* rangieren Erziehungs- (30,5%) und Schul-schwierigkeiten (21,0%) vor depressiven Verhaltens- und Verstimmungszuständen.

4. In den Jahren 1942—1950 findet sich eine deutlich ansteigende *Aufnahme-frequenz* depressiver Verstimmungszustände, die für die Erwachsenen-Psychiatrie von STRÖMGREN (1969), HOFF (1968) u. a. bestätigt, aber unterschiedlich begründet wurde.

5. Die bei depressiven Erwachsenen bekannte eindeutige *Bevorzugung* der Frauen zeigt sich bei den Mädchen unseres Krankengutes nur angedeutet (1,985% : 1,072%), v. BAEYER fand bei ambulant untersuchten depressiven Kindern eine stärker aus-geprägte prozentuale Asymmetrie (3,297% : 1,385%).

6. Die *Intelligenz* der depressiven Kinder war in 50,5% durchschnittlich, in 5,7% überdurchschnittlich und in 43,8% unterdurchschnittlich. Dieser hohe Anteil einer unterdurchschnittlichen Intelligenz ist ganz ohne Zweifel nicht repräsentativ für depressiv verstimmte Kinder, hier ist eher das Gegenteil zu vermuten. ANGST (1966) machte die gleiche Feststellung bei den von ihm untersuchten manisch-depressiven Erwachsenen, die er im Hinblick hierauf als „negative Auslese" bezeichnete. In Ana-logie zu den kindlichen Verhaltensstörungen bietet sich als Erklärung an, daß über-durchschnittlich oder durchschnittlich begabte depressive Kinder aus günstigen sozialen Verhältnissen überwiegend ambulant behandelt werden. Die katamnestischen Unter-suchungen ergaben, daß Intelligenzgrad und Verlaufsbeurteilung ein indifferentes Ver-halten zeigten.

7. *Einzelkinder* waren unter dem depressiven Krankengut mit 24% signifikant häufiger als in der Gesamtbevölkerung der Bundesrepublik (11%) vertreten. Der Be-fund gewinnt an Bedeutung durch Beobachtungen von BECK u. LEMPP (1965), die bei Einzelkindern die größte prozentuale Häufigkeit an Angstzuständen nachweisen konn-ten, die im Vergleich zu den Kindern in der Mitte der Geschwisterreihe fast die Signi-fikanzgrenze von 5% erreichten. Bei unserem Krankengut nahm das Symptom Angst mit 61,9% den zweiten Platz der Prozentrangliste ein.

Die depressive *Symptomatik* ist bei Erwachsenen in typischen Fällen leicht zu er-kennen. Das trifft für depressive Verstimmungszustände des Kindes- und Jugendalters nicht zu. Anhand einer repräsentativen Literaturübersicht lassen sich 5 diagnostisch-symptomatologische Tendenzen aufzeigen: a) depressive Verstimmungen im Kindes-alter sind unbekannt, b) jede kindliche Depression ist eine maskierte Depression, c) depressive Verstimmungen bei Kindern weisen keine wesentlichen Unterschiede gegenüber den Depressionen Erwachsener auf, d) depressive Verstimmungen bei Kin-dern haben einen eigenen psychopathologischen Ausdruck, e) die depressiven Ver-stimmungen des Kindesalters zeigen eine spezifische psychosomatische bzw. hypo-chondrische Symptomatik.

1. Bei einer Aufgliederung der *Symptomfrequenzen* nach Prozenträngen ergeben sich bei dem depressiven Kollektiv als die 5 häufigsten psychischen Symptome: Kon-taktschwäche, Angst, Gehemmtheit, Außenseiter und Unsicherheit und die psycho-somatischen Symptome: Aggressionen, Enuresis, Schlaf-Wach-Rhythmusstörungen, Mutismus und Nägelknabbern.

2. Bei einer *geschlechtsspezifischen* Aufgliederung ergaben sich wesentliche Differenzierungen in Richtung einer passiven Symptomatik für Mädchen und einer agitierten Symptomatik für Jungen. Die *Mädchen* wiesen als die 5 häufigsten psychischen Symptome auf: Gehemmtheit, Angst, Kontaktschwäche, Überangepaßtheit und „Stilles Kind" und als psychosomatische Symptome: Mutismus, Aggressionen, Wein- und Schreikrämpfe, Enuresis und Naschsucht. Die *Jungen* zeigten als häufigste psychische Symptome: Kontaktschwäche, Angst, Außenseiter, Gehemmtheit und Unsicherheit und die psychosomatischen Symptome: Aggressionen, Enuresis, Unmotiviertes Weinen, Schlaf-Wach-Rhythmusstörungen und Nägelknabbern.

3. Eine Prüfung auf Homogenität der *Geschlechtsverteilung* durch Vergleich der beobachteten und rechnerisch ermittelten Symptomfrequenzen bestätigte diese Differenzen. Depressive *Mädchen* verhalten sich überwiegend still und gehemmt, neigen zu Stimmungsschwankungen und zum Grübeln, sie sind „brav und artig". Der depressive *Junge* ist dagegen oft kein Musterknabe oder ein Objekt positiver Elternprojektionen. Er zeigt Symptome der Kontaktschwäche und der Selbstisolierung, die gemeinsam mit Lernhemmungen und Gereiztheit zu Schulschwierigkeiten und Aggressivität führen können.

4. Die *Altersverteilung* depressiver Symptome ergab,

daß *Klein-* und *Vorschulkinder* fast ausschließlich psychosomatische Symptome (Wein- und Schreikrämpfe, Enkopresis, Schlaf-Wach-Rhythmusstörungen, Jactationen, Appetitstörungen) aufweisen, denen gegenüber psychische Symptome (Spielhemmung, Agitiertheit, Schüchternheit) zahlenmäßig zurücktreten.

Das *jüngere Schulkind* weist vorwiegend psychische Symptome auf, die mit dem affektiven Antriebsgeschehen gekoppelt sind (Spielhemmung, Agitiertheit, Schüchternheit, Gereiztheit und „Stilles Kind") und psychosomatische Symptome (Enuresis, Nägelknabbern, Genitale Manipulationen, Pavor nocturnus und Wein- und Schreikrämpfe).

Beim *älteren* Schulkind und beim Jugendlichen ist die depressive Symptomatik durch psychische Symptome mit engen Beziehungen zum kognitiven Bereich (Grübeln, Suicidversuche und -impulse, Minderwertigkeitsgefühl und Bedrücktheit) charakterisiert, während von psychosomatischen Symptomen nur das Symptom Kopfschmerzen häufiger angetroffen wurde als es rechnerisch zu erwarten war.

5. Die *Intelligenz* depressiver Kinder drückt sich auch in der Symptomgestaltung aus.

Unterdurchschnittlich begabte Kinder zeigten vorwiegend passive psychische Symptome (Affektarmut, Konzentrationsschwäche, Kontaktschwäche, Schüchternheit und Minderwertigkeitsgefühl) und die psychosomatischen Symptome: Unmotiviertes Weinen, Mutismus, Weglaufen, Enkopresis und Genitale Manipulationen.

Durchschnittlich und überdurchschnittlich begabte Kinder wiesen dagegen eine gemischte agitiert-gehemmte psychische Symptomatik (Gereiztheit, Außenseiter, Bedrücktheit und Innere Unruhe) auf und das psychosomatische Symptom Naschsucht.

6. Die Paarkombinationen der psychischen und psychosomatischen Symptome ließen sich für Mädchen und Jungen getrennt und repräsentativ für das depressive Gesamtkollektiv als Symptom-„Netzwerke" graphisch darstellen, zu deren „Maschenwerk" nur Symptome mit einer statistischen Signifikanz von mindestens 95% verwendet wurden.

7. Die *diagnostischen Syndrome* wurden nach phänomenologischen Gesichtspunkten in 6 Einzelsyndrome gegliedert, in die sich 89 von den 105 depressiven Kindern einordnen ließen. Die Restgruppe von 16 Probanden wechselte ein- oder mehrfach zwischen 2 bzw. 3 diagnostischen Syndromen.

Bei einer Reduktion der ermittelten diagnostischen Syndrome auf die klassischen Grundformen der agitierten und gehemmten Depression ließen sich 28 als *agitierte*, 69 als *gehemmte* und 8 als *gemischte* Depressionen zusammenfassen. Für die psychische Symptomatik ergab sich, daß die Merkmale Mädchen und Gehemmtheit und Jungen und Agitiertheit eine erkennbare positive Assoziation aufwiesen.

8. Die *nosologische Diagnostik* gestaltete sich wesentlich schwieriger als die phänomenologische syndromale Zuordnung. Die Syndromfrequenz betrug: 76 psychogene Depressionen, 15 somatogene Depressionen, 4 konstitutionelle Depressionen und 10 Fälle bzw. Verdachtsfälle einer manisch-depressiven Erkrankung.

Die absolute Verteilung der psychischen Symptome auf diese nosologischen Syndrome ergab eine rechnerische Übereinstimmung der Frequenz der Symptome mit der Zahl der Fälle jeder Gruppe. Bei der Prüfung auf Homogenität der Verteilung psychischer Symptome auf nosologische Syndrome ergab sich eine signifikante Inhomogenität in der Besetzung nur für 4 Symptome. Für psychogene Depressionen fanden sich keine eindeutigen positiven Differenzwerte. Bei somatogenen Depressionen fanden sich positive Differenzwerte bei den Symptomen Konzentrationsschwäche, Hypochondrie, Tagträume und Stimmungsschwankungen. Bei konstitutionellen Depressionen wurden die psychischen Symptome Hypochondrie und Tagträume etwas häufiger beobachtet als es der rechnerischen Erwartung entsprach. Die Diagnose bzw. Verdachtsdiagnose einer affektiven Psychose zeigte eine hohe positive Differenz für das Symptom Stimmungsschwankungen, dem für die Prognose eine besondere Bedeutung zukommt.

Eine differentialtypologisch verwertbare syndromspezifische depressive Symptomatik ließ sich *nicht* ermitteln.

An der *Genese* depressiver Verstimmungszustände sind endo- und exogene Kausalfaktoren in unterschiedlichem Maße beteiligt. Die Eltern, die gleichzeitig Träger der Erbanlagen und Gestalter der Umwelt des Kindes sind, haben eine besondere Bedeutung für die kindliche Entwicklung. Es wurden deshalb die endo- und exogenen Belastungen der Mütter und der Väter dargestellt. Von 99 Müttern wiesen 54 und von 84 Vätern 35 Hinweise auf eine erbgenetische, konstitutionelle, somatische oder milieureaktive Belastung auf.

Von den Müttern wiesen 15 und von den Vätern 2 ein depressives Syndrom auf. Eine Schizophrenie wurde bei 3 Müttern und 4 Vätern ermittelt, Suicidversuche hatten 6 Mütter und 5 Väter begangen. Bei 9 Müttern lag ein angeborener Schwachsinn vor, bei 9 Vätern eine Hirnschädigung.

Die Mädchen wiesen mit 41% eine wesentlich höhere prozentuale Belastung durch die Mütter auf als die Jungen mit 27%, während es sich bei den Belastungen durch die Väter (Mädchen 12%, Jungen 23%) umgekehrt verhielt.

1. Gesichtspunkte der *Psychopathie* spielen in der Psychopathologie des Kindesalters aus verschiedenen Gründen eine untergeordnete Rolle; zu Recht, wie sich aus katamnestischen Untersuchungen „psychopathischer" Kinder (KOCHMANN, 1963) ableiten läßt. Psychopathische Depressionen bei Kindern werden im Vergleich zu früheren Untersuchungen (R. PIEPER, 1939) heute nur noch selten diagnostiziert.

2. *Milieureaktiven* Gesichtspunkten kommt für die Entwicklung depressiver Verstimmungszustände im Kindes- und Jugendalter eine hervorragende Bedeutung zu.

a) Emotionale *Mangelsituationen* im frühen Kindesalter können u. a. eine Voraussetzung für eine depressive Fehlentwicklung bilden. 33 von insgesamt 100 depressiven Kindern befanden sich bis zum 6. Lebensjahr mehr als 6 Monate in einem Heim bzw. in Pflegestellen, davon 11 mehr als 12 Monate, 3 mehr als 36 Monate und 11 mehr als 60 Monate.

b) Ungünstige *äußere* Familienverhältnisse: uneheliche Geburt, Tod der Mutter oder des Vaters, Trennung oder Scheidung der Eltern bis zum 15. Lebensjahr des Probanden („Broken Home I") ließen sich bei 58,10% (ohne Mehrfachbelastung) ermitteln. In 22% uneheliche Geburten (Vergleichszahl unehelicher Kinder in Berlin West im Jahre 1967 9,41%). 23,8% hatten bis zum 15. Lebensjahr den Vater und 7,6% der Kinder bis zum 15. Lebensjahr die Mutter verloren. Bei 23% war die Ehe der Eltern bis zum 15. Lebensjahr geschieden bzw. getrennt worden.

Absolut verläßliche Vergleichszahlen aus der gesunden Durchschnittsbevölkerung (DENNEHY, 1966) sind nicht bekannt. Die bei unseren depressiven Kindern ermittelten statistischen Werte liegen jedoch eindeutig oberhalb aller angeführten Vergleichszahlen: 50,5% (bei MUNRO 19,5%) unseres Gesamtkollektivs hatten bis zum 15. Lebensjahr mindestens einen Elternteil durch Tod oder durch Scheidung der Eltern verloren.

Hinzu kommen zahlreiche zusätzliche häusliche Belastungen („Broken Home II") durch disharmonische Elternbeziehungen (23,8%), chronische Krankheiten der Eltern (25%) und durch inkomplette familiäre Intimgruppen: 16,2% lebten nur bei der Mutter, 6,7% bei dem Vater und einer Stiefmutter, 13,3% bei der Mutter und einem Stiefvater und 2,9% bei der Mutter und einem „Onkel".

c) Ungünstige *innere* häusliche Verhältnisse für die psychische Entwicklung des Kindes zeigen sich u. a. in pädagogischen Fehlhaltungen der Eltern. Dabei erwiesen sich sowohl extrem autoritäre wie superliberale Erziehungsmethoden, die zum „autoritären" bzw. zum „dissozialen Syndrom" führen können, als entwicklungsschädlich.

Die 61 Kinder mit einer *autoritären* Erziehung wiesen 541 depressive Merkmale auf, bei den 29 Kindern mit einer demokratischen Erziehungsform fanden sich dagegen nur 210 Merkmale. Die Frequenz depressiver psychischer Symptome ist somit wesentlich höher bei autoritären als bei *demokratischen* Erziehungsformen (statistische Sicherheit 97,5%). Autoritäre wie vernachlässigende Erziehungsformen gingen besonders häufig mit körperlichen Mißhandlungen der Kinder einher.

Vorwiegend repressiv erzogene Kinder zeigten in der Rangordnung der Differenzwerte die Symptome: Grübeln, Angst, Kontaktsucht, Stimmungsschwankungen und Zwangssymptome und die psychosomatischen Symptome: Kotschmieren, Aggressionen, Psychogene Anfälle und Kopfschmerzen. — Kinder mit einer vorwiegend permissiven Erziehung wiesen keine Differenzwerte in ihrer psychischen Symptomatik auf, dagegen jedoch folgende psychosomatische Symptome: Nägelknabbern, Unmotiviertes Weinen, Fettsucht, Motorische Stereotypien und Genitale Manipulationen.

3. *Somatische* Gesichtspunkte ergaben sich im Hinblick auf ein depressives hirnorganisches Psychosyndrom besonders durch pathologische EEG-Befunde. Von den 65 hirnelektrisch untersuchten Kindern wiesen nur 36 (55,4%) unauffällige Befunde auf. Bei der Unsicherheit in der Bewertung kindlicher EEG-Befunde lassen diese Ergebnisse jedoch noch keine endgültige kausalgenetische Einordnung zu. Körperliche Fehl- oder Mißbildungen, die als „Thersitiskomplex" (STUTTE, 1962) eine nicht zu unterschätzende Bedeutung für die Entwicklung depressiver Dauereinstellungen haben können, wurden bei 3 Probanden festgestellt.

Bei einer vergleichenden Gegenüberstellung der psychischen Symptome der 15 Kinder mit einer somatogenen depressiven Verstimmung ergab sich nur bei 2 eine verwertbare inhomogene Verteilung: Hypochondrie und Konzentrationsschwäche.

4. Die Erwartung, daß Depressionszustände im Kindesalter Vor- oder Frühformen endogener *affektiver* Psychosen darstellen können, ließ sich an unserem Krankengut nicht bestätigen. Bei den katamnestischen Untersuchungen wurde keine mono- oder bipolare phasische Psychose ermittelt. Die bei der Erstsicht in je 5 Fällen gestellte Abschluß- bzw. Verdachtsdiagnose einer endogen-phasischen Psychose ließ sich bei der Zweitsicht in 9 Fällen nicht aufrecht erhalten, in 1 Fall konnte eine Nachuntersuchung nicht durchgeführt werden.

Der *Katamnese* psychischer Krankheiten kommt für die Diagnose und Therapie, im Kindesalter aber besonders für die Prognose, eine hohe Bedeutung zu.

1. Bei 96 von 105 Probanden ließen sich katamnestische Ergebnisse gewinnen; sie gründen sich in 69,5% auf mehr als 2 Informationen und beruhen nur in 30,5% auf einer Information.

2. Von 80 Probanden waren nach der *Entlassung* 18 erneut in kinder- und jugendpsychiatrische Kliniken eingewiesen worden. 20 waren vorübergehend in stationärer psychiatrischer Behandlung, 7 dauernd in einer psychiatrischen Anstalt interniert. 14 waren vorübergehend und 21 längere Zeit in einem Heim untergebracht. 17 berichteten über ein chronisches psychosomatisches Leiden: 10 über Migräne oder migräneartige Cephalgien, 3 über ein Ulcus duodeni oder ventriculi, 2 über ein Asthma bronchiale und je 1 über psychogene Anfälle und Fettsucht. In 6 Fällen fanden sich Hinweise für eine Drogenabhängigkeit, in 3 Fällen lag eine Haschisch-Abhängigkeit vor.

3. Bei den *Nachuntersuchungen* an 96 Probanden wurden folgende *Diagnosen* gestellt: 15 Probanden waren psychiatrisch unauffällig. 47 zeigten eine psychogene Depression, 9 eine Schizophrenie, 8 eine Verwahrlosung mit depressivem Einschlag, 7 depressive Verstimmungszustände bei Hirnschädigung, 5 psychopathische Depressionszustände, 2 cerebrale Anfallskrankheiten, 2 nicht-depressive Neurosen und 1 endokrine Störung.

4. Die *Katamnesenabstände* betrugen im Durchschnitt 9,1 Jahre. Die Bewertung bei der Nachuntersuchung erfolgte nach besonderen Verlaufskriterien: Es wurden 58,4% „günstige" und 41,6% „ungünstige" Verläufe ermittelt.

5. Bei den männlichen Probanden ließ sich mit 99,5% und bei den weiblichen mit 98,0% statistischer Signifikanz ein „*Heiratsdefizit*" gegenüber der Gesamtbevölkerung von Berlin West ermitteln.

6. Als *prognostisch ungünstige* Symptome der Erstsicht wurden festgestellt: Grübeln, Dysphorie, Tagträume, Lernhemmung, Suicidversuche, Vitale Traurigkeit, Innere Unruhe und Mutismus.

7. Bei 9 (6 weiblichen und 3 männlichen = 9,34%) Probanden wurde eine *schizophrene* Psychose (bei einer durchschnittlichen Schizophreniehäufigkeit von 0,8—1,0% der Gesamtbevölkerung) festgestellt.

8. Dem Symptom *Stimmungsschwankungen* kommt eine besondere Bedeutung zu. Bei den 9 Schizophrenien der Zweitsicht ließen sich bei 5 starke Stimmungsschwankungen bei der Erstsicht ermitteln. Von den insgesamt 19 Kindern mit Stimmungs-

schwankungen bei der Erstsicht ließen sich in 18 Fällen Nachuntersuchungen vornehmen. Die Merkmale Stimmungsschwankungen in der Kindheit und Schizophrenie im Jugend- bzw. Erwachsenenalter sind mit 99,5⁰/o statistisch hochsignifikant assoziiert.

9. Durch *Suicid* endeten 3 (= 2,9⁰/o) der 105 Probanden. Die Zahl der Suicide in Berlin West betrug im Jahre 1968 8,5 auf 10 000 = 0,085⁰/o. Alle 3 Suicide wurden von weiblichen Probanden ausgeführt, während die Gesamtrate der Suicide ein deutliches Überwiegen bei dem männlichen Bevölkerungsanteil aufweist.

10. *„Broken Home"* in der Kindheit ergab *keinen* statistisch signifikanten ungünstigen Einfluß für den weiteren Verlauf. Die Merkmale „Broken Home" bei der Erstsicht und „psychiatrisch unauffällig" bei der Zweitsicht zeigten eine Dissoziation (stat. Sicherheit 99⁰/o). Eine positive Assoziation besteht für die Merkmale „Broken Home" in der Kindheit und „Hirnschädigung" bei der Nachuntersuchung (stat. Sicherheit 90⁰/o). Die Merkmale „Broken Home" bei der Erstsicht und „Schizophrenie" bei der Zweitsicht ergaben ein indifferentes Verhalten. Die Merkmale „depressive Mutter" bei der Erstsicht und „günstiger bzw. ungünstiger Verlauf" ergaben ein indifferentes Verhalten.

11. Die *diagnostischen* und die *nosologischen* Syndrome vermögen für den weiteren Entwicklungs- bzw. Krankheitsverlauf *keine* brauchbaren prognostischen Kriterien ($\chi^2 = 0,03$ bzw. 2,1) abzugeben.

Zusammenfassend lassen sich drei wesentliche Ergebnisse der Untersuchung anführen:

1. Depressive Verstimmungszustände im Kindes- und Jugendalter sind wegen ihrer vorwiegend passiv-gehemmten Symptomatik schwer zu diagnostizieren. Es ist wahrscheinlich, daß insbesondere leichte und mittelschwere Depressionszustände wesentlich häufiger vorkommen als sie erkannt werden.

2. Die durch statistische Untersuchungsmethoden bei Kindern und Jugendlichen mit typischen depressiven Verstimmungszuständen ermittelten alters-, geschlechts- und intelligenzabhängigen psychischen und psychosomatischen Symptome und Symptom-„Netzwerke" sollen ebenso wie die depressiven phänomenologischen und nosologischen Syndrome die Diagnostik erleichtern und damit eine Therapie ermöglichen.

3. Langfristige depressive Verstimmungszustände haben bei Kindern und Jugendlichen eine besonders ungünstige Prognose. Die Erwartung, daß Depressionszustände im Kindesalter Vor- oder Frühformen endogen-phasischer Psychosen darstellen, ließ sich durch die Nachuntersuchungen nicht bestätigen. Eine manisch-depressive Erkrankung wurde in keinem Fall angetroffen, dagegen ließen sich 9 (9,38⁰/o) schizophrene Erkrankungen ermitteln.

9.1 Discussion and Summary

This study looks at depressive states from a developmental point of view—that of children and adolescents. The application of this age-related viewpoint to psychopathological syndromes has equally enriched both child and adult psychiatry. The inclusion of follow-up studies provides a check on the prognosis, illuminates the original findings and throws light on the genesis of the condition, as well as encouraging the prevention and treatment of psychic abnormalities and diseases.

On the basis of development psychology oriented towards child psychiatry, this study:

1. presents the symptom complex of depressive moods at various ages and at various stages of development;

2. attempts to assemble the facts concerning the genesis of depressive mood states in relation to environmental, constitutional, somatic and endogenous factors;

3. finally, by follow-up interviews, seeks to improve prognosis by determining whether and to what extent depressive syndromes in infancy are early or preliminary stages of depressive or other psychiatric diseases developing in later life.

In children, the "time factor" (TRAMER, 1949) is even more crucial than in adults, where psychology and psychopathology must take into account the conflicts and illnesses consequent upon their life history, or specific to their generation. The time factor, as determined by age and psychological development, imprints form and content upon the genesis and expression of psychopathological symptoms of children and is of particular prognostic importance. In view of the profusion of hypotheses and systems regarding developmental psychology, it seemed both sensible and practical to preface this study with a résumé of the child's psychic development from the point of view of both child psychiatry and biology, with special attention to the thought models of psychoanalysis and developmental psychology.

All schools of psychoanalysis consider the first year of life to be of decisive importance in the genesis of depressive illnesses. MAHLER (1961) asserts that depression in adults is regularly preceded by depression in early infancy, a state variously designated by other authors as "primary parathymia" or "Ur-Depression" (K. ABRAHAM, 1924), "depressive disposition" (M. KLEIN, 1935) 'or "anaclitic depression" (SPITZ, 1946).

In the 2nd and 3rd years of life fear and anxiety reach their first peak, accompanied by transient or persistent depressive reactions. The distinction between fear and anxiety, so fruitful in adults, cannot often be made in children since the child, having no personal history, is usually still incapable of distinguishing between real and imagined dangers. Attacks of anxiety, like "pavor nocturnis", may be the expression of the child's reaction to current conflicts with the environment. These paroxysms of fear are frequently an acting-out of unconscious mourning, protest or resignation in the face of the all-powerful world of adults and their methods and goals of bringing up the child.

In the 4th and 5th years of life the hitherto dominant feeling of being confronted with an omnipotent force gives way to a more critical assessment of reality. Depressive reactions arise on the one hand from the enhanced agressivity of the physiological "little puberty" and are accompanied by conflicts with the environment which can attain crisis-like peaks in the "defiant phase". The establishment of superego functions and the unfolding of subjective thought processes, which stand in contradiction to the images imposed by the parents, means that from this time on there will inevitably be conflicts with the child's own conscience which induce feelings of ambivalence, guilt and depression.

The 6th to the 11th years of life make increasing demands as regards psychosocial integration: assimilation into the school community and acceptance of the teacher. The gradual decline of play occupations and the increasing need to come to grips with the daily duties bring about severe collisions between duty and inclination which can persist throughout life. Children who exhibit one of the three forms of rejection of school—school phobia, school anxiety or truancy—frequently suffer from depressive mood states.

In the 12th to 18th years of life, the period of puberty and adolescence, a comprehensive psychosocial and psychosexual reorientation occurs, accompanied by a revaluation of previously accepted values and the loss of the prestable infantile harmony. The adolescent is often a lonely creature, newly aware of his singularity due to birth and constitution, of his environment and his individuality. Difficulties in solving the three most important problems of puberty—confrontation with the authorities, individuation and mastery of roles in society, and integration of genital sexuality—frequently result in transient or longer-lasting depressive states or apparently motiveless suicide.

The book includes the *case histories* of 105 children and adolescents examined during the period from 1st January 1942 to 31st December 1968 as in-patients in the Städtische Klinik für Kinder- und Jugendpsychiatrie, West Berlin. These cases represent 1.805% of the total number of child and adolescent patients admitted during this period (5818).

In order to maintain the homogeneity of the case reports, we have included only medium and severe grades of the depressive state and mood swings among infants and children of preschool age who were admitted for a minimum of 2—4 months and among children of school age and adolescents admitted for a minimum of 8—12 months.

We excluded from the evaluation: a. short-term depressive reactions, b. depressive moods with dominant neglect structure, c. depressive states accompanying infantile autism or preceding schizophrenic psychoses, d. depressive moods accompanying cerebral palsy, e. depressive moods with endocrine disorders, and f. depressive moods which could not be clearly distinguished from other types of neurotic developmental abnormalities.

1. The average age at referral was much the same for girls and boys: 10.7 ± 3.6 years. A definite peak occurs in referrals of depressive children aged 11—14 years (49.5%) whereas only 26.7% are between the ages of 7 and 10.

2. The ratio of one girl (32.04%) to two boys (67.96%) corresponds to the accepted ratio in child and adolescent psychiatry.

3. In the diagnosis made on referral, difficulties in training (30.5%) and difficulties in school (21.0%) ranked above depressive states of behavior and mood.

4. During the years 1942—1950 there was a definite increase in the frequency of admissions for depressive syndromes; this was confirmed in adult psychiatry by STRÖMGREN (1969) and HOFF (1968), among others, but had various causes.

5. The distinct preference for women known to exist among depressive adults was far less clearly shown by our girl patients (1.985% : 1.072%). VON BAEYER found a clearer asymmetry in his study of depressive children examined as out-patients (3.297 : 1.385%).

6. The intelligence of the depressive children was average in 50.5%, above-average in 5.7% and below-average in 43.8%. This high percentage of below-average intelligence is without any doubt quite unrepresentative of depressive children—one would expect rather the contrary. ANGST (1966) found the same result with the manic-depressive adults he examined and he therefore called them a "negative élite". In analogy with behavioral disorders of childhood, we offer the explanation that depressive children of above-average or average intelligence having favorable social backgrounds are usually treated as out-patients. The follow-up interviews showed no relation between intelligence level and prognosis.

7. Only children, who made up 24% of our depressive patients, were significantly in excess compared with the total population of the German Federal Republic (11%). This finding becomes even more significant in the light of the observations of BECK and LEMPP (1965) who showed that the highest proportion of anxiety states occurred in only children (attaining a significance level of almost 5% as against children in the middle of a run of siblings). In our patients anxiety was the second most frequently recorded symptom (61.9%).

In adults, the *symptoms of depression* are readily recognized in typical cases. This is not true of depressive states in children and adolescents. A survey of the representative literature indicates thate there are 5 ways of looking at symptoms for diagnostic purposes: a. depressive moods are unknown in children; b. all types of childhood depression are masked; c. depressive moods in children do not differ markedly from those in adults; d. depressive moods in children have a distinctive psychopathological expression; e. the depressive moods of childhood show specific psychosomatic or hypochondriac symptoms.

1. When symptoms are classified by frequency as a percentage of all symptoms, the 5 most frequent psychic symptoms are found to be: difficulty in establishing contact, anxiety, inhibition, outsider and uncertainty, while the psychosomatic ones are: aggressiveness, enuresis, disturbed sleeping-waking rhythm, mutism and nail-biting.

2. When symptoms are classified by sex, a significant difference is seen, girls tending to passive symptoms and boys to active ones. The 5 most frequent psychic symptoms in girls are: inhibition, anxiety, difficulty in establishing contact, overconformity and "stilles Kind", while the psychosomatic ones are: mutism, aggressiveness, fits of weeping and shouting, enuresis and compulsive eating. In boys the most frequent psychic symptoms are: difficulty in establishing contact, anxiety, outsider, inhibition and uncertainty, the psychosomatic ones being: aggressiveness, enuresis, unmotivated weeping, disturbed sleeping-waking rhythm and nail-biting.

3. A test for homogeneity in sex distribution comparing observed and calculated symptom frequencies confirmed these differences. Depressive girls are predominantly quiet and inhibited, tend to mood swings and brooding and are "good, well-behaved" children. Boys, on the other hand, are not often models of decorum or objects of positive parental projections. The depressive boy shows symptoms of difficulty in establishing contact and of self-isolation which, combined with learning inhibitions and irritability, may lead to difficulties in school and aggressiveness.

4. A classification of depressive symptoms by age showed that infants and preschool children have almost exclusively psychosomatic symptoms (fits of weeping and shouting, encopresis, disturbed sleeping-waking rhythm, jactitation, poor appetite), whereas psychic symptoms were relatively few (inhibited play, agitation, shyness).

The younger child of school age exhibits predominantly psychic symptoms, coupled with the affective inhibition of drives (play inhibition, agitation, shyness, irritability and „stilles Kind") and psychosomatic symptoms (enuresis, nail-biting, genital manipulation, night fears and fits of weeping and shouting).

In older schoolchildren and adolescents the range of depressive symptoms is characterized by psychic symptoms which are closely related to the cognitive area (brooding, suicide attempts and impulses, feelings of inferiority and oppression), whereas of the psychosomatic symptoms, only headaches occurred more frequently than expected from the calculation.

5. The intelligence of depressive children is also expressed in the form the symptoms take.

Children of below-average intelligence show predominantly passive psychic symptoms (poverty of affect, poor concentration, difficulty in establishing contact, shyness and feelings of inferiority) with the psychosomatic symptoms: unmotivated weeping, mutism, truancy, encopresis and genital manipulation.

Children of average and above-average intelligence, on the other hand, exhibit a mixed range of psychic symptoms, from agitation to inhibition (irritability, outsider, oppression and inner restlessness) with the psychosomatic symptom of compulsive eating.

6. The paired combinations of psychic and psychosomatic symptoms found in girls and boys were distinguished and presented in graphic form as a "network" of symptoms representative of all depressive patients, the "meshes" including only symptoms having at least 95% significance.

7. The diagnostic syndromes were subdivided by their phenomenological aspects into 6 separate syndromes, under which 89 of the 105 depressive children could be classified. The remaining group of 16 probands switched one or more times between 2 or even 3 diagnostic syndromes.

If the diagnostic syndromes considered are reduced to the basic forms of agitated or inhibited depression, the result can be summarized as: agitated 28; inhibited 69; mixed depressions 8. As regards the psychic symptoms, it was found that the characters girl/inhibition and boy/agitation showed a clear positive association.

8. The nosological diagnosis turned out to be considerably more difficult than the classification under phenomenological syndromes. The distribution of the syndromes was: psychogenic depression 76; somatogenic depression 15; constitutional depression 4; and 10 cases of confirmed or suspected manic-depressive illness.

The absolute distribution of the psychic symptoms within the nosological syndromes showed mathematical agreement between the frequency of symptoms and the number of cases in each group. A check of the homogeneity of the distribution of psychic symptoms between nosological syndromes showed significant inhomogeneity for only 4 symptoms. There were no clear, positive differential values for psychogenic depressions. For somatogenic depressions, positive differential values were found for the symptoms: difficulty in concentrating, hypochondria, daydreaming and mood swings. For constitutional depressions, the psychic symptoms hypochondria and daydreaming were seen rather more frequently than expected from the calculation. The diagnosis or suspected diagnosis of an affective psychosis showed a large positive difference for the symptom "mood swings", which thus has a special significance for the diagnosis.

It did not prove possible to distinguish sets of depressive symptoms specific to certain syndromes which would have enabled a differential typology to be worked out.

Both endogenic and exogenic causative factors are involved to a varying degree in the *genesis of depressive states*. The parents, who are at one and the same time the carriers of the genetic disposition and the shapers of the child's environment, have a special importance for the development of the child. Thus, we set out the endogenous and exogenous load factors for mothers and fathers. Fifty-four out of 99 mothers, and 35 out of 84 fathers showed signs of a genetically determined, constitutional, somatic or environmental load factor.

Fifteen of the mothers and 2 of the fathers had a depressive syndrome. Schizophrenia was diagnosed in 3 mothers and 4 fathers, and 6 mothers and 5 fathers had made suicide attempts. Congenital mental deficiency was present in 9 mothers, and 9 fathers had suffered brain damage.

There was a higher percentage (41%) of girls than of boys (27%) with difficult mothers, but difficulties with fathers showed the reverse distribution (girls 12%, boys 23%).

1. In infantile psychopathology, psychopathic aspects are of secondary importance for a number of reasons; that this is indeed so is shown by follow-up interviews with "psychopathic" children (KOCHMANN, 1963). In contrast to earlier practice (R. PIEPER, 1939), psychopathic depressions are seldom diagnosed in children today.

2. Socioenvironmental aspects are of the very greatest importance for the development of depressive states in children and adolescents.

a. Emotional deprivation in early infancy is one factor disposing to depressive states. Thirty-three of a total of 100 depressive children had spent more than 6 months in an institution or foster home before the age of 6 years and, of these, 11 had spent more than 12 months, 3 more than 36 months and 11 more than 60 months.

b. Unfavorable external family relations—illegitimacy, death of either parent, separation or divorce of the parents before the proband's 15th year ("broken home I") —were present in 58.10% of cases (not counting the presence of more than one cause): 22% were illegitimate (comparative figure for W. Berlin in 1967: 9.41%); 23.8% had lost the father and 7.6% the mother before the age of 15. The natural parents were divorced or separated in 23% of cases before the child was 15.

Absolutely reliable comparative figures are not available for the normal population average (DENNEHY, 1966). However, the statistical values found in our depressive children are well above any comparable figures quoted: 50.5% (MUNRO gives 19.5%) of all our patients had lost at least one parent by death or divorce before attaining the age of 15.

To these factors must be added other troubles in the home ("broken home II"): parental discord (23.8%), chronic illness of the parents (25%) and incomplete intimate family groups: 16.2% lived with the mother only, 6.7% with the father and a stepmother, 13.3% with the mother and a stepfather, and 2.9% with the mother and an "uncle".

c. Internal family relations which are unfavorable for the child's psychic development are, inter alia, faulty upbringing by the parents. Methods range from extremely authoritarian to unduly liberal and may induce the "authoritarian" or "dissocial" syndromes.

The 61 children with an authoritarian upbringing exhibited 541 depressive characteristics, the 29 with a too-liberal upbringing only 210. Thus, the frequency of depressive psychic symptoms is substantially higher with authoritarian than with lax forms of upbringing (statistical significance 95%). Both authoritarian and permissive forms of upbringing were particularly often associated with physical ill-treatment.

Children brought up in the main repressively showed in order of importance the following psychic symptoms: brooding, anxiety, clinging, mood swings and compulsive symptoms, and the psychosomatic ones: smearing of feces, aggressiveness, psychogenic fits and headaches. Children having a mainly permissive upbringing showed no differential values for psychic symptoms, but had the following psychosomatic ones: nail-biting, unmotivated weeping, obesity, motor stereotypes and genital manipulation.

3. Somatic aspects were found to relate to a depressive organic brain psychosyndrome, particularly through pathological EEG findings. Of the 65 children examined by electroencephalography, only 36 (55.4%) gave normal results. So much uncertainty, however, persists regarding the interpretation of EEG findings in children that it is not possible to attribute these results to definite genetic causes. Physical defects or deformities which, as the "Thersites complex" (STUTTE, 1962), can have an importance which it is difficult to underestimate for the development of permanent depressive states of mind, were present in 3 of our patients.

In a comparative confrontation of the psychic symptoms of the 15 children with somatogenic depression, a significant inhomogeneous distribution was found with only 2: hypochondria and lack of concentration.

4. The supposition that depressive states in infancy are preliminary or early forms of endogeneous affective psychosis could not be confirmed from our patients. The follow-up interviews did not reveal any mono- or bipolar phasic psychoses. The diagnosis of endogenous phasic psychosis, final or suspected in each of 5 cases, made at the first examination was not confirmed at the second in 9 cases, while in the other no subsequent examination was made.

The *follow-up of psychic illnesses* is of enormous importance for diagnosis and therapy and, in children, most particularly for the prognosis.

1. Follow-up results were obtained for 96 out of our 105 patients; in 69.5% these are based on more than 2 interviews, and in only 30.5% on one.

2. Of 80 probands discharged, 18 were readmitted to psychiatric clinics for children and young persons. Twenty were psychiatric in-patients for a certain period,

7 were permanently confined in psychiatric insititutions, 14 were admitted to a home for a certain time and 21 for longer periods. Seventeen reported chronic psychosomatic disorders: 10 suffered from migraine or migraine-type cephalgias, 3 had duodenal or gastric ulcers, 2 had bronchial asthma, 1 had psychogenic fits and 1 was obese. Signs of drug dependency were noted in 6 cases and there were 3 habitual hashish users.

3. The follow-up examinations of the 96 patients produced the following diagnoses: 15 were psychiatrically normal; 47 had psychogenic depression, 9 schizophrenia, 8 neglect with depressive impact, 7 depressive mood states with brain damage, 5 psychosomatic depressive states, 2 cerebral palsy, 2 nondepressive neuroses and 1 an endocrine disorder.

4. The length of time to follow-up averaged 9.1 years. The assessment at the follow-up examination employed special criteria for the subsequent course: 58.4% were judged "favorable" and 41.6% "unfavorable".

5. A "marriage deficit" as compared with the total population of W. Berlin was established in male probands with 99.5% statistical significance and in female probands with 98.0%.

6. The following symptoms at first referral were found to be prognostically unfavorable: brooding, dysphoria, daydreaming, inhibition of learning, suicide attempts, vital sadness, inner restlessness and mutism.

7. Nine probands (6 female and 3 male = 9.34%) were found to have a schizophrenic psychosis (average frequency of schizophrenia in the general population: 0.8—1.0%).

8. The symptom "mood swings" has a special importance. In the 9 schizophrenics seen at follow-up, 5 were found to have had severe mood swings on referral. Of the total of 19 children with mood swings at first referral, we were able to examine 18 again later. The characters "mood swings" in children and "schizophrenia" in adolescents or adults were associated with 99.5% significance.

9. Three (2.9%) of our 105 patients died by suicide. The suicide rate for W. Berlin in 1968 was 8.5 per 10,000, or 0.085%. All our suicides were female, whereas suicides in general show a clear preponderance of males.

10. A broken home in childhood did not represent a statistically significant influence upon the subsequent course. The characters "broken home" on referral and "psychiatrically normal" at follow-up showed a 99% significant dissociation. There is a 90% significant positive association between "broken home" in childhood and "brain damage" at follow-up. The characters broken home" on referral and schizophrenia showed no significant link, nor did the feature "depressive mother" on referral with favorable or unfavorable subsequent course.

11. The diagnostic and nosological syndromes do not supply useful prognostic criteria for the subsequent development or course of the illness ($\chi^2 = 0.03$ and 2.1 respectively).

To sum up: three important findings can be deduced from this study:

1. Depressive mood states in children and adolescents are difficult to diagnose on account of their mainly passive-inhibited range of symptoms. It is probable that light and moderately severe depressive states occur much more frequently than is generally recognized.

2. Our statistical study methods have identified for children and adolescents with typical depressive mood states psychic and psychosomatic symptoms and "networks" of symptoms which are dependent on age, sex and intelligence. These, just as much as the phenomenological and nosological syndromes, should assist diagnosis and hence facilitate correct therapy.

3. In children and adolescents long-lasting depressive mood states have a particularly poor prognosis. The assumption that depressive states in infancy represent preliminary or early states of endogenous-phasic psychoses was not confirmed by our follow-up studies. There was not a single case of manic-depressive disease, although there were 9 (9.38%) schizophrenics.

10. Literatur

ABRAHAM, K.: Versuch einer Entwicklungsgeschichte der Libido aufgrund der Psychoanalyse seelischer Störungen. Wien: Int. Psychoanal. Verlag 1924.

ADORNO, T. W., FRENKEL-BRUNSWIK, E., LEVINSON, O. J., SANFORD, R. N.: The authoritan personality. New York: Harper & Bros. 1950.

AGRAS, ST.: The relationship of school phobia to childhood depression. Amer. J. Psychiat. 116, 533—536 (1959).

ALBRECHT, E.: Organisch bedingte Affekt- und psychomotorische Psychosen bei Kindern. Criança port 12, 67 (1953).

ANGST, J.: Zur Ätiologie und Nosologie endogener depressiver Psychosen. Berlin-Heidelberg-New York: Springer 1966.

— GROF, P., HIPPIUS, H., PÖLDINGER, W., VARGA, E., WEIS, P., WYSS, F.: Verlaufsgesetzlichkeiten depressiver Syndrome. In: Das depressive Syndrom. Hrsg.: H. HIPPIUS u. H. SELBACH. München-Berlin-Wien: Urban & Schwarzenberg 1969.

ANNELL, A. L.: Elementär Barn Psychiatri. Stockholm: Svenska Bokförlaget Norstedts 1959.

ANTHONY, J., SCOTT, P.: Manic-depressive psychosis in childhood. J. Child Psychol. 1, 53 (1958).

ARCHIBALD, H. C., BELL, D., MILLER, C., TUDDENHAM, R. D.: Bereavement in childhood and adult psychiatric disturbance. Psychosom. Med. (N. Y.) 24, 343—351 (1962).

ARTHUR, B., KEMME, M. L.: Bereavement in childhood. J. Child Psychol. 5, 37—49 (1964).

ASPERGER, H.: Heilpädagogik. Wien-New York: Springer 1965.

— Neuropathie, vegetative Dystonie, Psychopathie. In: Handbuch der Kinderheilkunde. Hrsg.: H. OPITZ u. F. SCHMID. Berlin-Heidelberg-New York: Springer 1969.

AUCH, W.: Untersuchungen über das Ersterkrankungsalter endogener Psychosen. Vita hum. 5, 87 (1962).

BAEYER, W. VON: Depressionszustände in Kindheit und Jugend. In: Das depressive Syndrom. Hrsg.: H. HIPPIUS u. H. SELBACH. München-Berlin-Wien: Urban & Schwarzenberg 1969.

BANG, R.: Das stille Kind. Prax. Kinderpsychol. 2, 65—69 (1953).

BARTH, P.: Geschichte der Erziehung, 4. Aufl. Leipzig: Reisland 1920.

BARTON-HALL, M.: Our present knowledge about manic-depressive states in childhood. Nerv. Child 9, 319—325 (1952).

BECK, A. T., SETHI, B. B., TUTHILL, R. W.: Childhood bereavement and adult depression. Arch. Neurol. Psychiat. (Chic.) 9, 295 (1963).

BECK, S., LEMPP, R.: Die Bedeutung der Stellung in der Geschwisterreihe für Entstehung und Art psychoreaktiver Störungen. Z. Psychotherap. 4, 145—154 (1965).

BENEDICT, R.: Patterns of culture 1934. Deutsch: Urformen der Kultur. Hamburg: Rohwohlts Deutsche Enzyklopädie 1955.

BENNHOLDT-THOMSEN, C.: Kinderärztliche Stellungnahme zum Buch von BOWLBY: Maternal care and mental health. Z. Kinderpsychiat. 24, 1 (1957).

Berliner Statistik. Bevölkerungsvorgänge in Berlin (West) im Jahre 1965. Sonderheft 163. Berlin: Kulturbuch 1970.

BERMAN, M. T.: Mental retardation and depression. Ment. Retard. 5, 19—21 (1967).

BIERMANN, G.: Diagnostische und therapeutische Erkenntnisse und Probleme der Beratungsstelle. 2. Tätigkeitsbericht der Psychosomatischen Beratungsstelle für Kinder bei der Universitäts-Kinderpoliklinik München 1955—1961 (Sonderdruck). München 1962.

BLEULER, E.: Lehrbuch der Psychiatrie, 10. Aufl. Umgearb. von M. BLEULER. Berlin: Springer 1966.

BLEULER, M.: Die Depression in der ärztlichen Allgemeinpraxis. Basel: Schwabe 1948.
— Endokrinologische Psychiatrie. Stuttgart: Thieme 1954.
— Altersabhängigkeit der psychischen Funktionen auf endokrine Einflüsse. In: Consilium Paedopsychiatricum. Hrsg.: H. STUTTE u. H. HARBAUER. Basel-New York: Karger 1968.
BOULANGER, J. B.: Depression in childhood. Canad. Psychiat. Ass. J. 11 (Suppl.), 309—312 (1966).
BOWLBY, J.: Maternal care and mental health. Genf: WHO 1951.
BROWN, F.: Depression and childhood bereavement. J. ment. Sci. 107, 754—777 (1961).
— Childhood bereavement and subsequent psychiatric disorders. Brit. J. Psychiat. 112, 1035—1041 (1966).
BÜHLER, CH.: Kindheit und Jugend. Genese des Bewußtseins. Leipzig 1928.
— Die ersten sozialen Verhaltensweisen. Quell. Stud. Jugend K. 5 (1927).
BUELL, F. A.: School phobia. Dis. nerv. syst. 23, 79—84 (1962).
BÜRGER-PRINZ, H.: Der Beginn der Erbpsychosen. Nervenarzt 8, 617 (1935).
— Probleme der phasischen Psychosen. Stuttgart: Enke 1961.
BURLINGHAM, D., FREUD, A.: Anstaltskinder — Argumente für und gegen die Anstaltserziehung von Kleinkindern. London: Imago Publ. Co. Ltd. 1958.
BURNS, CH.: Pre-schizophrenic symptoms in pre-adolescents withdrawel and sensitivity. Nerv. Child 10, 120—128 (1952).
BUSEMANN, A.: Psychologie der Intelligenzdefekte. München-Basel: Reinhardt 1965.
— Einführung in die pädagogische Jugendkunde, 3. Aufl. Frankfurt/M.-Bonn: Diesterweg 1950.
CAIN, A. C., FAST, I.: Children's disturbed reactions to parent suicide. Amer. J. Orthopsychiat. 36, 873—880 (1966).
CAMERON, K.: Symptom classification in child psychiatry. Z. Kinderpsychiat. 25, 241—245 (1958).
CAMPBELL, A.: St. Thomas Negros — A study of personality and culture. Psychol. Monogr. 55 (1943).
CAMPBELL, J. D.: Manic depressive psychosis in children. Report of 18 cases. J. Nerv. Dis. 116, 424—439 (1952).
CARNE, S.: The influence of the mothers health on her child. Proc. roy. Soc. Med. 59, 1013 (1966).
CHWAST, J.: Depressive reactions as manifested among adolescent delinquents. Amer. J. Psychotherap. XXI, 575—584 (1967).
CONRAD, K.: Über den Begriff der Vorgestalt und seine Bedeutung für die Hirnpathologie. Nervenarzt 18, 289—293 (1947).
COOPER, M.: Pica. Springfield (Ill.): Charles C Thomas 1957.
CORBOZ, R.: Die Psychiatrie der Hirntumoren im Kindesalter. Wien: Springer 1958.
— Gibt es Geisteskrankheiten im Kindesalter? Schweiz. med. Wschr. 88, 703 (1958).
CZERNY, A.: Der Arzt als Erzieher des Kindes. Leipzig-Wien: Thieme 1911.
DAHRENDORF, R.: Soziologie. In: Wege zur pädagogischen Anthropologie. Hrsg.: H. FLITNER. Heidelberg: Quelle und Meyer 1963.
DAVIS, A.: Socialisation and adolescent personality. In: Adolescence, 43rd Yearbook. Nat. Soc. for the Study of Educ. Chicago 1944.
DENNEHY, C. M.: Childhood bereavement and psychiatric illness. Brit. J. Psychiat. 112, 1049—1060 (1966).
DESCOMBEY, J., ROQUEBRUNE, C.: L'enfant caractériel parmi ses frères et ses sœurs. Enfance 6, 329 (1953).
DESPERT, L.: Suicide and depression in children. Nerv. Child 9, 378 (1952).
DESTUNIS, G.: Die Schwererziehbarkeit und die Neurosen des Kindesalters. Stuttgart: Enke 1961.
— Die Depressionsneurose im Kindesalter. Psychiat. Neurol. med. Psychol. 14, 398—402 (1962).
DIEM, K., LENTNER, C. (Hrsg.): Wissenschaftliche Tabellen, 7. Aufl. Basel: Geigy 1968.
DIRX, R.: Das Kind — das unbekannte Wesen. Frankfurt/M.-Hamburg: Fischer 1967.
DÜHRSSEN, A.: Heimkinder und Pflegekinder in ihrer Entwicklung. Göttingen: Verlag f. Med. Psychologie 1958.

DÜHRSSEN, A.: Psychogene Erkrankungen bei Kindern und Jugendlichen, 2. Aufl. Göttingen: Vandenhoeck & Ruprecht 1954.

DUGAS, M.: États dépressifs chez les enfants. Vie méd. Enquête 47, 1013—1020 (1966).

ECKSTEIN, L.: Pädagogische Situation im Lichte der Erziehungsberatung. Bern-Stuttgart: 1962.

EGGERS, CH., STUTTE, H.: Zur nosologischen Umgrenzung der kindlichen und präpuberalen Schizophrenie. Fortschr. Neurolog. Psychiat. 6, 305—318 (1969).

EMMINGHAUS, H.: Die psychischen Störungen des Kindesalters. Tübingen: Laupp 1887.

ENGEL, M.: Psychological testing of borderline psychotic children. Arch. gen. Psychiat. 8, 426—434 (1963).

ENGELS, H., zit. bei DIRX, R.: Das Kind — das unbekannte Wesen. Frankfurt/M.-Hamburg: Fischer 1967.

ENKE, W.: Struktur und Funktion der Jugendpsychiatrischen Klinik. Mat. Med. Nordmark XV, 393—402 (1963).

ERIKSON, E. H.: Childhood and society. New York 1950. Deutsch: Kindheit und Gesellschaft. Stuttgart: Klett 1968.

ERNST, K.: „Geordnete Familienverhältnisse" späterer Schizophrener im Lichte einer Nachuntersuchung. Arch. Psychiat. Nervenkr. 194, 355—367 (1955/56).

— Die Prognose der Neurosen. Berlin-Göttingen-Heidelberg: Springer 1959.

— ERNST, C.: 70 zwanzigjährige Katamnesen hospitalisierter neurotischer Patientinnen. Schweiz. Arch. Neurol. Neurochir. Psychiat. 95, 360—415 (1969).

FAUX, E., ROWLEY, C.: Detecting depressions in childhood. Hospital and Community Psychiatry 18 (2), 51—58 (1967).

FISCHER, J.: The diagnosis of manic-depressive psychosis in children. Neurol. Psychiat. čs. 18, 26—35 (1955).

FISCHER-BRÜGGE, E.: Ein psychisches Syndrom bei Schläfenlappenprozessen: „Depressive Verstimmung". Zbl. Neurochirurg. 5, 253 (1950).

FLÜGEL, F. E.: Das Bild der Melancholie bei intellektuell Minderwertigen. Z. ges. Neurol. Psychiat. 92, 634—643 (1924).

FREUD, A.: Das Ich und die Abwehrmechanismen. München: Kindler 1964.

— Wege und Irrwege der Kindheitsentwicklung. Bern-Stuttgart: Huber und Klett 1968.

— BURLINGHAM, D.: War and children. New York: International Universities Press 1943.

FREUD, S.: Gesammelte Werke. London: Imago 1946.

FROMM, E. A.: Treatment of childhood depression with anti-depressant drugs. Brit. Med. J. 1967 I, 729—732.

GEHLEN, A.: Der Mensch, seine Natur und seine Stellung in der Welt, 4. Aufl. Bonn: Athanäum 1950.

GESELL, A. L.: The first five years of life. New York: Harper 1940.

GLASER, K.: Masked depression in children and adolescents. Amer. J. Psychother. 5, 565—574 (1966).

GÖLLNITZ, G.: Die Bedeutung der frühkindlichen Hirnschädigung für die Kinderpsychiatrie. Leipzig: VEB G. Thieme 1954.

GOLDFRANK, E.: Socialisation, personality and the structure of Pueblo-Society. Amer. Anthropol. 47 (1945).

GOODE, W. J.: Soziologie der Familie. München: Juventa 1967.

GOTTGETRAU, H.: Beitrag zur Klinik der Kinderpsychosen. Allg. Z. Psychiat. 62, 759 (1905).

GRAGE, H.: Zur Differentialdiagnose der endogenen Psychosen des Kindesalters. Psychiat. Neurol. med. Psychol. (Lpz.) 5, 29 (1953).

GROOS, K.: Das Seelenleben des Kindes, 6. Aufl. Berlin: Reuther und Reichard 1923.

HALL, M. B.: Our present knowledge about manic-depressive state in childhood. Nerv. Child 9, 319 (1952).

HAMBURGER, F.: Die Neurosen des Kindesalters. Stuttgart: Enke 1938.

HARBAUER, H.: Erfahrungen zur Methodik von Katamneseerhebungen bei kinderpsychiatrischen Zustandsbildern. Jb. Jugendpsychiat. V, 28—35. Bern und Stuttgart: Huber 1967.

— Anfälligkeiten des Kindes im Schulalter bis zur Pubertät. In: Consilium Paedopsychiatricum. Basel: Karger 1968.

— Endogene Psychosen im Kindesalter. In: Schizophrenie und Zyklothymie. Hrsg.: G. HUBER. Stuttgart: Thieme 1969.

HARMS, E.: Differential pattern of manic-depressive disease in childhood. Nerv. Child 9,
   326—356 (1952).
HARTMANN, H.: Comments on the psychoanalytic theory of the ego. The Psychoanalytic Study
   of the Child 5, (1951).
HARTMANN, K.: Theoretische und empirische Beiträge zur Verwahrlosungsforschung. Berlin-
   Heidelberg-New York: Springer 1970.
HARTMANN, N.: Das Problem des geistigen Seins. Berlin-Leipzig 1933.
HAU, TH. F.: Strukturwandel der Neurosen Jugendlicher nach dem Kriege. Z. Psychother.
   med. Psychol. 5, 208 (1965).
HELD, zit. bei DIRX: Das Kind — das unbekannte Wesen. Frankfurt/M.-Hamburg: Fischer
   1967.
HELGASON, T.: Epidemiology of mental disorders in Iceland. Acta psychiat. scand. suppl. 173
   (1964).
HETZER, H.: Die seelischen Veränderungen des Kindes bei dem 1. Gestaltwandel. Leipzig:
   J. A. Barth 1936.
HILL, O. W.: The association of childhood bereavement with suicidal attempt in depressive
   illness. Brit. J. Psychiat. 115, 301—304 (1969).
HIPPIUS, H.: Diskussionsbemerkung. In: Das depressive Syndrom. Hrsg.: H. HIPPIUS u.
   H. SELBACH. München-Berlin-Wien: Urban & Schwarzenberg 1969.
— SELBACH, H.: Klinische und theoretische Aspekte der Pharmakotherapie des depressiven
   Syndroms. Wien. med. Wschr. 110, 264—268 (1960).
— SELBACH, H.: Das depressive Syndrom. München-Berlin-Wien: Urban & Schwarzenberg
   1969.
HOCH, P., ZUBIN, J.: Psychopathology in childhood. New York-London: Grune & Stratton
   1955.
HOFF, H.: Der Wandel im Erscheinungsbild der depressiven Syndrome. In: Das Ärztliche Ge-
   spräch. Köln-Mülheim: Dinklage & Co. 1968.
HOHEISEL, H. P., WALCH, R.: Manisch-depressive und verwandte Verstimmungszustände nach
   Hirnverletzung. Arch. Psychiat. Nervenkr. 1, 1—25 (1952).
HOMBURGER, A.: Psychopathologie des Kindesalters. Berlin: Springer 1926.
IDELER, K. W.: Grundriß der Seelenheilkunde. Berlin 1835.
— Der Wahnsinn. Bremen 1848.
IERODIAKONOU, C. S.: Depressive states in childhood. Arch. Neurol. Psychiat. (Athen) 1,
   230—239 (1963).
IMBODEN, J. B., CANTER, A., CLUFF, L.: Separation experiences and health records in a group
   of normal adults. Psychosom. Med. 25, 433—440 (1963).
INOSE, T., HIRATA, I., KAJIWARA, A., IWATA, A., TANO, T., TAKAHASHI, K., SEO, I., SAKAI, H.:
   Über depressive Zustände mit EEG-Anomalien. Ein Beitrag zur Differentialdiagnose der
   endogenen Depression. Psychiat. Neurol. jap. 71, 764—775 u. dtsch. Zus.fass. 810—811
   (1969).
JASPERS, K.: Allgemeine Psychopathologie, 6. Aufl. Berlin-Göttingen-Heidelberg: Springer
   1953.
JENKINS, R. L.: Typen von Verhaltensstörungen bei Kindern. Nervenarzt 5, 197—203 (1969).
JOFFE, W. G., SANDLER, J.: Notes on pain, depression and individuation. Psychoanal. Stud.
   Child 20, 394—424 (1965).
JUEL-NIELSEN, N., BILLE, M., FLYGENRING, J., HELGASON, T.: Frequency of depressive states
   within geographically delimited population groups. 3. Incidence. Acta psychiat. scand.
   suppl. 162, 69—80 (1961).
JUNG, W.: Untersuchungen über die Erblichkeit der Seelenstörungen. Allg. Z. Psychiat. 21,
   534—553 (1864).
KAHN, E.: Die psychopathischen Persönlichkeiten. Hb. Geisteskrankr. V, spez. Teil. Berlin
   1928.
KAILA, E.: Die Reaktionen des Säuglings auf das menschliche Gesicht. Ann. Univ. Aboensis 17
   (1932).
KANNER, L.: Child psychiatry, 3. Aufl. Springfield (Ill.): Charles C Thomas 1962.

KATZENSTEIN, B.: Einfluß von Geschlecht, Lebensepoche und Stellung in der Geschwisterreihe auf das Aufsuchen einer psychologischen Beratungsstelle in Brasilien. Acta paedopsychiat. 24, 42 (1957).

KEELER, W. R.: Children reactions to the death of a parent. In: Depression. Eds.: P. H. HOCH and J. ZUBIN. New York-London: Grune & Stratton 1954.

KERÉNYI, K.: Die Mythologie der Griechen. Zürich: Rhein 1958.

KIELHOLZ, P.: Differentialdiagnose und Therapie der depressiven Zustandsbilder. Acta psychosoma. Basel: Geigy 1959.

KING, J. W.: Depression and suicide in children and adolescents. GP (Kansas) 36, 95—105 (1969).

KLEIN, M.: A contribution to the psychogenesis of manic-depressive states. Int. J. Psycho-Anal. 16 (1935). Deutsch in: Das Seelenleben des Kleinkindes. Stuttgart: Klett 1962.

KNUSSMANN: Zit. bei LENZ, W., und LENZ, F.

KOCH, J. L. A.: Die psychopathischen Minderwertigkeiten. Ravensberg 1891—1893.

— Abnorme Charaktere. Wiesbaden: Bergmann 1900.

KOCHMANN, R.: Über Diagnose und Prognose besonders der Psychopathie in der Kinderpsychiatrie. Acta paedopsychiat. 30, 21—28 (1963).

KÖTTGEN, U.: Verkümmerung als Folge von Pflegeschäden beim Kind. Med. Klin. 53, 1—7 (1958).

KRAEPELIN, E.: Psychiatrie. Ein Lehrbuch für Studierende und Ärzte. 2. Teil. Das manischdepressive Irresein. Leipzig: Barth 1904—1913.

KRETSCHMER, E.: Psychotherapeutische Studien. Stuttgart: Thieme 1949.

KREVELEN, D. A. VAN: Nederl. Leerboek der Speciele Kinderpsychiatrie. Leiden: Stenfert Kroese 1952.

KROH, O.: Die Phasen der Jugendentwicklung. Württemb. Schulwarte 2 (1926).

KUHN, R.: Über kindliche Depressionen und ihre Behandlung. Schweiz. med. Wschr. 2, 86 (1963).

KUTTER, P.: Psychiatrische Krankheitsbilder. In: Die Krankheitslehre der Psychoanalyse. Hrsg.: P. KUTTER, W. LOCH, H. ROSKAMP u. W. WESIACK. Stuttgart: Hirzel 1967.

LANDOLT, A. B.: Follow-up studies on circular manic-depressive reactions occuring in the young. Bull. N. Y. Acad. Med. 33, 65 (1957).

LANGE, J.: Die endogenen und reaktiven Gemütskrankheiten und die manisch-depressive Konstitution. In: Handb. d. Geisteskrankh. Vol. VI, II. Teil. Hrsg.: O. BUMKE. Berlin: Springer 1928.

LEMPP, R.: Frühkindliche Hirnschädigung und Neurose. Bern-Stuttgart: Huber 1964.

— Die Depression im Kindes- und Jugendalter. Landarzt 3, 94—96 (1965).

LENZ, H.: Pathologische EEG-Befunde bei epileptischen Psychosen, Depression und Schizophrenie. Arch. Psychiat. Nervenkr. 208, 52—60 (1966).

LENZ, W., LENZ, F.: Grundlinien der Humangenetik. Zu: Definition, Therminologie und Methoden. In: Humangenetik, Bd. I/1. Hrsg.: P. E. BECKER. Stuttgart: Thieme 1968.

LEONHARD, K.: Kinderneurosen und Kinderpersönlichkeiten. Berlin: VEB Volk und Gesundheit 1967.

LOCH, W.: Psychoanalytische Aspekte zur Pathogenese und Struktur depressiv-psychotischer Zustandsbilder. Psyche 21, 758 (1967).

LÖWNAU, H. W.: Fortlaufen bei Kindern und Jugendlichen als psychopathologisches Symptom. Arch. Kinderheilk. 3, 215 (1960).

LORENZ, K.: Die angeborenen Formen möglicher Erfahrung. Z. Tierpsychol. 5 (1943).

— Diskussionsbemerkung. In: Aspekte der Angst. Hrsg.: H. v. DITFURTH. Stuttgart: Thieme 1965.

LUTZ, J.: Über die Schizophrenie im Kindesalter. Schweiz. Arch. Neurol. 39/40 (1937).

— Kinderpsychiatrie, 2. Aufl. Zürich-Stuttgart: Rotapfel 1964.

MAHLER, M. S.: On sadness and grief in infancy and childhood: loss and restoration of the symbiotic love-object. Psychoanal. Stud. Child 16, 332 (1961).

— On child psychosis and schizophrenia: Autism and symbiontic infantile psychosis. Psychoanal. Stud. Child 7, 286 (1952).

MAJLUF, E.: Sindromes depresivos en el ninõ. Rev. Neuro-psiquiat. 23, 338—351 (1960).

MEAD, G. H.: Cooperation and competition among primitive people. New York 1937.

MEAD, M.: Male and female. New York: Morrow 1949. Deutsch: Mann und Weib. Stuttgart-Konstanz: Diana 1955.

MEIERHOFER, M., KELLER, W.: Frustration im frühen Kindesalter. Bern-Stuttgart: Huber 1966.

MEILI, R.: Lehrbuch der psychologischen Diagnostik, 4. Aufl. Bern-Stuttgart: Huber 1961.

MIERKE, K.: Konzentrationsfähigkeit und Konzentrationsschwäche, 3. Aufl. Bern-Stuttgart: Huber und Klett 1966.

MONTAIGNE, M. DE:.Essays. Zürich: Conzett & Huber 1953.

MORAN, P. A. P.: Maternal age and parental loss. Brit. J. Psychiat. 114, 207 (1968).

MUNRO, A.: Some aetiological factors in depressive illness. M. D. Thesis, University of Glasgow (1964).

— Childhood parent-loss in an psychiatrically normal population. Brit. J. prev. Med. 19, 69—79 (1965).

NISSEN, G.: Depressive und hypochondrische Störungen im Kindesalter. Prax. Kinderpsychol. 16, 6—14 (1967).

— Psychogene Störungen mit vorwiegend psychischer Symptomatik. In: Lehrbuch der speziellen Kinder- und Jugendpsychiatrie. Hrsg.: H. HARBAUER, R. LEMPP, G. NISSEN u. P. STRUNK. Berlin-Göttingen-New York: Springer 1971.

— SPILIMBERGO, A.: Zur Symptomatik und Therapie depressiver Verstimmungen bei Kleinkindern. Mschr. Kinderheilk. 4, 136—137 (1970).

OXENFART, H.: Das subjektive Erleben bei körperbehinderten Kindern und Jugendlichen. Z. Psychother. Med. Psychol. 15, 169 (1965).

PAWLOW, I. P.: Sämtliche Werke (Deutsch), Bd. IV (Vorlesungen über die Arbeit der Großhirnhemisphären). Berlin: Akademieverlag 1953.

PEEL, zit. bei DIRX: Das Kind — das unbekannte Wesen. Frankfurt/M.-Hamburg: Fischer 1967.

PEIPER, A.: Die Eigenart der kindlichen Hirntätigkeit. Leipzig: Thieme 1949, 1956 und 1963.

PETRILOWITSCH, N.: Abnorme Persönlichkeiten. New York: Karger 1966.

PFAUNDLER, M. VON: Über Anstaltsschäden an Kindern. Mschr. Kinderheilk. 29, 661 (1924).

PIEPER, R.: Die sogenannten konstitutionellen Depressionen bei Kindern. Z. Kinderforsch. 48, 116 (1940).

PORTMANN, A.: Biologische Fragmente zu einer Lehre vom Menschen, 2. Aufl. Basel 1951.

— Die Bedeutung des ersten Lebensjahres. Mschr. Kinderheilk. 11, 483—489 (1964).

PREYER, W.: Die Seele des Kindes. Leipzig: Schäfer 1882.

RANK, B., PUTNAM, M., KAPLAN, S.: A case of primal depression in an infant. Psychoanal. Stud. Child 7, 38—58 (1951).

REMPLEIN, H.: Die seelische Entwicklung in der Kindheit und Reifezeit, 2. Aufl. München: Reinhardt 1950.

RICHARDSON, S. A., GOODMAN, N., HASTORF, A., DORNBUSCH, S. M.: Kulturelle Übereinstimmung in der Reaktion auf Körperbehinderungen. In: Der Kranke in der modernen Gesellschaft. Hrsg.: A. MITSCHERLICH. Köln-Berlin: Kiepenheuer & Witsch 1967.

RILKE, R. M.: Aus dem Buch der Bilder. In: Ausgewählte Werke. Insel-Verlag 1948.

ROCHLIN, G.: The loss complex. J. Amer. psychoanal. Ass. 7, 299—316 (1959).

RÜDIN, E.: Über Vererbung geistiger Störungen. Z. ges. Neurol. Psychiat. 81, 459—496 (1923).

RÜMKE, H. C.: Über Psychosen bei Kindern im Zusammenhang mit einigen Problemen der klinischen Psychiatrie betrachtet. Z. ges. Neurolog. Psychiat. 114, 113—151 (1928).

ROSS, A.: Das Sonderkind. Problemkinder in ihrer Umgebung. Stuttgart: Hippokrates 1967.

ROTHACKER, E.: Die Schichten der Persönlichkeit, 3. Aufl. Leipzig: Barth 1947.

SALIMBENA VON PARMA: Chronik, bearbeitet von A. DOREN. Leipzig 1, 359 (1914).

SANDLER, J.: Notes of childhood depression. Int. J. Psychoanal. 46, 88—96 (1965).

SCHACHTER, M.: The cyclothymic states in the prepubescent child. Nerv. Child 9, 357—362 (1952).

SCHAEFER, E. S., BELL, R. Q.: Development of a parental attitude research instrument. Child Developm. 29, 339—361 (1958).

SCHELSKY, H.: Wandlung der deutschen Familie in der Gegenwart, 2. Aufl. Stuttgart: Ardey 1953.

SCHILDER, P.: Reaction types resembling functional psychosis in childhood. Ment. Hyg. (N. Y.) 19, 439 (1935).

SCHNEIDER, K.: Die psychopathischen Persönlichkeiten, 3. Aufl. Leipzig-Wien: Deuticke 1934.
— Klinische Psychopathologie, 5. Aufl. Stuttgart: Thieme 1959.
SCHOLL, R.: Das Gewissen des Kindes. Stuttgart: Hippokrates 1956.
SCHOLZ, L.: Anomale Kinder. Berlin: Karger 1911.
SCHUCHARD, zit. bei DIRX, R.: Das Kind — das unbekannte Wesen. Frankfurt/M.-Hamburg: Fischer 1967.
SCHULTZ-HENCKE, H.: Lehrbuch der analytischen Psychotherapie. Stuttgart: Thieme 1951.
SCHULZ, B.: Kinder manisch-depressiver und anderer affektiv-psychotischer Elternpaare. Z. ges. Neurol. Psychiat. 169, 311—412 (1940).
SCHWIDDER, W.: Zur Bedeutung des Vaters bei der Entstehung und Behandlung von Neurosen. Prax. Kinderpsychol. 6, 193—202 (1967).
SEIDLER, E.: Der Neugeborenenversuch Friedrich II. von Hohenstaufen. Dtsch. Ärztebl. 39, 2029—2032 (1964).
SELBACH, H.: Die endogene Depression als Regulationskrankheit. Schweiz. Arch. Neurol. Neurochir. Psychiat. 2, 380—392 (1964).
SETHI, B. B.: Relationship of separation to depression. Arch. gen. Psychiat. (Chic.) 10, 486—496 (1964).
SHIRLEY, H. F.: Pediatric Psychiatry. Cambridge (Mass.): Harvard University Press 1963.
SIMMEL, G.: Soziologie: Untersuchungen über die Formen der Vergesellschaftung. München-Leipzig: Duncker & Humblot 1908.
SJÖGREN, T.: Genetic-statistical and psychiatric investigations of a West Swedish population. Acta psychiat. scand. suppl. 52 (1948).
SLATER, E.: Zur Erbpathologie des manisch-depressiven Irreseins. Die Eltern und Kinder von Manisch-Depressiven. Z. ges. Neurol. Psychiat. 163, 1—47 (1938).
SÖRENSEN, A., STRÖMGREN, E.: Frequency of depressive states within geographically delimited population groups. 2. Prevalence. Acta psychiat. scand. 162, 62—68 (1961).
SPERLING, M.: Equivalents of depression in children. J. of the Hillside Hospital. VIII, 138 (1959). Deutsch: Depressive Äquivalente bei Kindern. Prax. Kinderpsychol. 9, 7—11 (1960).
SPIEL, W.: Die endogenen Psychosen des Kindes- und Jugendalters. Basel: Karger 1961.
— Depressive Zustandsbilder im Kindes- und Jugendalter. Zbl. ges. Neurol. Psychiat. 178, 111 (1964).
— Depressive Zustandsbilder im Kindes- und Jugendalter. In: Melancholie in Forschung, Klinik und Behandlung. Hrsg.: W. SCHULTE u. W. MENDE. Stuttgart: Thieme 1969.
SPILIMBERGO, A., NISSEN, G.: Verhaltensstörungen und EEG-Veränderungen bei Kindern. Acta paedopsychiat. (in Druck).
SPITZ, R. A.: Hospitalism. An inquiry into the genesis of psychiatric conditions in early childhood. Psychoanal. Stud. Child 1, 53 (1945).
— Anaclitic depression. Psychoanal. Stud. Child 2, 313 (1946).
Statistisches Jahrbuch Berlin. Berlin 1969.
Statistisches Jahrbuch für die Bundesrepublik Deutschland. Stuttgart-Mainz: Kohlhammer 1969.
STENSTEDT, A.: A study in manic-depressive psychosis: Clinical, social and genetic investigations. Acta psychiat. neurol. scand. suppl. 79 (1952).
STOCKERT, F. G. VON: Einführung in die Psychopathologie des Kindesalters, 4. Aufl. München-Berlin-Wien: Urban & Schwarzenberg 1967.
STRÖMGREN, E.: Beiträge zur psychiatrischen Erblehre. Acta psychiat. scand. suppl. 19 (1938).
— Klassifizierung der Depressionen. In: Das depressive Syndrom. Hrsg.: H. HIPPIUS u. H. SELBACH. München-Berlin-Wien: Urban & Schwarzenberg 1969.
— Endogene Psychosen und degenerative Erkrankungen des Kindesalters in ihrer Beziehung zur Altersphase. In: Consilium Paedopsychiatricum. Basel-New York: Karger 1968.
STRUNK, P.: Seelische Entwicklungen im Jugendalter unter genetischen, symptomatologischen und prognostischen Aspekten. Habilitationsarbeit: Freiburg 1965.
STUTTE, H.: Kinder- und Jugendpsychiatrie. In: Psychiatrie der Gegenwart, Bd. II. Hrsg.: H. W. GRUHLE, R. JUNG, W. MAYER-GROSS u. M. MÜLLER. Berlin-Göttingen-Heidelberg: Springer 1960.

STUTTE, H.: Der Thersiteskomplex, ein phasenspezifischer Konfliktfaktor der Adolescenz. A. Crianca Port. (Lisboa) 21, (1962/63).

— Psychosen im Kindesalter und in der Pubertät. Med. Klin. 13, 526—529 (1963).

— Endogen-phasische Psychosen des Kindesalters. Acta paedopsychiat. 1/2, 34—42 (1963).

SUCHAREWA, G. F.: Episodic psychosis in a remote period after cerebral infections and traumata. Čs. Psychol. 52, 135 (1956).

TINBERGEN, N.: The study of instinct. Oxford 1951.

— Tiere untereinander. Berlin-Hamburg: Parey 1955.

TOOLAN, J. M.: Suicide and suicidal attempts in children and adolescents. Amer. J. Psychiat. 118, 719 (1962).

— Depression in children and adolescents. Amer. J. Orthopsychiat. 32, 402—415 (1962).

TRAMER, M.: Lehrbuch der allgemeinen Kinderpsychiatrie, 3. Aufl. Basel: Schwabe 1949; 4. Aufl. 1964.

UNDERWOOD, F. W., HONIGMAN, J.: A comparison of socialisation and personality in two simple societies. Amer. Anthrop. 49 (1947).

VILLINGER, W.: Kinderpsychiatrie. In: Lehrbuch der Nerven- und Geisteskrankheiten, 2. Aufl. Hrsg.: W. WEYGANDT u. H. W. GRUHLE. Halle: Marhold 1952.

WEBER, A.: Psychiatrische Durchuntersuchung der Schulkinder eines Kantonal-Bernischen Schulkreises. Mschr. Psychiat. Neurol. 124, 22 (1952).

— Depressive Zustandsbilder im Kindesalter und ihre Behandlung. Ther. Umschau 25, 685 bis 690 (1968).

WEBER, D.: Zur Differentialdiagnose und Polygenese der Schulphobie. Prax. Kinderpsychol. 5, 167 (1967).

WEINBERG, I., LOBSTEIN, J.: Beitrag zur Vererbung des manisch-depressiven Irreseins. Psychiat. neurol. Bl. 1 A, 339—369 (1936).

WERNER, H.: Einführung in die Entwicklungspsychologie. München: Barth 1953.

WIECK, C.: Schizophrenie im Kindesalter. Leipzig: Hirzel 1965.

WINN, D., HALLA, R.: Observations of children who threaten to kill themselves. Canad. psychiat. Ass. J. 11, Spec. Suppl. 283—294 (1966).

WINNICOTT, D. W.: The first year of life. Med. Press 239 (1958).

— Die emotionelle Entwicklung im ersten Lebensjahr. Psyche 14, 25—37 (1960).

WINOKUR, G., PITTS, F. N.: Affective disorder I. Is reactive depression an entity? J. nerv. ment. Dis. 138, 54 (1964).

— — Affective disorder V. The diagnostic validity of depressive reaction. Psychiat. Quart. 39, 727 (1965).

WINZENRIED, F. J. M.: Beziehungen periodischer Verhaltens- und Befindensstörungen im Kindes- und Jugendalter zu den endogenen Psychosen. In: Das depressive Syndrom. Hrsg.: H. HIPPIUS u. H. SELBACH. München-Berlin-Wien: Urban & Schwarzenberg 1969.

ZELLER, W.: Der erste Gestaltwandel des Kindes. Leipzig: Barth 1936.

— Konstitution und Entwicklung. Göttingen: Hogrefe 1964.

ZIEHEN, TH.: Das Seelenleben der Jugendlichen. Langensalza 1927.

ZÜBLIN, W.: Das schwierige Kind. Stuttgart: Thieme 1967.

ZULLIGER, H.: Gespräche über Erziehung. Bern: Huber 1963.

— Helfen statt strafen. Stuttgart: Klett 1956.

Sachverzeichnis

Ablehnung des Kindes 5
abnorme EEG-Befunde 92
Abschlußdiagnosen, Abb. 11 (Zweitsicht)
    106
Achtmonatsangst 8, 9
Adaptation, sensible 5
Ängstlichkeit der Mütter 10
affektive Potenzen 6
— Zufuhr, partieller und totaler Entzug
    6, 7
affektiver Dialog 6
affektives Klima 7, 8
Agitiert-ängstlich-aggressives Syndrom 62 ff.
Aktion-Reaktion-Aktions-Cyclus 6
Allmacht der Mutter 9
Allmachtsgefühl, naives 8
Ambivalenz 12
Ambivalenzkonflikte 8, 13
amorphe Angstbereitschaft 8
— Mutter-Kind-Einheit 5
„anaclitic depression" 4, 6, 117
Anankastisch-phobisches Syndrom 62 ff.
Angst 8
—, Ontogenese der 8
—, pathologische 9
—, sozialisierende 10
Angstabfuhr 9
Angstanfall 9
Angstbereitschaft 9
Angstinduktion 10
„Angstneurosen" bei Kolkraben 8
Angststauung 9
Angststimmung 9
Angstverdrängung 9
Angstzustände und EEG 93
Anlage und Umwelt 72, 73
anthropomorphisierende Phantasien 14
Antriebsüberschuß 5
Appetenz-Verlangen 13
Aufforderungscharakter 4
Augenschluß, angeborener 5
„Autonomie gegen Scham und Zweifel" 8
autoritäres Syndrom 85

„befriedigende" Verläufe 108
Behandlungsergebnis, Schema 25
Bereavement-Untersuchungen 82, 83

Beruf der Eltern 40
Bewertungsskala, Muster (Zweitsicht) 103
Beziehungsperson, Präsenz der 6
„Blutigreiben der Handflächen" 112
Broken Home 81 ff.
— — bei endogen-depressiven Kranken 83
— — I, Häufigkeit (Tab. 35) 81
— — II, Häufigkeit (Tab. 36) 84
— —, nosologische Diagnose (Erstsicht)
    und Verlauf 114, 115
— — und Prognose 114 ff.
— —, vergleichbare Untersuchungen
    82, 83, 84
— — und Verlaufskriterien (Zweitsicht)
    115

cerebrale Allgemeinschädigung im EEG 92
cerebrales Anfallsleiden, depressiv-
    dysphorische Verstimmungen 90
Chorea Huntington 90
Cyclothyme Episoden 112

Daumenlutschen 12
„Debilitas vitae" 117
Demütig-still-resigniertes Syndrom 62 ff.
Depression, asymmetrische Geschlechter-
    relation 34, 35
—, endogene 67
—, reaktive 67
— Störungen, Orientierungs- und
    Bezugsraster 3
— Verstimmungen, in Lehrbüchern 1
— Wesensänderung bei Erwachsenen 89
Depressionen, Zunahme der 31
„Depressionsneurose" 28
depressive Mütter 74, 75
— — und Verlauf (Tab. 50) 115
— Position 4
depressives Syndrom, abnorme
    Persönlichkeiten 77
— — und abnormes EEG 91, 92, 93
— —, Altersgruppen 33
— —, Altersverteilung 31
— —, asymmetrische Geschlechtsverteilung
    75
— —, von der Auswertung ausgeschlossen
    22

depressives Syndrom, Beruf der Eltern 40
— —, Definition: mittel- und schwergradige 21, 22
— —, eigene Symptomatik bei Kindern 44
— —, Einkommen der Eltern 40
— —, Elternhaltungen zu den Kindern 40
— —, entwicklungsgeschichtlicher Aspekt 2
— — bei Erwachsenen 1, 41
— —, Geschlechtsrelation 34
— —, Geschlechtsverteilung 31
— —, Häufigkeit 27
— —, Häufigkeit bei demokratischer, autoritärer und Pendelerziehung 85, 56
— —, Jahresverteilung 31
— —, kein Unterschied zu Erwachsenen 44
— — bei Kindern 1
— — —, monographische Bearbeitung 1
— — — unbekannt 43
— —, Klassifikation 2
— —, Lebensalter bei der Aufnahme (Tab. 3) 33
— —, maskiertes 44
— —, Pathogenese 2
— —, Prognose 2, 98 ff.
— —, somatogenes (Häufigkeit) 93
— —, spezifische psychosomatische Symptomatik 44
— —, Symptomatik 2
— —, Symptome mit ungünstiger oder günstiger Prognose 110, 111
— —, verschiedene Aspekte 1, 2
— — und Verwahrlosung 49
— —, Wohnverhältnisse der Kinder 40
Deprivations-Syndrom 7
derzeitige Familie, Schema 25
Diagnose und Arztwechsel 32
Diagnosenschema in der Kinder- und Jugendpsychiatrie 29
Diagnosenschlüssel WHO: ICD, depressive Syndrome 70
Diagnostik, mehrdimensionale 72
Diagnostische depressive Syndrome 62 ff.
— Klassifikation depressiver Syndrome bei Kindern 2
Diagnostische Syndrome, Achsensymptome 62
— —, agitierte und gehemmte 64
— —, — — (Häufigkeit), (Tab. 25) 66
— —, — — (Homogenitätsprüfung der Symptome), (Tab. 26 u. 27) 67
— —, — und Jungen 65
— —, Aufgliederung der (Tab. 21) 62
— —, gehemmte und Mädchen 65
— —, instabiles und stabiles (Symptome), Tab. 24 66
— —, Leitsymptome 62
— —, Pendeln zwischen verschiedenen 65
— — und Prognose 115 ff.

Diagnostische Syndrome, psychische Symptome (Tab. 22) 64, 65
— —, psychosomatische Symptome (Tab. 23) 64, 65
— —, stabile und instabile 64
— —, Syndromwechsel 63
Direktbeobachtungen von Säuglingen 3, 5
Dissoziales Syndrom 85
Drogenabhängigkeit 105
Dualunion, „Mutter-Säugling" 5
Dysphorisch-mürrisch-gereiztes Syndrom 62 ff.
dysrhythmisches EEG 92
dysthyme Persönlichkeit 76

EEG-Befunde bei somatogenen Depressionen 92, 93
Einkommen der Eltern 40
Einschulung 15
Einweisungsalter 33
„Einwortdiagnose" 29
Einzelkinder (Tab. 6) 39
— und Angstsymptomatik 40
elektrobiologische Hirnreifungsverzögerung, EEG 92
Eltern depressiver Kinder, abnorme Persönlichkeiten 74
— — —, Alkoholismus bei 74
— — —, Geschlechtsabhängigkeit der Belastungen 74
— — —, Hirnschädigung bei 74
— — —, Schizophrenie bei 74
— — —, Schwachsinn bei 74
— — —, Suicidversuche bei 74
— — —, als Träger der Erbanlage des Kindes 72, 73
—, Häufigkeit der Belastungen der (Tab. 32) 73
—, Konfrontationen mit dem Kind 79
—, psychische Störungen bei 78
Elternfehlhaltungen, pädagogische 85
Elternhaltungen, autoritäre und demokratische 85 ff.
Elternimagines, introjizierte 12
„emotionale Kulturarmut" 7
— Mangelerkrankungen 6, 7
Endogene Gesichtspunkte bei depressiven Kindern 93 ff.
— Depression, zahlenmäßiges Überwiegen der Frauen 34, 35
Enkopresis und EEG 93
Entstehung depressiver Erkrankungen, kausalgenetische Gesichtspunkte 4
Entwicklungspsychologie, kinderpsychiatrisch orientierte 3
Entwicklungsstadien, verschiedene Aspekte der 3

Enuresis und EEG 93
Ergänzungsreihe, psychogen-somatogene 69
Ersatzbefriedigung 13
„Ersatzmutter" 7
Erstmanifestation psychischer Erkrankungen 33
Erst- und Zweitsicht (Kasuistik) 119 ff.
Erwachsenen-Psychiatrie, Dominanten der 1
Erziehung als Prozeß 79
„erziehungsschwieriges" Kind 28
Erziehungsziele und -praktiken der Eltern 78, 79
„extrauterines Frühjahr" 5

Familiäre Situation depressiver Kinder 38 ff.
Familienverhältnisse, ungünstige äußere 81 ff.
Fehlentwicklungen, nascierende 4
Fehl- oder Mißbildungen 91
Formen pädagogischer Elternhaltungen (Tab. 37 a) 86
Fragebogenmethode, Probleme der 99
Frühgeburt, physiologische 5
„frühkindlich exogenes Psychosyndrom" 30
frühkindliche emotionale Erlebniswelt 5
Frustration, emotionale 117
Frustrationsintoleranz 13

Gang, aufrechter 8
Geburt, uneheliche 81
Geburtsangst 8
Gehemmt-apathisch-verlangsamtes Syndrom 62 ff.
Genese depressiver Syndrome 73 ff.
— — , Belastungen durch den Vater oder die Mutter 75
— — , emotionale Mangelsituation im frühen Kindesalter 79 ff.
— — , Gefahren bei der Ausdeutung 76
— — , Gesamtbelastung durch die Eltern (Tab. 33) 75
Gesamtaufnahmezahl 27
Geschwisterreihe und Elternhaltung 40
— und häusliches Milieu 40
—, Schwierigkeiten in der Festlegung der 39
—, Stellung in der 38 ff.
— — , Häufigkeit (Tab. 6) 39
Gestaltwandel 3
—, erster 15
—, — und zweiter 69
—, zweiter 16
„Günstige" Verläufe 110, 115, 116
„gute" Verläufe 108

Haarausreißen 13
häusliche Verhältnisse, ungünstige äußere 81 ff.
— — , — innere 84 ff.

Hamburg-Wechsler-Test 35, 37
Heilpädagogische Behandlung depressiver Kinder 96, 97
Heimaufenthalte nach der Klinikentlassung 105
— und Pflegestellen, Häufigkeiten von (Tab. 34) 80
Herdbefunde im EEG 92
Heredität, Schema 25
Hirnorganisches Psychosyndrom bei Kindern 90
Hirnstrombild (EEG) bei depressiven Kindern 91, 92
Hybris, magische 8
Hypochondrisch-vegetativ dystones Syndrom 62 ff.

Ich-Identität 18
— — , primäre 6
Identität, normative Krise der 18
infantile Depression 4
— Libido 3
Initiationsriten 16
Insulin-Schockverfahren 97
Integration im Selbst 4
Instinktmechanismen, angeborene 5
Intelligenz depressiver Kinder (Tab. 4) 36
— und Lebensalter, Regressionsgleichung (Tab. 3) 37
—, mittlerer IQ 37
— und Prognose 38
— und Schule depressiver Kinder 35 ff.
Intelligenztest 35
Interne Untersuchung bei depressiven Kindern 91, 92, 93

„Jahrhundert des Kindes" 118

Kastrationskomplex 12
Kasuistik 117 ff.
Katamnese, allgemeine Ergebnisse 104 ff.
—, ausgeübte Berufe 105, 106
—, Bewertungskriterien der Verläufe 108
— der depressiven Kinder 98 ff.
—, Drogenabhängigkeit 105
—, Familienstand 106, 107
—, (Tab. 41 und 42) 107
—, „Heiratsdefizit" 106, 107
—, (Tab. 41 und 42) 107
—, Informationen zur 104
—, Lebensalter und Verlauf 110
—, nosologische Diagnosen 105, (Abb. 11) 106
—, psychosomatische Leiden 105
—, schizophrene Psychosen 111 ff.
—, Stimmungsschwankungen 112 ff.
—, Suicide 105

Katamnese, Symptome mit ungünstiger oder
    günstiger Prognose 110, 111
—, (Tab. 47 und 48) 110, 111
—, Technik und Methode 98 ff.
—, Verlaufsbewertung 110
—, (Tab. 46) 109
—, Verlaufskriterien und Katamnesen-
    abstände 108 ff.
—, Wertigkeit von Fragebögen 99
—, Zählbögen der 68
—, Zählbogen-Muster 101—103
Katamnesenabstände 108
—, (Tab. 44) 109
katatone Schizophrenie 112
Kind, Ausbeutung und Unterdrückung 118
—, Kulturgeschichte des 117
—, als Miniaturausgabe des Erwachsenen
    117
Kinderarbeit 118
Kinderfehler 12, 33
Kinderpsychiatrie und Heilpädagogik 21
— und Jugendpsychiatrie, Aufgaben der 1
— —, Vorbehalte der Medizin 1
kinderpsychiatrischer Status 4
kindliches Weltbild, Vorstufen 5
Klammerreflex, angeborener 5
„kleine Pubertät" 12
Klinikeinweisung (Tab. 1) 28
„Körperschema" 92
kognitive Potenzen 6
Konstitution, Definition der 72
— und Soma 4
konstitutionelle Depression 76, 77
— —, Häufigkeit der 78
— Gesichtspunkte bei depressiven Kindern
    76 ff.
Krampfanfälle 93
Krankengut (depressiver Kinder) 20 ff.
—, Aufnahmefrequenz und -diagnosen 27
—, Auswahl und Begrenzung 21
—, Auszählung und Auswertung 22

Langsame Wellen mit hohen Amplituden im
    EEG 92
Lebensalter bei Nachuntersuchung 110
„Lebensgefühl" (HOMBURGER) 79
Lustgewinn, analer 8

Märchen, depressive Kinder in 118, 119
manisch-depressive Erkrankung, Diagnosen
    und Verdachtsfälle (Häufigkeit) 95, 110
— — —, Einheitlichkeit der 68
— — — bei Kindern 93 ff.
— — —, „mehrgliedrige Diagnose" 68
— — —, Ursachen der 68
— — Phase, erste 111
maskierte Depression 44

medikamentöse Behandlung depressiver
    Kinder 96
„mental instability" 111
Milieu, häusliches 40
milieureaktive Gesichtspunkte bei depressiven
    Kindern 78 ff.
mittel- und schwergradige depressive Ver-
    stimmungszustände, Definition 21, 22
„mittlere" Verläufe 108
Motorik, willkürliche 8
Mütter, erbgenetische, konstitutionelle,
    somatische und milieureaktive Belastung
    der 73—76
Mutter, Depression der 8
— -Kind-Dyade 5, 79
—, psychische Störungen 5
Mutterbrust, Finden der 5
Mutterersatz 5

Nägelbeißen 12
naives Selbstgefühl des Kindes 5
„Nesthocker", menschlicher 5
Neuroleptica 96
neurologische Untersuchung bei depressiven
    Kindern 91, 92
nosologische Diagnosen, Aufzählung
    (Zweitsicht) 105
— — in der Kinderpsychiatrie 68
— —, Schwierigkeiten der Zuordnung 68
— Klassifikation depressiver Syndrome bei
    Kindern 2
— Syndrome 67 ff.
— —, von der Auswertung ausgeschlossen
    69
—, Definition nach Diagnosenschlüssel der
    WHO: ICD 70
— —, Differenzwerte psychischer und
    psychosomatischer Symptome 71
— —, Häufigkeiten der verschiedenen
    (Tab. 28) 69
— —, internationale Klassifikation der 70
— —, mehrdimensionale Bedingtheit (Abb. 9)
    69
— — und Prognose 115 ff.
— — — (Tab. 51) 116
— —, Prüfung auf Homogenität der
    Symptome (Tab. 30) 70
— —, psychische Symptomatik der (Tab. 29)
    70
— —, psychosomatische Symptomatik der
    (Tab. 31) 71
— —, typische 69

Objektbeziehung, Beginn der 6
Objekte, „gute und schlechte" 7
objektlose Phase des Säuglings 5
Ödipuskomplex 11, 12
Omnipotenz, magische 9

Pädagogische Elternhaltungen und depressive
  Symptomatik 85
— — — —, (Tab. 37 b) 86
— —, Verteilung bei depressiven Kindern
  (Tab. 37 a) 86
Parathymie, primäre 4
paroxysmale Dysrhythmien, EEG 92
Pathogenese depressiver Syndrome bei
  Kindern 2
Pavor nocturnus 9
— — und EEG 93
Pendel-Erziehung 87
Pendeln depressiver Syndrome 65
Phase der Ablehnung 6
—, objektlose 5
—, orale 4
—, undifferenzierte 5
— der Verzweiflung 6
„physiologische Frühgeburt" 5
Pica-Syndrom 12
Pneumencephalogramm (PEG) bei
  depressiven Kindern 91, 92
polyätiologisches Bedingungsgefüge 4
Position, depressive 4
postinfantile Ängste 10
Präferenzrangordnung körperlicher Mißbildungen 92
„präpsychotische Form" kindlicher Depression
  94
Präpubertät 13
primäre Ich-Identität 6
Prognose depressiver Syndrome 2
—, Symptome mit ungünstiger oder günstiger
  110
„Protestphase" 6
prozeßhaft verlaufende Schizophrenien 112
„psychiatrisch unauffällig" bei Zweitsicht
  114
psychiatrische Behandlung depressiver Kinder
  nach Klinikentlassung (Häufigkeit) 105
psychische Entwicklung, erstes Lebensjahr
  4 ff.
— —, zweites und drittes Lebensjahr 8 ff.
— —, viertes und fünftes Lebensjahr 11 ff.
— —, sechstes bis elftes Lebensjahr 14 ff.
— —, zwölftes bis achtzehntes Lebensjahr
  16 ff.
— — des Kindes und des Jugendlichen 3 ff.
— Erkrankung, Erstmanifestation 33
— und psychosomatische Entwicklung
  depressiver Kinder (Häufigkeiten)
  (Tab. 40) 91, 92
— Symptome, Aufzählung 24
„psychischer Hospitalismus" 7
psychogene Erkrankungen, Analyse des
  Milieus 4
psychologische Untersuchung 35

psychomotorische Unruhezustände und EEG
  93
Psychopathiebegriff in der Kinderpsychiatrie
  77, 78
—, vielschichtige Problemlage 77
psychopathische Depression 93
— Kinder, Spätuntersuchungen 77, 78
psychopathologische Syndrome, altersbezogene Sicht 1
psychophysische Ergänzungsreihe 72
psychosomatische Symptome, Aufzählung 24
Psychotherapie bei depressiven Kindern 96
— depressiver Kinder nach der Klinikentlassung 105
— und Heilpädagogik 96
psychotoxische Störungen 7, 10
Pubertätskrisen 17, 18

Realangst 10
Regressionsbereitschaft 13
Reifungsperiode 16, 17
repressive und permissive Elternhaltungen 87
Röntgen-Schädel, bei depressiven Kindern
  91, 92

„Satzdiagnose" in der Kinderpsychiatrie 29
Sauberkeitserziehung 8
Scheidung oder Trennung der Eltern 82
Scheinkontakt 6
schizoide Neurose 80
schizophrene Episoden 112
Schizophrenie, Häufigkeit bei der Gesamt-
  bevölkerung 111
—, — bei der Zweitsicht 111
—, bei Kindern und Jugendlichen 1
— und Stimmungsschwankungen in der
  Kindheit 111
„schlechte" Verläufe 108
Schocktherapie bei depressiven Kindern 96,
  97
Schreck- und Angstträume 9
Schulangst 15
Schule und Beruf (Tab. 5) 38
Schulphobie 16
Schulreife 14, 15
Schulschwänzen 15
„Schul- und Erziehungsschwierigkeiten"
  15, 29, 33
Selbstbestrafung 13
Selbstmordhäufigkeit 113
„sensible Adaptation" 5
Separation von Mutter und Kind 6
„Separationsschock" 6
Signalsystem (Pawlow) 3
somatische Gesichtspunkte bei depressiven
  Kindern 89 ff.

somatische Untersuchungen bei depressiven
  Kindern (Tab. 40) 91, 92
somatogene Depression, Anamnese 91
somatogenes depressives Syndrom, Art der
  Symptomatik 93
Somnambulismus 9
„sozialisierende Angst" 10
Spiel-, Einzel- und Gruppentherapie 96
— und Lernstörungen 14
Spielhemmung 14
Spike-wave-Komplexe, EEG 92
sporadische Spitzen im EEG 92
Stehlen und EEG 93
steile Wellen, EEG 92
Stimmungsschwankungen bei der Erstsicht
  112 ff.
Stufenlehre 3
Suicid und nosologische Diagnose (Zweitsicht)
  114
—, Zeitintervall nach Klinikentlassung 113
Suicidanten, Lebensalter der 113
Suicide, Häufigkeit 113 ff.
Symptom-Paare usw. „Netzwerk" psychischer
  Symptome bei Jungen (Abb. 6) 58
— — — — — bei Mädchen (Abb. 5) 57
— — — — — bei Mädchen und Jungen
  (Abb. 7) 59
— — — psychosomatischer Symptome bei
  Mädchen und Jungen (Abb. 8) 59
— — Paare psychischer Symptome (Tab. 19)
  60
— — — psychosomatischer Symptome
  (Tab. 20) 61
— — Paarkombinationen (Abb. 4) 56
— — Rechenvorgang zur Ermittlung der 55
Symptomatik, älteres Schulkind und Jugendliche 50
—, altersspezifische und kindereigentümliche 3
— und Altersverteilung 50 ff.
— depressiver Kinder 2, 41 ff.
— und Geschlechtsverteilung 44—49
— und Intelligenzverteilung 53 ff.
— —, durchschnittlich und überdurchschnittlich begabtes Kind 54
— — bei Erwachsenen 54
— —, psychische Symptome (Tab. 16) 54
— —, psychosomatische Symptome (Tab. 17)
  54
— —, unterdurchschnittlich begabtes Kind
  53
—, jüngeres Schulkind 50
—, Klein- und Vorschulkind 50
—, Lebensalter und psychische (Tab. 14) 51
—, — und psychosomatische (Tab. 15) 52
—, Prüfung auf Homogenität der Geschlechtsverteilung (Tab. 12 und 13) 48
—, psychische Symptome (Tab. 8) 45

Symptomatik, psychische Symptome bei
  Mädchen und Jungen (Tab. 9) 46
—, psychosomatische Symptome (Tab. 10) 47
—, — — bei Mädchen und Jungen (Tab. 11)
  47
—, Symptom-Paare und Symptom-„Netzwerke" 55 ff.
—, typische Altersverteilung 53
—, typische bei Mädchen und bei Jungen 49
—, Übersicht (Tab. 7) 42
Symptome mit günstiger Katamnese 111
— mit ungünstiger Katamnese 111
Symptomgestaltung, bei repressiver und bei
  permissiver Erziehung (Tab. 38 und 39)
  87, 88
Symptomhäufigkeit, bei repressiver und
  permissiver Erziehung (Tab. 38 und 39)
  87, 88
—,—, Zusammenhang mit der Erziehungsform 86

Therapie, Schema 25
— depressiver Kinder 96, 97
— — —, nach der Klinikentlassung 105
„Thersites-Komplex" 92
Thymoleptica 96
tiefenpsychologische Positionen 3
Tod der Mutter, Häufigkeit 82
— des Vaters, Häufigkeit 82
Tranquillizer 96
Triebkonflikt 13
Trotzphase 8, 12

übernachhaltige Kinder 9
„Übersprungbewegung" 13
unauffälliges EEG 92
„undifferenzierte Phase" des Säuglings 5
„ungünstige" Verläufe 110, 115, 116
Untersuchungsbefunde, Schema 25
Ur-Depression 4
„Urhöhle" 5
„Ursprache" des Kindes 118
„Urvertrauen" 6

Väter, erbgenetische, konstitutionelle,
  somatische und milieureaktive Belastung
  der 73—76
Verdacht auf manisch-depressive Erkrankung
  112
Verhaltensstörungen, Anfälligkeit und
  Vulnerabilität 33
— und EEG-Befunde 93
—, Jungenwendigkeit der 34
Verlaufskriterien (Zweitsicht) 108
—, Bewertungsskala 108
Verstimmungen, agitierte 65

„Vorgestalt" 90

Weglaufen und EEG 93
—, als pathogenetisch vieldeutiges Symptom
    30
Weltorientierung, denkende 9
„Wendung gegen die eigene Person" 13
„withdrawal reaction" 43

Wohnverhältnisse 40

Zählbogen (Erstsicht), Erläuterungen 22—27
— —, Muster 23—25
— (Zweitsicht) Erläuterungen 100—104
— —, Muster 101—103
„Zeitfaktor" 3
zirkuläre Psychosen bei Kindern 112

Abbildungsverzeichnis

1a. Zählbogen der Erstsicht (Diagnose, Genese) 23

1b. Zählbogen der Erstsicht (Symptome, Intelligenz) 24

1c. Zählbogen der Erstsicht (Befunde, Therapie) 25

2. Jahresverteilung der Aufnahmen 31

3. Intelligenz- und Lebensalter 37

4. χ^2-Werte der Paarkombinationen depressiver Jungen 56

5. Netzwerk psychischer Symptome bei Mädchen 57

6. Netzwerk psychischer Symptome bei Jungen 58

7. Netzwerk psychischer Symptome bei Mädchen und Jungen 59

8. Netzwerk psychosomatischer Symptome bei Mädchen und Jungen . . . 59

9. Das depressive Syndrom: mehrdimensionale Bedingtheit 69

10a. Zählbogen der Zweitsicht (Entwicklung, Verlauf) 101

10b. Zählbogen der Zweitsicht (Symptome) 102

10c. Zählbogen der Zweitsicht (Verlaufskriterien, Abschlußdiagnose) 103

11. Abschlußdiagnosen 106

Tabellenverzeichnis

1. Klinikeinweisung 28
2. Einweisungsdiagnosen 30
3. Lebensalter bei der Aufnahme 33
4. Intelligenz depressiver Kinder 36
5. Schule und Beruf 38
6. Stellung in der Geschwisterreihe 39
7. Psychische und psychosomatische Symptome nicht-psychotischer depressiver Verstimmungen bei Kindern und Jugendlichen (Literaturübersicht) . . . 42
8. Psychische Symptome. Häufigkeiten von 39 Symptomen bei 105 Kindern (37 Mädchen, 68 Jungen) mit depressiven Verstimmungen 45
9. Psychische Symptome. Anordnung der Symptome nach Häufigkeit bei Mädchen und bei Jungen 46
10. Psychosomatische Symptome. Häufigkeiten von 27 Symptomen bei 105 Kindern (37 Mädchen, 68 Jungen) mit depressiven Verstimmungen 47
11. Psychosomatische Symptome. Anordnung der Symptome nach Häufigkeit bei Mädchen und Jungen 47
12. Psychische Symptome. Prüfung auf Homogenität der Geschlechtsverteilung 48
13. Psychosomatische Symptome. Prüfung auf Homogenität der Geschlechtsverteilung 48
14. Psychische Symptome. Prüfung auf Homogenität der Altersverteilung . . 51
15. Psychosomatische Symptome. Prüfung auf Homogenität der Altersverteilung 52
16. Psychische Symptome. Prüfung auf Homogenität der Intelligenzverteilung 54
17. Psychosomatische Symptome. Prüfung auf Homogenität der Intelligenzverteilung 54
18. Vier-Feldertafel (Muster) 55
19. Paarweise Assoziation bzw. Dissoziation psychischer Symptome bei Mädchen und Jungen auf der Basis einer mindestens 95% Sicherheit 60
20. Paarweise Assoziation bzw. Dissoziation psychosomatischer Symptome bei Mädchen und Jungen auf der Basis einer mindestens 90% Sicherheit . . 61
21. Diagnostische depressive Syndrome 62
22. Syndrom-Diagnose/Psychische Symptome 64
23. Syndrom-Diagnose/Psychosomatische Symptome 64

24. Psychische und psychosomatische Symptome instabiler und stabiler Syndrome; Prüfung auf Homogenität 66

25. Agitierte und gehemmte depressive Syndrome 66

26. Prüfung auf Homogenität der psychischen Symptome bei agitierten und bei gehemmten depressiven Syndromen 67

27. Prüfung auf Homogenität der psychosomatischen Symptome bei agitierten und bei gehemmten depressiven Syndromen 67

28. Nosologische Syndrome 69

29. Psychische Symptomatik der nosologischen Syndrome 70

30. Prüfung auf Homogenität der Verteilung psychischer Symptome auf nosologische Syndrome 70

31. Psychosomatische Symptomatik der nosologischen Syndrome 71

32. Belastungen der Mütter und Väter 73

33. Gesamtbelastung durch die Eltern 75

34. Heimaufenthalte und Pflegestellen bis 6. Lebensjahr 80

35. Ungünstiges häusliches Milieu I — „Broken Home" 81

36. Ungünstiges häusliches Milieu II — erweitertes „Broken Home" 84

37 a. Pädagogische Haltungen der Eltern 86

37 b. Pädagogische Elternhaltungen und depressive Symptomatik 86

38. Pädagogische Elternhaltung und psychische Symptomatik 88

39. Pädagogische Elternhaltung und psychosomatische Symptomatik 88

40. Ergebnisse somatischer Untersuchungen 91

41. Familienstand und Lebensalter bei Katamneseerhebung 107

42. Familienstand (Prozentsätze) und Lebensalter der Bevölkerung Berlin-West 107

43. „Heiratsdefizit" des Gesamtkollektivs im Vergleich zur Gesamtbevölkerung von Berlin-West 107

44. Katamnesen-Abstand in 5 Jahres-Gruppen 109

45. Katamnese-Verlauf in 5 Jahres-Gruppen 109

46. Bewertung der Verläufe 109

47. Psychische Symptome. Depressive Kinder mit ungünstiger und mit günstiger Katamnese 110

48. Psychosomatische Symptome. Depressive Kinder mit ungünstiger und mit günstiger Katamnese 111

49. Broken Home und Verlauf 115

50. Depressive Mutter und Verlauf 115

51. Nosologisches Syndrom und Prognose 116

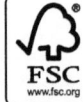